RÖNTGENKUNDE IN EINZELDARSTELLUNGEN

HERAUSGEGEBEN VON

H. H. BERG-DORTMUND UND K. FRIK-BERLIN

BAND 2

DIE RÖNTGENSTEREOSKOPIE

IHR WERT UND IHRE VERWERTUNG

VON

DR. J. VAN EBBENHORST TENGBERGEN

PROFESSOR AN DER UNIVERSITÄT ZU AMSTERDAM

UND

L. E. W. VAN ALBADA

GENERALMAJOR A. D. · AMSTERDAM

MIT 146 ABBILDUNGEN

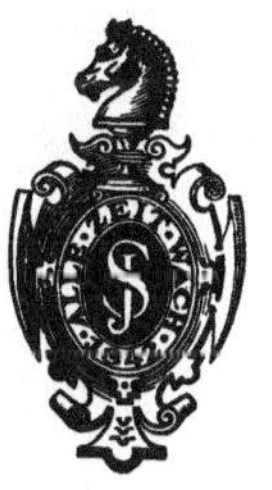

SPRINGER-VERLAG BERLIN HEIDELBERG GMBH

1931

ISBN 978-3-642-50608-6   ISBN 978-3-642-50918-6 (eBook)
DOI 10.1007/978-3-642-50918-6

Vorwort.

Auf Anregung der Herren Professor Dr. H. H. BERG und Dr. K. FRIK haben wir die vorliegende Arbeit mit Freude unternommen, weil sie durch die Vereinigung zweier so interessanten Gebiete wie die Röntgenologie und die Stereoskopie zu den verschiedensten Fragen und Problemen veranlaßt.

Wir haben die Behandlung der Stereoskopie, mit besonderer Berücksichtigung der Röntgenstereoskopie, vorangehen lassen, weil doch ein richtiges Verständnis ihrer schönen physiologisch-optischen Erscheinungen vorausgesetzt werden muß, ehe man zu ihren Anwendungen auf die Röntgenologie, welche im Allgemeinen Teil untergebracht sind, schreiten soll.

Selbstverständlich war es weder möglich, den so vielseitigen und ausgedehnten Gegenstand erschöpfend zu bearbeiten, noch eine so ausführliche Anleitung zur Anwendung zu geben, daß man alle diesbezüglichen Fragen beantwortet findet.

Dennoch hoffen wir die wichtigsten Tatsachen genügend hervorgehoben und einige wenige Neuerungen hinzugefügt zu haben, welche dem Leserkreis zu näherer Untersuchung und Verwendung Anlaß geben mögen.

Herrn Professor Dr. H. H. BERG und dem Verlage bringen wir unseren verbindlichsten Dank, einerseits für die wertvollen sprachlichen und stilistischen Verbesserungen im Text, andererseits für die sorgfältige Ausführung des Druckes und der vielen Abbildungen.

Amsterdam, im Februar 1931.

Die Verfasser.

Inhaltsverzeichnis.

Grundlagen.

Allgemeiner Teil.

Spezieller Teil.

Grundlagen.

1. Das stereoskopische Sehen.

a) Einleitung.

Unter *stereoskopischem* Sehen verstehen wir die *beidäugige* Betrachtung eines oder mehrerer Objekte, welche sich in endlicher Entfernung im Raume vor uns befinden.

Im Gegensatz zu der einäugigen Betrachtung bemerken wir, daß die Tiefendimensionen naher Objekte sich mit fast gleich großer Sicherheit, wie Höhe und Breite schätzen lassen, so daß die Gegenstände ein besonders ausgeprägtes körperliches Aussehen bekommen, indem zugleich die einzelnen Objekte sich besonders deutlich in der Tiefe voneinander abheben und frei ihren Platz im Raume neben oder hintereinander einzunehmen scheinen.

Diese sehr eigentümliche Wahrnehmung oder Empfindung der Tiefenunterschiede ist nur möglich, wenn die Netzhautbilder in beiden Augen gewisse durch den seitlichen Abstand der Augen verursachte *seitliche* Unterschiede zeigen.

Sind diese seitlichen Unterschiede nicht da, oder sind sie z. B. wegen allzu großer Entfernung der Objekte so klein, daß sie sich der Wahrnehmung entziehen, dann hört auch diese besondere Tiefenempfindung, welche wir stereoskopisches Sehen nennen, auf, obgleich es ganz gut möglich ist, daß sich auch unter diesen Umständen, wie beim einäugigen Sehen, ziemlich richtige Vorstellungen über die Tiefenunterschiede machen lassen.

Diese Vorstellungen werden jedoch durch *andere*, näher anzugebende Faktoren hervorgerufen.

Einfachheitshalber wollen wir die durch die seitlichen Unterschiede der Netzhautbilder hervorgerufene Tiefenempfindung als die *direkte*, die durch andere Faktoren gebildete als die *indirekte* bezeichnen.

Die vollkommenste Tiefenwahrnehmung entsteht, wenn, wie beim gewöhnlichen beidäugigen Sehen, die direkten und indirekten Faktoren einander unterstützen und ergänzen. Sie ist weniger vollkommen, wenn nur die direkten Faktoren wirksam sind, wie z. B. bei stereoskopischen Zeichnungen von Drahtfiguren u. dgl., obgleich sie auch dann noch viel besser ist als wenn nur indirekte Faktoren unser Urteil über die Tiefenverhältnisse bilden sollen.

Sie ist auch mangelhaft, wenn, wie bei vielen Röntgenaufnahmen, einige der wichtigsten indirekten Faktoren den direkten entgegenwirken, oder wenn, wie bei der Pseudoskopie, *alle* anwesenden, indirekten Faktoren den direkten entgegenarbeiten.

Obgleich wir uns hauptsächlich mit der direkten Tiefenwahrnehmung, der eigentlichen Stereoskopie befassen werden, werden wir die Behandlung der indirekten Tiefenwahrnehmung, wie sie beim einäugigen Sehen an den Tag tritt, vorangehen lassen, weil sie auch wichtige Elemente für das stereoskopische Sehen enthält.

b) Das einäugige Sehen und die indirekte Tiefenwahrnehmung.

Das auf der Netzhaut entstehende Bild der Außenwelt reizt die Stäbchen und Zapfen der Sehnervenfasern, welche, jede für sich, die in Intensität und Farbe verschiedenen Reize gesondert zum Gehirn leiten. Infolge eines psychophysiologischen Prozesses kommen diese Reize zum Bewußtsein, nicht an der Stelle der Netzhaut selbst, sondern im Raume außer und vor dem Auge, als ob das Netzhautbild wie ein Projektionsbild nach außen verlegt würde.

Diese subjektive Verlegung geschieht so unmerklich, daß man sich unwillkürlich einbildet, die Anwesenheit und das Aussehen der Gegenstände *unmittelbar* zu empfinden, genau wie und wo sie wirklich sind, indem in der Tat an Stelle der Gegenstände selbst doch nur ihre verlegten Netzhautbilder gesetzt werden.

Sind die Netzhautbilder durch irgendwelche Ursache, z. B. unscharf, verschwommen oder verzerrt, dann erscheinen auch die Gegenstände unscharf, verschwommen oder verzerrt, obgleich sie in Wirklichkeit ganz anders sind.

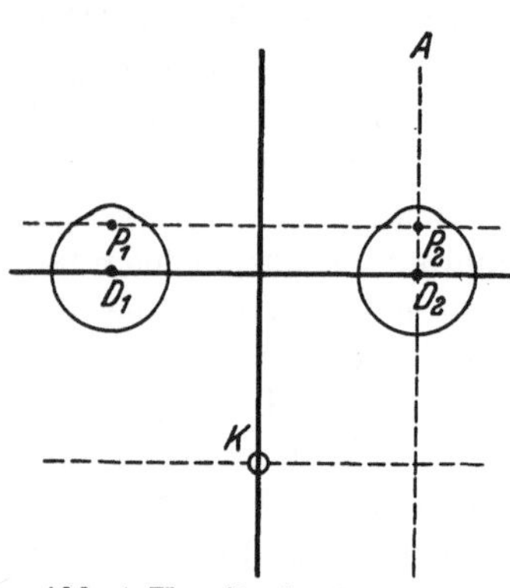

Abb. 1. Koordinatenebenen zur Lokalisation.

Der Ort, wohin die einzelnen Teile des Netzhautbildes verlegt werden, die *Lokalisation*, wird durch zwei Elemente bestimmt, und zwar:

a) durch die *Richtung*,

b) durch die *Entfernung*.

Die Richtung, in welche wir die gesehenen Gegenstände verlegen, beziehen wir auf uns selbst, eine ziemlich unfeste, bewegliche Basis.

Als solche können wir die körperliche Haltung nehmen, wobei wir ungezwungen aufrecht stillstehen, der Kopf gerade, die Verbindungslinie der Augendrehpunkte parallel mit der der Schultern, der Blick horizontal geradeaus gerichtet.

Als Koordinatenebenen kommen dann in Betracht: zuerst die horizontale Ebene durch die Augendrehpunktslinie $D_1 D_2$ (die Zeichenebene in Abb. 1), zweitens die vertikale Ebene (AD_2) durch den Augendrehpunkt senkrecht auf dieser Linie (beim einäugigen Sehen) oder durch den Mittelpunkt dieser Linie (beim binokularen Sehen) und als dritte eine der folgenden Flächen: die vertikale Ebene $P_1 P_2$ durch die Verbindungslinie der Mittelpunkte der Augenpupillen, die vertikale Ebene $D_1 D_2$ durch die Augendrehpunktslinie oder, parallel zu ihr, die Ebene K durch das Kopfgelenk.

Die Wahl der drei letztgenannten, vertikalen, einander parallelen Ebenen hängt davon ab, ob:

1. Auge und Kopf sowie der ganze Körper unbeweglich bleiben;

2. sich nur die Augen drehen;

3. sich der Kopf dreht.

Im ersten Fall ist die Pupillenmitte, im zweiten der Augendrehpunkt beim einäugigen oder der Mittelpunkt der Augendrehpunktslinie beim beidäugigen Sehen, im dritten das Kopfgelenk als Perspektivitätszentrum zu betrachten.

Bei unbewegtem Körper und Auge wird nur der Gegenstand, dessen Bild auf die Fovea fällt, deutlich gesehen, d. h. innerhalb eines Sehfeldes von etwa 1^0. Die benachbarten Teile des Sehfeldes werden immer undeutlicher und unschärfer gesehen je weiter ihre Bilder von der Netzhautgrube liegen, so daß die Aufmerksamkeit des Beobachters sich in der Regel fast ganz auf den in der Netzhautgrube abgebildeten Gegenstand beschränkt.

Die Richtung, in welche man nun diesen Gegenstand verlegt, wird jedoch nicht einfach durch die verlängerte Verbindungslinie von Bildpunkt und Pupillenmittelpunkt bestimmt. Obgleich im allgemeinen mit dem optischen Gesetz übereinstimmend, unterliegt sie psychischen, physiologischen und anderen Einflüssen.

Wenn man z. B. mit beiden Augen schauend ein Auge durch seitlichen Fingerdruck gewaltsam ablenkt, sieht man alle von ihm gesehenen Gegenstände eine entsprechende seitliche Scheinbewegung machen.

Das könnte nicht der Fall sein, wenn die Verlegung nur nach optischen Gesetzen geschah, also den äußeren Weg des einfallenden Hauptstrahls in entgegengesetzter Richtung folgte, weil dieser in dem vorliegenden Fall sich praktisch nicht ändert.

Nun haben wir tatsächlich gelernt, bei *normalen* Augen- und Kopfbewegungen die dadurch hervorgerufene schnelle Bewegung der Bilder von ruhenden Gegenständen über die Netzhaut psychologisch vollkommen auszugleichen, so daß die Bilder doch während der Bewegung in die richtige Richtung verlegt werden und die Gegenstände für unsere Psyche sich *nicht* bewegen.

Sind die Augen- und Kopfbewegungen hingegen sehr schnell oder gezwungen, also abnormal, so treten auch scheinbare Bewegungen oder Richtungsänderungen auf, weil wir diese abnormalen Bewegungen nicht genügend unter psychischer

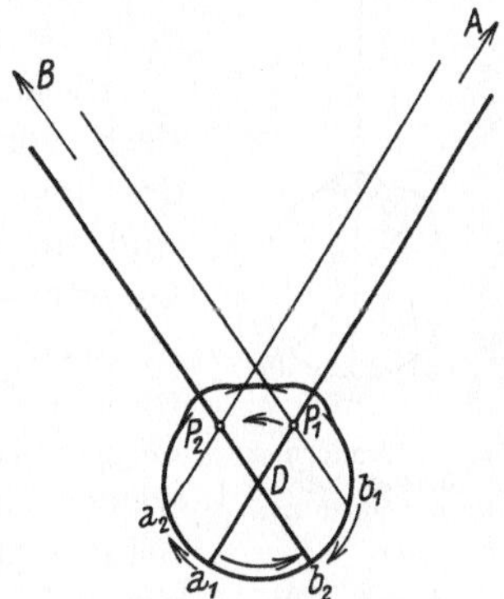

Abb. 2. Bewegung der Netzhautbilder bei Augendrehung.

Kontrolle haben; so auch bei Schwindel oder Betrunkenheit. Wir müssen uns jedoch auf normale Umstände beschränken und nehmen also, wenn nicht ausdrücklich das Gegenteil erwähnt wird, einfachheitshalber und erfahrungsgemäß an, daß die Verlegung der Netzhautbilder, obgleich sie kein optischer Vorgang ist, doch im allgemeinen in Übereinstimmung mit den optischen Gesetzen stattfindet.

Da allein das Bild auf der Fovea scharf ist, müssen wir, um *mehrere* Gegenstände deutlich zu sehen, bei unbeweglichem Kopf das Auge in seiner Höhle drehen.

Die Mitte der Pupille, welche sich etwa 10 mm vor dem Augendrehpunkt befindet, bewegt sich dann über einer Kugelfläche, deren Mittelpunkt im Augendrehpunkt liegt.

Das optische Bild verschiebt sich somit in gleichem Sinne etwa parallel mit der Pupille, z. B. nach der Nase hin, auf der Netzhaut, indem die Netzhaut sich zu gleicher Zeit schläfenwärts dreht.

Wendet man den Blick von einem entfernten Punkte A (Abb. 2) nach einem ebenfalls entfernten Punkte B, so entfernt sich das Bild a_1 des erst angeschauten Gegenstandes mit der doppelten Geschwindigkeit von der Fovea in die Richtung a_2, weil letztere sich in entgegengesetzter Richtung bewegt, indem das ursprüngliche Bild b_1 des zweiten Gegenstandes B der Fovea halbwegs seiner neuen Lage b_2 entgegeneilt.

Wie gesagt, bleiben die bewegungslosen Gegenstände A und B trotz der schnellen Bewegung ihrer Bilder auf der Netzhaut für unser Bewußtsein ruhig stehen, soweit das Netzhautbild an sich unverändert bleibt, und wir bemerken erst Bewegungen, wenn Änderungen in dem Netzhautbild an sich auftreten oder das Auge zu abnormalen Bewegungen gezwungen wird.

Liegen Gegenstände A und B (Abb. 3) dem Auge ganz nahe, so wird bei nacheinanderfolgender Betrachtung dieser Gegenstände ihre gegenseitige Anordnung im Bilde ein wenig geändert. So wird die Strecke AB in P_1 unter einem größeren Winkel gesehen als in P_2. Das Bild $a_1 b_1$ ist also ein wenig größer als $a_2 b_2$.

Diese Änderung nehmen wir in der Tat als eine parallaktische Verschiebung wahr. Der Drehungswinkel ADB des Auges ist immer etwas kleiner als der Sehwinkel, unter dem die Strecke AB erscheint.

Diese Unterschiede sind jedoch so gering, daß sie praktisch vernachlässigt werden können, und da die Augendrehungen immer genau durch den Winkel ADB bestimmt sind, ungeachtet der Entfernungen von A und B, ist der Drehpunkt D allgemein als Perspektivitätszentrum zu nehmen.

Wenn allein der Kopf sich dreht, werden die parallaktischen Verschiebungen ungleich entfernter naheliegender Gegenstände viel stärker und auch als Bewegungen bemerkt, welche für die Wahrnehmung von Entfernungsunterschieden beim einäugigen Sehen von großer Bedeutung werden. Ob das Auge sich zugleich in der Augenhöhle dreht oder nicht, macht keinen merklichen Unterschied.

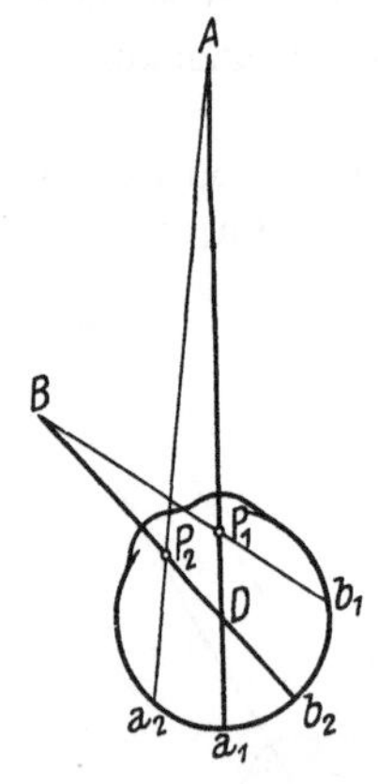

Abb. 3. Änderung des Netzhautbildes bei Augendrehung.

Bei Drehungen des Kopfes tritt, in analoger Weise wie der Drehpunkt beim bewegten Auge, das Kopfgelenk als Perspektivitätszentrum auf.

In der Röntgenstereoskopie spielt die Kopfbewegung fast keine Rolle, weil die zu verwendende Apparatur im allgemeinen nur geringe Kopfbewegungen erlaubt, so daß wir im nachstehenden beim einäugigen Sehen nur den Augendrehpunkt und beim beidäugigen Sehen den

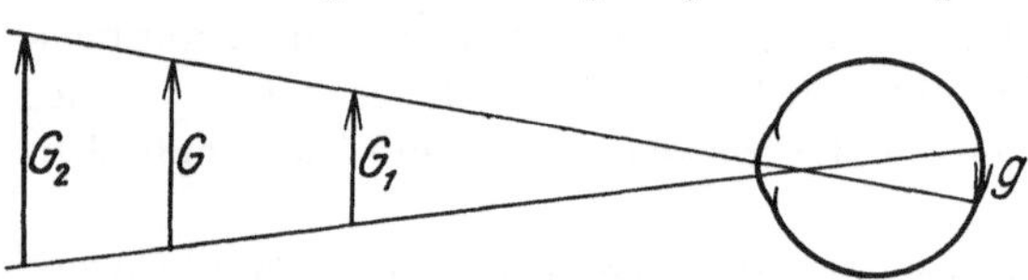

Abb. 4. Scheinbare Größe der Gegenstände.

Mittelpunkt (Abb. 1) der Drehpunktslinie als Zentrum betrachten, auf das die Richtungen der Lokalisation bezogen werden.

Von großer Wichtigkeit ist nun die zweite Frage: in welche *Entfernung* wir die unterschiedenen Punkte oder Teile des Netzhautbildes verlegen.

Es können sich dabei drei Fälle ergeben:

1. die Verlegung geschieht in die richtige Entfernung,

2. zu nah,

3. zu weit.

Die Beantwortung der Frage ist deshalb von der größten Bedeutung, weil die *scheinbare Größe* der Gegenstände von dieser Entfernung abhängt. In Abb. 4 stellt G einen wirklichen Gegenstand vor, der das Netzhautbild g erzeugt. Wenn letzteres bei der psychischen Deutung in die richtige Entfernung verlegt wird, erscheint G in seiner natürlichen Größe. Wird es jedoch nicht weiter als G_1 verlegt, so erscheint es entsprechend kleiner, und zu weit projiziert, z. B. in G_2, entsprechend größer.

Letzteres geschieht z. B. beim Visieren mit einer Feuerwaffe, wobei das Korn ins Ziel verlegt wird und bedeutend vergrößert erscheint. Da der Vorgang des Verlegens von rein psychischer Natur ist, hängt die Entfernung, in welche ein gewisses Netzhautbild verlegt wird, von der Gesamtwirkung aller Faktoren, welche die Entfernungsschätzung beim einäugigen Sehen beeinflussen, ab.

Wir wollen deshalb einige dieser Faktoren, welche die indirekte Tiefenwahrnehmung ermöglichen, etwas näher betrachten.

1. Bei Erwachsenen spielt wohl die Hauptrolle *das Verhältnis zwischen Netzhautbildgröße, oder Sehwinkel und wirklicher Größe des bekannten Gegenstandes,* eine Beziehung, deren Kenntnis durch tägliche Erfahrung erworben ist. Das Netzhautbild einer bekannten Person z. B., die sich in 2 m Entfernung von uns befindet, ist doppelt so groß als in 4 m Abstand. Weil wir wissen, daß die Person ihre wirkliche Größe nicht geändert hat, schließen wir aus dem kleineren Netzhautbilde auf die größere Entfernung.

2. *Nähere Gegenstände können entferntere, die in nahezu gleicher Richtung liegen, teilweise überdecken.*

Erfahrungsgemäß wird in diesem Fall der überdeckende Gegenstand immer näher geschätzt als der überdeckte. Die Erscheinung beruht auf der Bekanntschaft mit dem perspektivischen Vorkommen beider Gegenstände, so daß Überdeckungen sofort erkannt werden. Hierbei ist angenommen, daß das überdeckende Objekt, wie im allgemeinen, *undurchsichtig* ist. Wenn es *durchsichtig* ist, können leicht Täuschungen vorkommen und wenn der hintere Gegenstand ganz durch die durchsichtige Wand des vorderen sichtbar ist, kann es sogar näher scheinen als diese Wand.

Bei der Röntgenphotographie und -stereoskopie hat man immer mit Bildern von mehr oder weniger „durchsichtigen" Objekten zu tun, was ihre Tiefendeutung oft sehr erschwert. Wir werden diese Erscheinung nachher an Beispielen zeigen und auseinandersetzen.

Wenn man in einem Hohlspiegel das (umgekehrte) Bild eines weit vor dem Spiegel befindlichen Gegenstandes erblickt, so daß es zum *Teil* im Spiegel sichtbar ist, scheint es hinter oder *in* der Spiegelebene zu liegen, obgleich es *vor* ihr liegt, da der Spiegelrand das Bild scheinbar zum Teil bedeckt. Gleiche Erfahrung gibt z. B. das „Luftbild", das eine große Sammellinse von einer Landschaft entwirft und das man in ziemlich großem Abstand betrachtet. Da es nicht außerhalb des Linsenrandes sichtbar ist, scheint dieser das Bild zu bedecken, so daß wir es in die Linsenebene verlegen, trotzdem wir wissen, daß es sich zwischen uns und der Linse befindet.

3. Wenn wir z. B. in der Straße gehen, *werden unsere Entfernungen von nahen Gegenständen verhältnismäßig stärker verkleinert als von entfernteren* und somit wachsen auch die scheinbaren Größen der ersteren stärker als die der letzteren. Auch hierdurch können wir auf Entfernungsunterschiede schließen.

4. Noch deutlicher zeigen sich Entfernungsunterschiede, wenn man *seitlich von der Bewegungsrichtung auf die parallaktischen Verschiebungen* ungleich entfernter Gegenstände achtet, wobei die entfernteren scheinbar mit dem

Wahrnehmer mitgehen und die näheren zurückbleiben. Sehr auffallend zeigt sich diese Erscheinung, wenn man im Zuge fährt.

5. *Je nach der Entfernung ändert sich das perspektivische Bild.* Diese Änderungen geben gleichfalls Anhaltspunkte für die Beurteilung der Entfernungen oder Entfernungsunterschiede. Besonders wirkungsvoll ist die Wahrnehmung der Schnittpunkte von senkrechten Linien mit horizontalen Ebenen. Man denke z. B. an die Füße von Bäumen, welche sich auf einer Landstraße anreihen oder an die Giebel der Häuser mit ihren vielen senkrechten Linien.

6. *Nähere Gegenstände können ihre Schatten auf weiter entfernte werfen, Erhabenheiten auf Vertiefungen,* wenn die Lichtquelle sich auf derselben Seite dieser Gegenstände befindet wie der Beobachter.

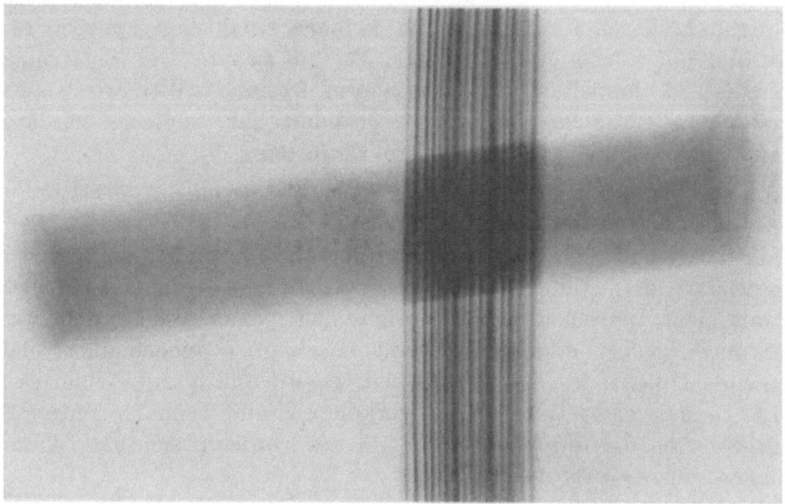

Abb. 5. Röntgenbild zweier gleicher Holzstäbe.

Das gilt sowohl bei einseitiger Beleuchtung durch Sonne, Mond oder Lampe (Schlagschatten) als im zerstreuten Lichte. Auch in der Röntgenphotographie werfen nähere Körperteile ihre „Schatten" auf weiter entferntere, welche im Negativ als hellere, im Positiv als dunklere Stellen jedoch auf *beiden* sich kreuzenden Teilen zeigen, und zwar nur auf der Kreuzungsstelle in der Strahlungsrichtung.

Abb. 5 stellt ein positives Röntgenbild zweier sich kreuzender, gleich dicker Stücke desselben Holzstabes vor. Nur an dem etwas breiteren und etwas weniger scharfen Bild eines der Stäbe ist zu sehen, daß er der Lichtquelle näher war.

In der Röntgenphotographie haben wir es überhaupt nur mit Schlagschatten oder sog. Schattenbildern zu tun, welche im Gegensatz zu den Schlagschatten des Sonnenlichtes nicht auf Gegenstände, sondern nur *aufeinander* fallen und daher ganz anders gedeutet werden müssen. Auch die sog. Halbschatten, welche man im zerstreuten Lichte in allen Stufen zwischen ganz dunkel und hell wahrnimmt und die die Plastik von vielen Gegenständen sehr deutlich hervortreten lassen, haben in der Röntgenphotographie eine ganz andere Bedeutung. Sie deuten nur darauf hin, daß die helleren Partien (im Positiv) die Röntgenstrahlen in höherem Maße durchließen als die dunkleren Stellen. Bei homogenen Körpern sind es also die dünneren Teile, welche sich heller abzeichnen, ungeachtet der Form des Körpers, wogegen in einem gewöhnlichen photographischen Bilde die helleren Stellen meistens die hervorragenden Teile, die dunkleren die Vertiefungen in der Oberfläche angeben, ungeachtet der Dicke der betreffenden Stellen. Es fordert also eine gewisse Übung, um die Schattierungen in einem Röntgenbilde richtig zu deuten, weil sie so leicht im Sinne eines gewöhnlichen Bildes aufgefaßt werden.

Abb. 6 zeigt das positive Röntgenbild eines massiven, Abb. 7 und 7a das eines hohlen Stabes, wogegen Abb. 8 das gewöhnliche photographische Bild dieser Stäbe bei Beleuchtung durch eine Lampe darstellt.

Die drei Bilder zeigen charakteristische Unterschiede.

Obgleich Röntgenbilder als Schattenbilder aufzufassen sind, sind diese Bilder, im Gegensatz zu denen im gewöhnlichen Lichte, vollkommen „*schatten*"-

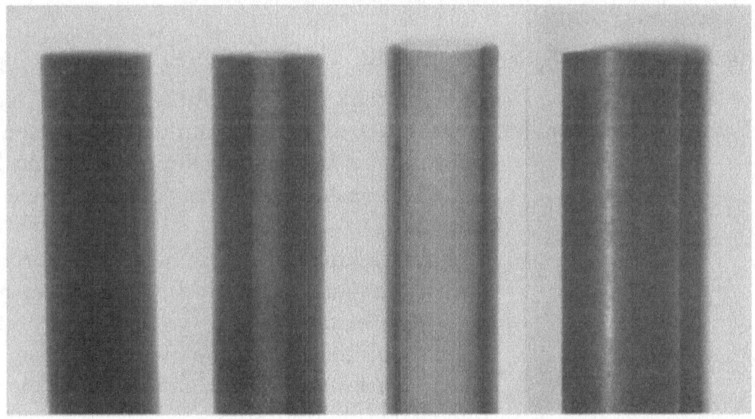

Abb. 6.   Abb. 7.   Abb. 7a.   Abb. 8.
Unterschied zwischen Röntgen- und photographischem Bild eines Stabes.

frei. Die Schattierungen besagen nichts in bezug auf die äußere Gestalt oder die Tiefengliederung; soweit sie von homogenen Körpern herstammen, geben sie nur Anhaltspunkte über Unterschiede in der gesamten Dichte in der Strahlungsrichtung.

7. Weitere Anhaltspunkte für die Entfernungsschätzung gibt die *Sichtbarkeit bestimmter Einzelheiten an bekannten Gegenständen,* die erfahrungsgemäß erst in bestimmten Entfernungen zu erkennen sind und

8. die sog. *Luftperspektive,* eine durch Wasserdampf und Staubteilchen verursachte Verschleierung weitentfernter Gegenstände, deren Dichte etwa mit der Entfernung proportional zu setzen ist.

Sie unterstützt in hohem Maße die Tiefenwirkung bei Landschaften. Bei nahen Gegenständen (außer bei dickem Nebel) spielt sie keine Rolle.

9. Schließlich könnten wir noch die *Akkommodationsunterschiede* für ungleich entfernte nahe Gegenstände nennen. Eingehende Versuche haben jedoch schon längst festgestellt, daß der Einfluß der Akkommodation auf die Tiefenempfindung nicht nachweisbar oder jedenfalls so gering ist, daß sie in dieser Hinsicht ganz zu vernachlässigen ist.

Trotzdem alle diese Umstände uns in den Stand setzen, auch beim einäugigen Sehen die Gegenstände gut in ihre richtige Entfernungen zu lokalisieren, so daß speziell die Gegenstände, auf die wir unsere Aufmerksamkeit richten, in ihrer natürlichen Größe erscheinen, so haftet den einäugigen Entfernungsschätzungen doch eine große Unsicherheit an, da sie manchen Täuschungen unterworfen sind.

Niemals können diese sämtlichen Faktoren der *indirekten* Tiefenwahrnehmung den ganz eigentümlichen Eindruck der *direkten* Tiefenempfindung hervorrufen oder ersetzen. Sie unterstützen letztere beim gewöhnlichen stereoskopischen Sehen oder wirken ihr entgegen beim pseudoskopischen Sehen, wobei die Faktoren der direkten Tiefenwahrnehmung einen *negativen,* dem gewöhnlichen entgegengesetzten Wert haben.

Um die *direkte* Tiefenwahrnehmung, das eigentliche stereoskopische Sehen, hervorzurufen, ist unbedingt die Mitwirkung des zweiten Auges und des zweiten vom ersten seitlich verschiedenen Netzhautbildes nötig.

c) Das beidäugige Sehen und die direkte Tiefenwahrnehmung.

In jedem der beiden Augen entsteht von der Außenwelt ein Netzhautbild. Beide Netzhautbilder weisen nebst großer Ähnlichkeit jedoch in der Richtung der Verbindungslinie der beiden Pupillen kleine Unterschiede in ihrer perspektivischen Zeichnung auf.

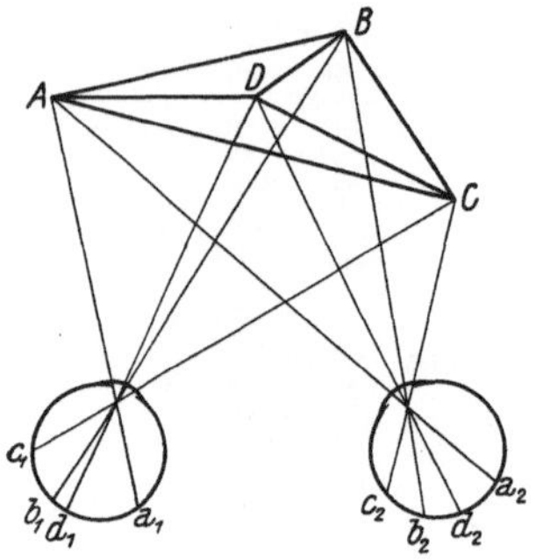

Diese kleinen Unterschiede oder *Parallaxen* werden verursacht durch die seitlich verschiedene Lage der etwa 65 mm voneinander entfernten Augendrehpunkte, welche, wie wir oben gesehen haben, als zwei verschiedene perspektivische Zentren zu betrachten sind.

Aus Abb. 9 ist leicht ersichtlich, daß die zwei Netzhautbilder eines nahen körperlichen Gegenstandes ABCD unmöglich identisch sein können.

Abb. 9. Unterschied zwischen beiden Netzhautbildern.

Je weiter der Gegenstand sich vom Beobachter befindet, um so kleiner werden die Unterschiede, um schließlich, wenn sie so klein geworden sind, daß sie nicht mehr wahrnehmbar sind, praktisch als identisch zu gelten. Die direkte Tiefenwahrnehmung hört damit auf und geht unmerklich in die alleinig übrigbleibende indirekte Tiefenwahrnehmung über.

Wir denken uns nun, wie wir es bei dem einäugigen Sehen schon angegeben haben, daß gleichsam jedes Auge sein eigenes Netzhautbild oder besser dessen verschiedene Teile vor sich hin verlegt.

Wird jeder Bildpunkt in die richtige Richtung und Entfernung verlegt, dann müssen die beiden verlegten, zu einem Objektpunkt gehörigen Bildpunkte gleichsam am Orte des Objektpunktes selber zusammentreffen und diesen substituieren. Die Gesamtheit dieser Substituierungen muß dann einen dem wirklichen Gegenstand ganz ähnlichen Körper in seinen drei Dimensionen darstellen, wenn auch behaftet mit etwaigen besonderen Unvollkommenheiten, welche von der Beschaffenheit des Netzhautbildes herrühren.

So einfach, wie hier der Vorgang des stereoskopischen Sehens vorgestellt wird, ist er freilich nicht. Wir werden diese Vorstellungsweise denn auch gleich einer näheren Kritik unterwerfen.

Welche Einwendungen nämlich sind gegen diese Vorstellungsweise zu machen?

In erster Linie sei bemerkt, daß sie nur dann gerechtfertigt ist, wenn die psychische Verlegung der beiden Netzhautbilder tatsächlich nach optischen Gesetzen vorgeht. Wir wissen schon, daß, sobald von der *normalen* Sehweise abgewichen wird, diese psychische Verlegung allerlei Täuschungen unterworfen ist, wodurch die Teile der Netzhautbilder in unrichtige Richtung oder in unrichtige Entfernungen verlegt werden, und dann kann das resultierende Raumbild unmöglich mit der Wirklichkeit übereinstimmen.

Derlei Abweichungen von der normalen Sehweise können z. B. entstehen, wenn man eine Brille aufsetzt, oder eine, an die man gewöhnt ist, ablegt, doch besonders treten sie auf, wenn man durch künstliche Mittel (photographische oder Röntgenbilder) in den Augen Netzhautbilder zu erzeugen versucht, welche mit denen der wirklichen Gegenstände übereinstimmen, weil es sehr viel Sorgfalt verlangt, um die dazu nötigen Bedingungen zu erfüllen.

Von diesen und anderen Fehlern wollen wir jedoch jetzt absehen und nur betrachten, inwiefern unter normalen Verhältnissen die einfache Vorstellungsweise erlaubt ist. Wir haben dabei stillschweigend angenommen, daß die Augen wie zwei feste, mit vorzüglichen Weitwinkelobjektiven versehene Cameras wirken, in denen alle Teile der Netzhaut in ihrer ganzen Ausdehnung einander gleichwertig sind, und das ist natürlich nicht der Fall. Nur die kleine Fovea zeigt ein scharfes Bild; wir müssen also die beiden Augen als zwei zusammenwirkende Scheinwerfer immer so auf den zu fixierenden Gegenstand richten, daß sein Bild gerade auf *beide* Foveae geworfen wird. Das erfordert erhebliche Drehungen, die nicht einmal parallel sind, doch je nach der Entfernung und dem Ort des zu fixierenden Gegenstandes fortwährend wechseln.

Wir haben jedoch schon beim einäugigen Sehen darauf hingewiesen, daß wir gelernt haben, alle *normalen* Augendrehungen psychologisch vollkommen auszugleichen. Dadurch bleibt eine ruhende Umgebung für unser Bewußtsein ruhig stehen, wenn auch die Augen und die Netzhautbilder in fortwährender Bewegung sind und das gilt nicht nur für die Augenbewegungen allein, sondern auch für alle normale Körperbewegungen, wie das Gehen im Zimmer, auf der Straße usw. Zwar bemerken wir dann parallaktische Verschiebungen zwischen ungleich entfernten Gegenständen, aber dennoch bleiben diese für unser Bewußtsein an ihrem eigenen Ort.

Unsere Lokalisation der Außenwelt wirkt normal so tadellos, daß es uns eben dadurch möglich ist, all unsere eigenen Bewegungen richtig und genau auszuführen ohne Gefahr für unerwünschte Zusammenstöße mit Gegenständen in unserer Umgebung. Wenn wir anfangs sagten, daß wir bei der Lokalisation alle Richtungen auf uns selbst bezögen, hätten wir richtiger sagen können, daß wir uns selber und unsere Bewegungen immer auf unsere (ruhende) Umgebung beziehen, und die Tatsache, daß wir uns so sicher in jeder willkürlichen Umgebung bewegen, ist eben ein Beweis dafür, daß wir alle Bewegungen, welche unsere Netzhautbilder erleiden, unter normalen Verhältnissen immer in Übereinstimmung mit den optischen Gesetzen verlegen. Ja wir haben es durch Übung so weit gebracht, daß wir nicht nur unsere eigenen Bewegungen richtig auf die ruhende Umgebung beziehen, sondern auch auf sich (in einer ruhenden Umgebung) bewegende Gegenstände.

Man denke z. B. an Tennis- und Fußballspiele.

Daß die Verlegung in der richtigen Richtung stattfindet, dürfen wir im allgemeinen also wohl annehmen, ob sie aber auch immer in der richtigen Entfernung geschieht, ist eine Frage, welche näherer Betrachtung bedarf. Beim einäugigen Sehen machen sich Fehler in dieser Hinsicht wenig bemerklich, weil sie sich eigentlich allein durch unnatürliche Größe von meist außeraxial gesehenen Gegenständen, auf die wir *nicht* achten, zu erkennen geben und sich unmerklich und unmittelbar ausbessern, sobald wir letztere fixieren, unmerklich, weil solches *ohne Bewegungserscheinungen* stattfindet.

Wenn wir z. B. beim Visieren mit Feuerwaffen unsere Aufmerksamkeit vom Ziel aufs Korn lenken, ändert sich (abgesehen von der Akkommodation) nichts im Netzhautbild. Das Korn bekommt nur seine natürliche Größe wieder, weil wir es in seine wahre Entfernung verlegen.

Beim beidäugigen Sehen hingegen geben Fehler in der Verlegung der Entfernungen sich sofort durch die Erscheinung der sog. *Doppelbilder* zu erkennen. Eine nähere Betrachtung der Abb. 9 lehrt uns nämlich, daß, sobald ein Teil eines Netzhautbildes wohl in die richtige Richtung, doch nicht in die genaue Entfernung verlegt wird, der betreffende Gegenstand *doppelt* erscheinen muß, und immer erscheinen dann die beiden demselben Gegenstand angehörigen Netzhautbilder in *derselben* unrichtigen Entfernung und *nicht* stereoskopisch.

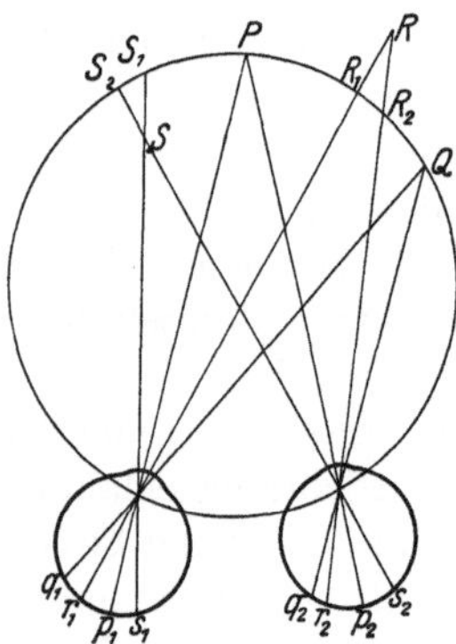

Abb. 10. Entstehung der Doppelbilder. Horopterebene.

Ist die unrichtige Entfernung kürzer als der wahre Abstand, dann erscheint das linke Bild links vom rechten (beide verkleinert) und geschieht die Verlegung zu weit, dann überkreuzen die Bilder einander, und das Bild aus dem rechten Auge erscheint links von dem aus dem linken Auge (beide vergrößert). Man kann die Entstehung der Doppelbilder auch so auffassen, daß man beide Netzhautbilder in ihrer ganzen Ausdehnung gleichsam auf eine durch den Fixationspunkt P der Drehpunktslinie etwa parallel gelegte Ebene verlegt (Abb. 10). Weiter als P entfernte Objektpunkte oder Objekte wie R zeigen sich doppelt und verkleinert in R_1 und R_2, nähere Objekte wie S vergrößert in S_2 und S_1.

Die Erscheinung der Doppelbilder ist eine sehr merkwürdige.

Die große Mehrzahl der Menschen hat sie niemals gesehen oder bemerkt. Das kann mehreren Ursachen zugeschrieben werden.

1. Ist es denkbar, daß sie die verschiedenen Teile der Netzhautbilder in die richtige Entfernung verlegen, so daß ein vollkommenes Raumbild über die ganze Ausdehnung des binokularen Sehfeldes entsteht (die einfachste Vorstellungsweise).

2. Ist es möglich, daß eins der Doppelbilder unwillkürlich vernachlässigt wird, weil nicht immer beide Augen gleichwertig funktionieren.

3. Können die Doppelbilder wohl da sein, doch einfach außer acht bleiben, weil sie nur *außer* der Fovea auftreten, und man seine Aufmerksamkeit auf das scharf gesehene, richtig lokalisierte Bild auf der Fovea beschränkt.

Allerdings braucht man eine gewisse Übung, um die Erscheinung der Doppelbilder hervorzurufen, man muß nämlich, indem man erst nach einem nahegelegenen Gegenstand, z. B. einem vor den Augen emporgehobenen Finger schaut, ohne die Augen zu bewegen, seine Aufmerksamkeit auf weiter gelegene Gegenstände richten. Diese werden dann in der Tat doppelt gesehen. Umgekehrt, wenn man nun den ferneren Gegenstand fixiert und ohne die Augen zu bewegen, seine Aufmerksamkeit dem Finger widmet, erscheint dieser doppelt.

Je schmäler man die nahen und entfernten Versuchsgegenstände wählt, um so näher kann man diese zueinander bringen, bevor das Doppeltsehen aufhört, so daß z. B. mit feinsten Nadeln oder Fäden die Verdoppelung noch wahrgenommen wird, wenn ihr Tiefenunterschied weniger als 1 mm beträgt. Aus diesen Versuchen würde man die Folgerung ziehen können, daß überhaupt nur der Fixationspunkt einzeln, alle anderen weiter oder näher gelegenen Punkte eigentlich doppelt gesehen werden [1].

Wir halten diese Schlußfolgerung jedoch nicht für ganz richtig, und zwar erstens, weil wir um die Verdoppelung hervorzurufen, unter einer gewissen Anstrengung absichtlich von dem natürlichen Sehvorgang abweichen oder besondere Fürsorge treffen müßten; zweitens kein *stereoskopisches* Raumbild zustande kommen könnte, wenn die Verdoppelung in der Regel bereits bei so geringen Tiefenunterschieden wie 1 mm auftrete. Sicher ist, daß, soweit und woselbst die Doppelbilder sich zeigen, *kein* stereoskopisches Sehen, *kein* Raumbild zustande kommt; es fehlt dazu auch jeder Grund.

Und eben so sicher ist die Erscheinung des räumlichen Sehens schon bei *einer* bestimmten Augenstellung, nicht nur in dem engen Raum der Fovea und in einer Tiefe von nur wenigen Millimeter, sondern in einem in Tiefe und Breite viel ausgedehnterem Gebiet.

Wir wissen nämlich, daß das stereoskopische Sehen nicht durch sukzessive, blitzschnelle Fixation von allen in einem gewissen Raum befindlichen Objektpunkten zustande kommt, denn es zeigt sich auch noch deutlich bei momentaner Beleuchtung durch ein Blitzlicht, währenddessen jede Augenbewegung ausgeschlossen ist.

Ebenso bekommt man schon eine gewisse stereoskopische Vorstellung der Tiefengliederung in einem beliebigen Raume, wenn man, nachdem man mit geschlossenen Augen hineingeführt, plötzlich die Augen öffnet und unbeweglich auf einen willkürlichen Punkt richtet.

Diese allgemeine Vorstellung des Raumes ändert sich nicht, wenn man in der Art zweier zusammenwirkender Scheinwerfer den Blick auf verschiedene Gegenstände richtet, um sie genauer zu betrachten, als nähme jeder Gegenstand schon von anfangs seinen richtigen, bestimmten Platz ein.

Obenerwähnte Tatsachen berechtigen uns also zu den folgenden Annahmen:

1. *Doppeltes* und *stereoskopisches* Sehen schließen einander aus, d. h. doppelt gesehene Gegenstände zeigen sich *nicht* stereoskopisch und stereoskopisch gesehene Gegenstände zeigen sich nicht doppelt.

2. Beim stereoskopischen Sehen werden die beiden zu einem Objektpunkte

---

[1] Mit Ausnahme vielleicht von den Objektpunkten, welche zufälligerweise auf der, in Abb. 10 angegebene, *Horopterebene* liegen, d. h. unter der nämlichen Konvergenz der Augenachsen wie der Fixationspunkt, die also etwa in derselben Entfernung gesehen werden.

gehörigen Bildpunkte der beiden Netzhäute (auch außerhalb der Fovea) in den Schnittpunkt der beiden Verlegungsrichtungen lokalisiert.

3. Ohne zu behaupten, daß das stereoskopische Sehen tatsächlich in ähnlicher Weise zustande kommt, stimmt untenstehende Vorstellungsweise am besten mit den wahrgenommenen Erscheinungen überein.

Beide Netzhautbilder werden (psychologisch) im Gehirn so vereinigt, als ob sie aufeinandergelegt werden, und zwar so, daß beide Foveae, also die beiden Bilder des Fixationspunktes, genau zusammenfallen, indem die kleinen, restierenden, *seitlichen* Unterschiede, insofern diese nicht allzu groß sind, bei der Verschmelzung als *Tiefenunterschiede* zum Bewußtsein kommen.

Seitliche Unterschiede, welche verhältnismäßig zu groß sind oder durch andere Umstände nicht verschmelzen, bleiben als Doppelbilder sichtbar.

4. Die Tiefe des stereoskopisch gesehenen Raumes ist in derselben Entfernung nicht immer die gleiche. Sie hängt von Form und Größe des fixierten Gegenstandes ab. Für die stereoskopische Betrachtung eines gewissen Raumes ist es nicht nötig, jeden einzelnen Punkt zu fixieren; es genügen dazu schon einige wenige Augenbewegungen.

Weiter können wir nicht auf diese Fragen eingehen und müssen auch für Näheres über den binokularen Sehvorgang auf die grundlegenden Arbeiten von VON HELMHOLTZ, HERING und ihren Nachfolgern verweisen, weil wir nur annehmbar machen wollen, daß die Lokalisation beim normalen binokularen Sehen genügend richtig ist, um sie als Grundlage für die stereoskopische Ortsbestimmung unter *künstlich* hervorgerufenen Umständen verwenden zu können.

2. Rechnerische Ortsbestimmung mittels der Netzhautbilder.

Weil wir nicht direkt von den unzugänglichen Netzhautbildern ausgehen können, denken wir uns, zu dem obengenannten Zweck, eine senkrechte Glasscheibe GG parallel mit der Drehpunktslinie $D_l D_r$ (Abb. 11) zwischen den Augen und dem wahrgenommenen Gegenstand ABC. Es seien D_l'' und D_r'' die senkrechten Projektionen auf die Glasscheibe. Nun können wir die beiden Netzhautbilder $c_1 b_1 a_1$ und $b_2 c_2 a_2$ perspektivisch auf die Glasscheibe projiziert denken, wobei, wie wir früher gesehen haben, die Augendrehpunkte als perspektivische Zentren gelten können.

Es sind also die Schnittpunkte $a_1'' b_1'' c_1''$ und $a_2'' c_2'' b_2''$ der Verbindungslinien der Drehpunkte mit den Objektpunkten A, B und C die perspektivischen Projektionen der Netzhautbilder auf die Glasscheibe, indem die senkrechten Projektionen D_l' und D_r' der Drehpunkte zugleich die perspektivischen Projektionen eines unendlich weit entfernten Objektpunktes sind. Daß wir nach den hiervor angegebenen Annahmen die Netzhautbilder, bzw. den Gegenstand durch die perspektivischen Projektionen ersetzen dürfen, geht daraus hervor, daß umgekehrt die Projektionen an sich die nämlichen Netzhautbilder erzeugen als der Gegenstand selber. Man erkennt hieraus

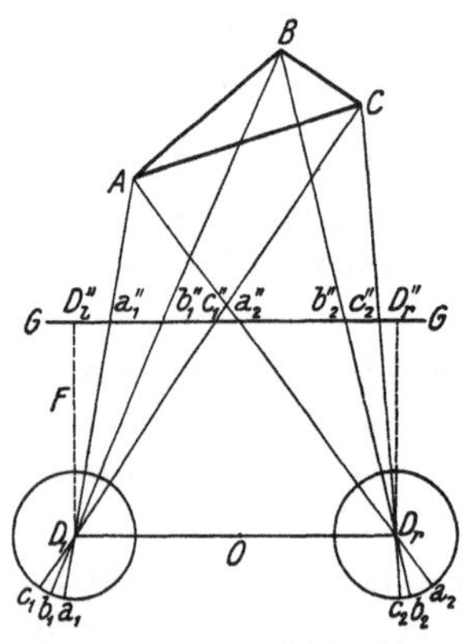

Abb. 11. Perspektivische Projektion der Netzhautbilder.

sofort die Übereinstimmung zwischen den auf der Glasscheibe befindlichen, perspektivischen Projektionen und einem richtig konstruierten Stereobilde, das diese perspektivischen Projektionen ersetzen soll.

In den beiden Projektionsbildern finden wir nun alle Angaben, um den Ort und die Gestalt des Gegenstandes in seinen drei Dimensionen festzulegen. Es genügt dazu zu zeigen, daß wir den Ort eines beliebigen Punktes A aus der Lage seiner perspektivischen Projektionen a_1 und a_2 in bezug auf ein in dem Mittelpunkt O der Drehpunktslinie $D_l D_r$ gedachtes, dreiachsiges, rechtwinkliges Koordinatensystem ermitteln können.

Es seien in Abb. 12 D_l und D_r die Augendrehpunkte in einem Abstand b voneinander, G die senkrechte Glasscheibe in einer Entfernung F vor der Drehpunktslinie und ihr parallel; H eine damit parallele Ebene durch den beliebigen Punkt A, a_1 und a_2 die Schnittpunkte der Blicklinien AD_l und AD_r mit der Glasscheibe, in einer Höhe y über der horizontalen Ebene durch $D_l D_r$; a_1' und a_2' ihre horizontale Projektionen in einem gegenseitigen Abstand e und in einem seitlichen Abstand x_1 bzw. x_2 von den durch die Drehpunkte senkrecht auf ihre Verbindungslinie gedachten Ebenen; K die in dem Mittelpunkte O der Drehpunktslinie senkrecht auf diese gelegte Ebene.

Wir wollen nun die Abstände Z, X und Y vom Punkte A zu den in O gedachten drei Koordinatenebenen in den Daten F, b, x_1, x_2 und y ausdrücken.

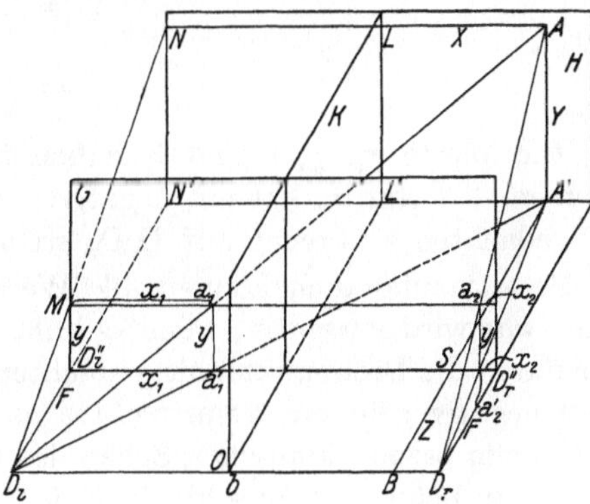

Abb. 12. Koordinatenbestimmung eines Objektpunktes.

Zuerst bestimmen wir die Größe der Koordinate Z, d. h. die Entfernung des Punktes A oder seiner horizontalen Projektionen A' vor der durch O gelegten vertikalen Ebene.

In den gleichförmigen Dreiecken $D_l A' D_2$ und $a_1' A' a_2'$ besteht die Proportion:

$$A'B : A'S = D_l D_r : a_1' a_2'$$
$$Z : Z{-}F = b : b{-}x_1 + x_2 *$$
$$bZ + (x_2{-}x_1)\,Z = bZ{-}bF$$
$$(x_1{-}x_2)\,Z - bF$$

$$Z = \frac{bF}{x_1{-}x_2} \tag{1}$$

Die Koordinate X oder AL oder A'L' läßt sich leicht aus den gleichförmigen Dreiecken $D_l D_l'' a_1'$ und $D_l N' A'$ ableiten und zwar aus der Proportion:

$$A'N' : a_1' D_l'' = D_l N' : D_l D_l''$$
$$(X + \tfrac{1}{2}b) : x_1 = Z : F$$

$$X = \frac{Z x_1}{F} - \tfrac{1}{2}b$$

---

* Die Strecke x_2 ist hier negativ.

In ähnlicher Weise findet man:

$$X = \frac{Zx_2}{F} + \tfrac{1}{2}b$$

also

$$2\,X = \frac{Z}{F}\,(x_1 + x_2) \quad \text{oder}$$

$$X = \frac{b\,(x_1 + x_2)}{2\,(x_1 - x_2)} \tag{2}$$

Dieser Wert ist also unabhängig von F, d. h. von der Entfernung der Glasscheibe von den Augendrehpunkten.

Die Koordinate Y erfolgt unmittelbar aus der Proportion in den gleichförmigen Dreiecken: $D_1 M D_1''$ und $D_1 N N'$:

$$NN' : MD_1'' = N'D_1 : D_1''D_1$$
$$Y : y = Z : F$$
$$Y = \frac{Z\,y}{F} \quad \text{oder}$$
$$Y = \frac{b\,y}{x_1 - x_2} \tag{3}$$

Die Werte x_1, y, b und F haben in dem vorliegenden Fall alle das Vorzeichen $+$. Nur x_2 hat ein negatives Vorzeichen, weil es links von der durch D_r gedachten senkrecht auf $D_1 D_r$ stehenden Ebene liegt.

Selbstverständlich können alle Werte ein negatives Vorzeichen bekommen, und zwar wird x negativ, wenn es links von D_1'' liegt, y, wenn es sich unterhalb der durch die Drehpunktslinie gedachten horizontalen Ebene erstreckt; b könnte man negativ nehmen, wenn rechtes und linkes Auge verwechselt werden, was z. B. beim pseudoskopischen Sehen der Fall ist. Jedoch ziehen wir vor, b immer positiv zu nehmen, weil schließlich doch auch das pseudoskopische Sehen durch künstliche Mittel immer mit den Augen in ihrer natürlichen Anordnung stattfindet.

Die Formeln für die pseudoskopische Projektion findet man, wenn man die Werte x_1 und x_2 gegeneinander umtauscht.

F ist negativ, wenn die Glasscheibe rückwärts von der Drehpunktslinie gedacht wird, wie es z. B. tatsächlich bei einer photographischen Aufnahme der Fall ist.

Aus den veränderten Vorzeichen gehen auch andere Vorzeichen für die zu suchenden Koordinaten hervor, und zwar bedeutet ein negatives Vorzeichen vor X, daß der Objektpunkt *links* von der Medianebene K liegt, ein negatives Y, daß es unterhalb der horizontalen Ebene durch die Drehpunktslinie, und ein negatives Z, daß es rückwärts von der senkrechten Ebene durch die Drehpunktslinie liegt.

Nun ist im vorliegenden Fall F kleiner als Z angenommen, d. h. die Glasscheibe befindet sich zwischen den Augen und dem Gegenstand.

Wir können F auch größer als Z wählen, was nichts anderes bedeutet, als daß der Gegenstand zwischen den Augen oder Projektionszentren und der Glas- oder Projektionsfläche liegt: der Fall, der bei der *Röntgenphotographie immer* vorkommt. Auch in diesem Falle gelten die drei Formeln.

Weil diese Arbeit sich speziell mit der Röntgenstereoskopie beschäftigt, ist dieser Fall gesondert in Abb. 13 angegeben.

A ist wieder der Objektpunkt, G die Glasscheibe oder Projektionsebene in der Entfernung F > Z, a_1 und a_2 die perspektivischen Projektionen, x_1 und x_2 ihre Abstände von den zugehörigen senkrechten Drehpunktsebenen und X, Y und Z schließlich die Koordinaten von A. Es ist zu bemerken, daß in diesem Fall a_1 stets rechts von a_2 liegt, weil die Projektionslinien einander in A überkreuzen.

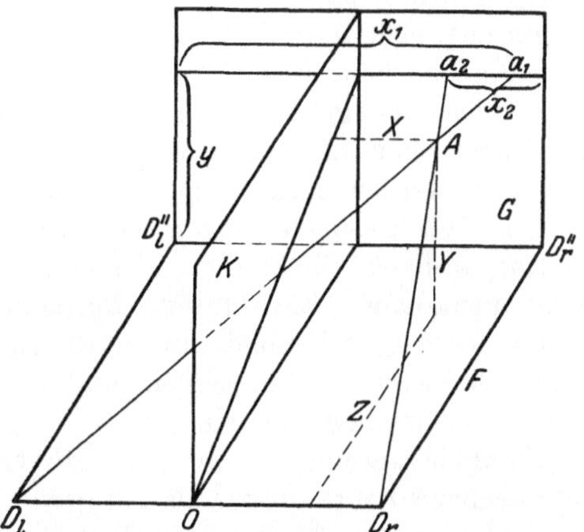

Abb. 13. Koordinatenbestimmung eines Objektpunktes aus seinen Röntgenbildern.

In ähnlicher Weise, wie wir aus den perspektivischen Projektionen den Ort des betreffenden Objektpunktes gefunden haben, können wir auch umgekehrt aus den bekannten Koordinaten eines Objektpunktes seine perspektivischen Projektionen bestimmen.

Wir können diese direkt aus den Formeln (1), (2) und (3) ableiten und finden dann allgemein gültig:

$$x_1 = \frac{F(X + \tfrac{1}{2}b)}{Z} \tag{4}$$

$$x_2 = \frac{F(X - \tfrac{1}{2}b)}{Z} \tag{5}$$

$$y = \frac{F}{Z}Y \tag{6}$$

Hiermit ist die rechnerische Ortsbestimmung für alle Fälle angegeben. Wenn die psychologische Verlegung tatsächlich dem entgegengesetzten Weg der Hauptstrahlen folgt, müssen ihre Ergebnisse genau mit den rechnerischen übereinstimmen. Beim gewöhnlichen binokularen Sehen ist das überhaupt der Fall, aber daß solches in vielen anderen Fällen gar nicht zutrifft, wird sich bald zeigen.

3. Die Genauigkeit der direkten Tiefenwahrnehmung.

Bei der direkten Tiefenwahrnehmung müssen wir gleich unterscheiden zwischen der Wahrnehmung von *absoluten* und von *relativen* Entfernungen. Bei den absoluten Entfernungen gilt es der Frage der Entfernungsschätzung in Metermaß, bei den relativen nur der, welcher von zwei Gegenständen oder Punkten der nähere oder entferntere ist.

Es liegt vor der Hand die Beurteilung der absoluten Entfernung mit der geometrischen Entfernungsbestimmung, „Vorwärts Einschneiden" genannt, zu vergleichen. Dabei wird die Entfernung PO (Abb. 14) aus der Basis LR und den Basiswinkeln L und R abgeleitet.

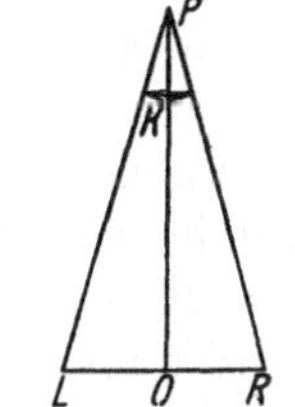

Abb. 14. Beziehung zwischen Konvergenz und Entfernung.

Ebenso kann, wenn L und R die Augendrehpunkte und P einen Objektpunkt vorstellen, der Winkel K klein ist und P nicht weit von der durch O gedachten senkrechten Medianebene liegt, die Entfernung PO der Größe des Winkels K, des sog. *Konvergenzwinkels*, umgekehrt proportional gesetzt werden, so daß man sagen könnte: die absolute Entfernung, in der man einen Objektpunkt sieht, hängt von dem Konvergenzwinkel und die relativen Unterschiede also von den Differenzen dieser Konvergenzwinkel ab.

Es zeigt sich aber, daß, sobald die Umstände von dem normalen binokularen Sehen abweichen, die Entfernungsschätzungen mittels der Konvergenz der Blicklinien der größten Unsicherheit unterliegen und von nebensächlichen psychologischen Einwirkungen beeinflußt werden; die Entfernungs*unterschiede* hingegen werden immer mit erstaunlicher Empfindlichkeit wahrgenommen.

Ein paar Beispiele mögen dies erläutern.

Zu parallelen Blicklinien, oder einer Konvergenz Null, gehört der Eindruck einer unendlichen Entfernung. Betrachtet man nun z. B. ein in freier Hand gehaltenes Stereoskopbild mit parallelen Blicklinien, so sollten wenigstens die abgebildeten entfernten Gegenstände, also Berge usw., doch in großer Entfernung erscheinen müssen.

Nichtsdestoweniger erscheinen sie kaum weiter als die Hand und dementsprechend kaum größer als bei gewöhnlicher Betrachtung eines Einzelbildes mit konvergenten Blicklinien. Hier wird offenbar die Schätzung der absoluten Entfernung in hohem Maße durch die Kenntnis der sehr kurzen Entfernung des Stereobildes selbst und der ringsum sichtbaren bekannten Umgebung des Zimmers beeinflußt, so daß es unserer Psyche nicht möglich ist, sich unter solchen Umständen eine Landschaft in etwa natürlicher Entfernung und Größe wie durch ein Loch in der Zimmerwand zu sehen oder zu denken.

Ähnliche Erfahrungen macht man bei der Betrachtung von gewöhnlichen Stereobildern in einem Stereoskop, obgleich da die natürlichen Verhältnisse viel näher verwirklicht sind.

Viele Beobachter können im Stereoskop unmöglich, auch nicht annähernd die absolute Entfernung des Gesehenen angeben, und die Schätzungen anderer Beobachter weichen bisweilen weit voneinander ab. Auch hier können psychologische Einflüsse als mutmaßliche Ursache der Abweichungen geltend gemacht werden. Ja man kann sogar mit divergenten Blicklinien noch einen Körper normal plastisch *vor* sich sehen, obgleich divergenten Blicklinien geometrisch eigentlich ein *rückwärts* liegendes Objekt entspricht und nach vorne von einem Schnittpunkt der Blicklinien gar keine Rede ist.

Damit ist jedoch nicht gesagt, daß die Konvergenz der Blicklinien für die Entfernungsschätzungen wertlos sei. Im Gegenteil, bei kurzen Entfernungen spielt sie eine wirksame Rolle. Wenn man z. B. die beiden Halbbilder eines Stereobildes voneinander entfernt, empfindet man sehr deutlich eine Vertiefung und entsprechende Vergrößerung des Gesehenen mit gleichzeitiger Ausdehnung der Tiefenunterschiede, und eine Annäherung der Halbbilder zueinander bewirkt eine scheinbare Annäherung des abgebildeten Gegenstandes an den Beobachter unter entsprechender Verkleinerung und Einschrumpfung der Tiefenunterschiede.

Nach dem oben Gesagten ist es klar, daß die Genauigkeit der Wahrnehmung von Tiefenunterschieden nicht auf abwechselnden, äußerst feinen Konvergenzänderungen beruhen kann — wir wissen schon, daß Tiefenunterschiede auch *ohne* Konvergenzänderung wahrnehmbar sind —, sondern vielmehr auf einem ganz anderen äußerst empfindlichen physio-psychologischen Prozeß im Gehirn, wo, unter *Verschmelzung* der beiden, nach Vorstellungsweise 3 (S. 12) aufeinanderliegend gedachten Netzhautbilder, die geringsten seitlichen Abweichungen (Parallaxen) in Tiefenunterschiede umgesetzt werden und als solche ins Bewußtsein treten.

Indem die richtige Konvergenz, um die Bilder des zu fixierenden Punktes nach den beiden Foveae zu bringen, nur durch die für die Ausführung der Augendrehungen erforderliche Innervation der äußeren Augenmuskeln bedingt und erreicht wird, ist der Prozeß, der gleichzeitig die Umwertung aller dazu geeigneten Parallaxen in direkte Tiefenunterschiede bewirkt, ganz anderer Natur.

Ist die Zahl der Konvergenzänderungen nur sehr gering, so sind die umgesetzten Parallaxen unzählbar und erstrecken sich über einem ausgedehnten Gebiete, wovon der Fixationspunkt den Kern und die Horopterebene die Kernfläche bildet.

Es kann deshalb nicht Wunder nehmen, daß die Genauigkeit der absoluten und relativen Entfernungsschätzungen so verschieden ist.

Dennoch hat auch die Schätzung der absoluten Entfernung eine große Bedeutung, weil die scheinbaren Größen der Entfernungsunterschiede von ihr abhängen.

Die relativen Entfernungen sind als Winkelwerte, die Winkel, unter denen die Tiefenstrecken erscheinen, aufzufassen.

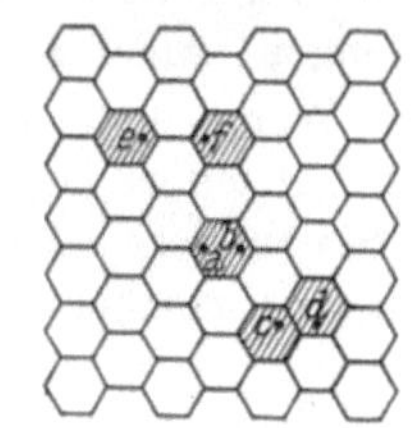

Abb. 15. Ungleiche Tiefenunterschiede bei gleichen Parallaxen.

Je größer nun die absolute Entfernung einer Tiefenstrecke geschätzt wird, um so größer erscheint — unter gleich bleibendem Winkelmaß — auch letztere. So stellt Abb. 15 einige mit derselben Größe δ zunehmenden Parallaxen dar, woraus deutlich ersichtlich ist, daß z. B. der Tiefenunterschied CD viel kleiner ist als AB.

Eine einfache Rechnung zeigt, daß der durch eine bestimmte kleine Zunahme der Parallaxe verursachte Tiefenunterschied etwa der zweiten Potenz der absoluten Entfernung proportional ist.

Man hat, wie z. B. von Helmholtz, den kleinsten Winkel, unter dem zwei benachbarte Punkte noch getrennt gesehen werden können, so wie die Wahrnehmung des kleinst möglichen Tiefenunterschiedes, in Verbindung mit der Struktur der Netzhaut gebracht.

Die Zapfen und Fasern des Sehnerven bilden eine mosaikartige Struktur im Sinne der Abb. 16. Um zwei Punkte getrennt zu sehen, muß wenigstens ein Netzhautelement, nicht oder anders gereizt, sich zwischen zwei gereizten Stellen e und f befinden, wobei es gleichgültig ist, wo ein bestimmtes Netzhautelement gereizt wird, so daß die untere Grenze des einäugigen Auflösungsvermögens etwa durch die Größe eines Netzhautelementes bedingt wird.

Werden nämlich zwei nebeneinander liegende Elemente gereizt, z. B. c und d, so fließen die dadurch hervorgerufenen Eindrücke zu einem kurzen Stäbchen zusammen, indem zwei Bildpunkte a und b, z. B. eines Doppelsterns, auf demselben Netzhautelement nur den Eindruck eines einzigen Punktes machen. Da ein Netzhautelement vom hinteren Knotenpunkt aus unter einem Winkel von etwa *einer* Bogenminute erscheint, würde nach VON HELMHOLTZ auch dieser Winkel die kleinste wahrnehmbare Tiefenparallaxe bilden. Bei einem Drehpunktsabstand von 65 mm entsteht diese Parallaxe auf etwa 250 m, so daß in großer Entfernung keine direkten Tiefenunterschiede mehr wahrnehmbar sein sollten.

Es zeigt sich aber, daß zahlreiche Personen unter günstigen Umständen noch Tiefenparallaxen bis zu etwa 10″, ja noch kleiner wahrnehmen, d. h. bis zu etwa 1350 m Entfernung. Ja es soll Beispiele von 5″ und 3″ geben. Diese Ergebnisse sind nicht mit der ersten Annahme in Einklang und machen es wahrscheinlich, daß die psychische Umwertung der seitlichen Parallaxen zu Tiefenunterschieden gewissermaßen unabhängig von der Größe der Netzhautelemente vor sich geht. Auch der Umstand, daß die getrennte Lage der beiden Netzhautbilder beim normalen binokularen Sehen nie ins Bewußtsein tritt, und die beiden Sehnerven sich rückwärts zu einem zum Gehirn leitenden Strange vereinigen, verstärkt die Vorstellung, daß in der Tat eine Art Überlagerung der beiden Netzhautbilder im Gehirn stattfindet.

Es möge Abb. 17 diese Überlagerung etwa schematisch darstellen.

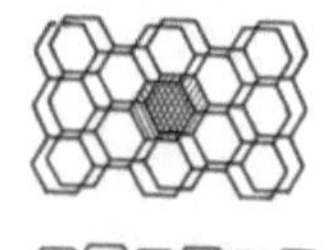
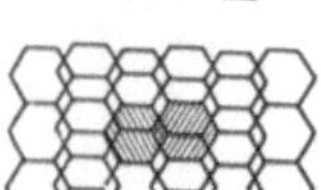

Abb. 17. Minimale Parallaxen.

Wenn wir überlegen, daß die Verschmelzung dieser beliebig kleinen Parallaxen zwischen den Elementen zweier *verschiedenen* Netzhäute, d. h. eine Verschmelzung in der *Tiefe*, ein ganz anderer Prozeß sein muß, als die Verschmelzung der Reize zweier benachbarter Elemente *derselben* Netzhaut, d. h. eine Verschmelzung in der *Breite,* dann ist auch kein plausibeler Grund vorhanden, warum die Verschmelzung in der Tiefe erst eintrete, wenn die Parallaxe die Größe eines Netzhautelementes erreicht.

Im Obenstehenden haben wir versucht, die Hauptfaktoren des stereoskopischen Sehens anzugeben, damit eine richtige Einsicht in seine Vorgänge das Verständnis der auch bei der Röntgenstereoskopie auftretenden Erscheinungen erleichtere.

Wenn auch die Psyche nicht bei allen Beobachtern in gleichem Sinne und gleichem Maße wirkt, so steht diese Tatsache fest, daß da, wo man mittels Stereobildern einem Raumbild in wahrer Größe nachstrebt, es immer erwünscht ist, die mathematischen Bedingungen, auch in bezug zu der richtigen Konvergenz, möglichst genau zu beachten und zugleich die Einwirkungen nebensächlicher, psychischer Einflüsse möglichst zu vermeiden oder fernzuhalten.

4. Ausdehnung des stereoskopischen Sehfeldes.

Die Frage der Ausdehnung des stereoskopischen Sehfeldes ist nur mit der Einschränkung zu beantworten, daß dabei die beiden Augen unbeweglich bleiben, denn bei bewegten Augen und noch mehr bei bewegtem Kopf ist das stereoskopische Sehfeld beliebig groß.

Bei unbewegten Augen wird die *maximale* Größe des stereoskopischen Sehfeldes bestimmt durch denjenigen Teil des Bildfeldes, den beide Netzhäute miteinander gemeinsam haben. In Abb. 18 sind die beiden monokularen Sehfelder durch Parallelstriche angegeben.

Der gemeinsame Teil, das binokulare Sehfeld, kennzeichnet sich deshalb durch gekreuzte Striche. Hierbei ist angenommen, daß der Nasenrücken die nasenseitige Grenze jedes monokularen Sehfeldes bildet, obgleich man auch die Nase, soweit sichtbar, als einen permanenten Teil beider monokularen Sehfelder betrachten kann. Die beiden monokularen Bilder der Nase können jedoch nicht stereoskopisch verschmelzen, weil sie nicht *dieselben* Punkte der Nase abbilden.

Die kleinen Kreise bedeuten die beiden blinden Flecke, welche die Eintrittsstellen der beiden Sehnerven bilden. Obgleich die sich auf diesen Stellen abbildenden Objekte nur monokular gesehen werden, bemerkt man keine Lücke im stereoskopischen Sehfelde, da die blinde Stelle ziemlich weit von der betreffenden Fovea entfernt ist, also nur sehr unscharfe Bilder erhält und nicht die Aufmerksamkeit des Beobachters auf sich zieht, so daß sie unmerklich mit der Umgebung zusammenfließt.

Gleiches ist der Fall mit dem Übergang des binokularen Sehfeldes in die monokular gesehenen Außenteilen der beiden Sehfelder. Die Grenze bildet der sehr unscharf gesehene Nasenrücken.

Die eigentliche Ausdehnung des stereoskopischen Sehfeldes in die *Tiefe* ist in jedem besonderen Fall verschieden, denn nicht der leere Raum, sondern nur Gegenstände können stereoskopisch wahrgenommen werden, und es hängt deshalb in erster Linie von der Zahl, Gruppierung, Entfernung und Gestalt dieser Gegenstände ab, wieweit bei unbeweglichen Augen die direkte Wahrnehmung einer bestimmten Tiefengliederung in der Tiefe und der Breite stattfindet.

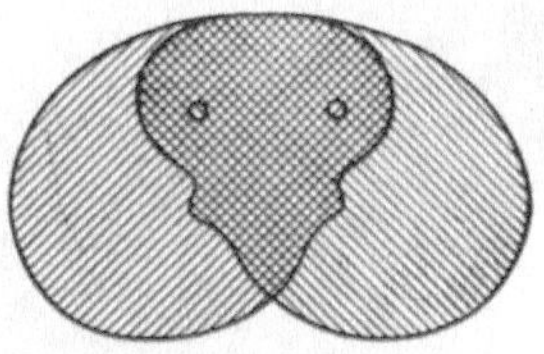

Abb. 18. Grenzen des binokularen Sehfeldes.

Betrachtet man z. B. zwei sehr dünne senkrechte dicht hintereinander in kurzer Entfernung aufgestellte Nadeln, so wird, wie wir schon früher erörterten, die nicht fixierte Nadel doppelt gesehen, also *nicht* stereoskopisch, auch dann noch, wenn der Tiefenunterschied z. B. 1 mm oder die Parallaxe ungefähr 4' beträgt. Daraus zu schließen, daß die Tiefe des stereoskopischen Sehens in kurzer Entfernung ungefähr 1 mm betrage, wäre falsch, denn wenn man z. B. die eigene Hand betrachtet in derselben Entfernung wie die Nadeln, wird diese vollkommen stereoskopisch gesehen und keine Spur von Doppelbildern wahrgenommen.

Wir wollen das kurz dadurch erklären, daß bei den Nadeln die Doppelbilder durch einen als unbestimmter Hintergrund sichtbaren, leeren Raum voneinander und von der fixierten Nadel getrennt werden, was bei der Hand nicht der Fall ist, wo die Doppelbilder der Handteile, wegen großer Ähnlichkeit mit der Umgebung, unmöglich gesondert wahrgenommen werden können und deshalb nichts ihrer stereoskopischen Verschmelzung widerstrebt.

Wenn in solchem Falle in der Entfernung von z. B. 25 cm ein Gegenstand von 1 cm Tiefe vollkommen stereoskopisch wahrgenommen wird, kann unter gleich günstigen Umständen schon ein Gegenstand, der sich von 7 m an beliebig weit in die Tiefe erstreckt, ganz stereoskopisch gesehen werden, da die Parallaxen dabei von noch geringerer Größe sind als bei der Hand.

Was die Ausdehnung des stereoskopischen Sehfeldes in die Breite anbelangt, sei vor allem darauf hingewiesen, daß die Deutlichkeit der direkten Tiefenwahrnehmung in hohem Maße durch die Bildunschärfe beeinträchtigt wird. Von einer bestimmten Breitengrenze kann also noch weniger die Rede sein als in der Tiefe.

5. Die Herstellung von Stereoskopbildern.

Unter einem Stereoskopbild (kurz Stereobild) verstehen wir ein nebeneinandergestelltes Bilderpaar, das aus zwei nur wenig voneinander verschiedenen perspektivischen Zeichnungen desselben Gegenstandes oder derselben Gruppe von Gegenständen besteht.

Jedes der beiden Bilder wird Halbbild genannt. Man unterscheidet also ein linkes und ein rechtes Halbbild, je nachdem das Halbbild im linken oder

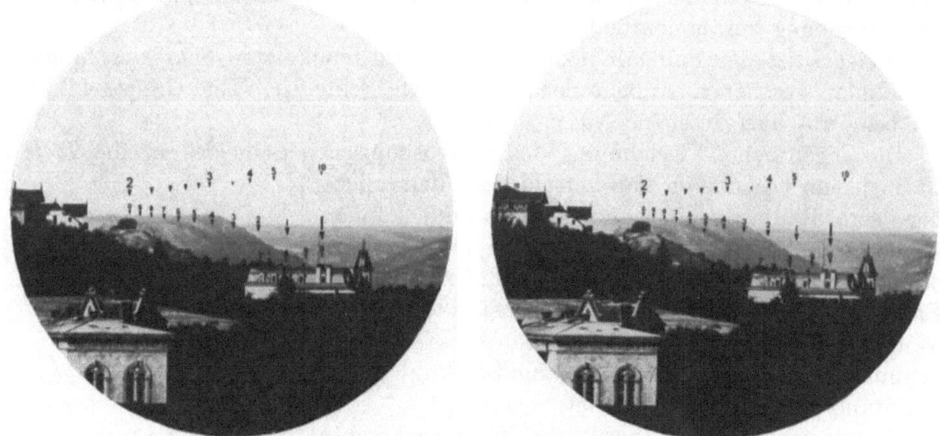

Abb. 19. Entfernungsskala für Doppelfernrohre.

rechten Auge ein bestimmtes Bild erzeugen soll, ungeachtet, ob das linke Halbbild links vom rechten, rechts vom rechten oder auch ganz oder zum Teil auf dem rechten Halbbild liegt.

In der Regel beabsichtigt man die Stereobilder so anzufertigen, daß sie nach dem Vorgang in Abb. 11 solche Netzhautbilder erzeugen können, wie sie der Gegenstand selber erzeugen würde.

Man kann sich zu diesem Zweck einen ganz bekannten Gegenstand in einer bestimmten Entfernung und Lage vor den Augen des Beobachters denken und wünscht nun die bei einer bestimmten Lage der perspektivischen Projektionsebene G (Abb. 11) genau passenden Halbbilder $a_1'' b_1'' c_1''$ und $a_2'' b_2'' c_2''$ zu ermitteln. Es würden bei bekannten Koordinaten aller Punkte des gedachten Gegenstandes dazu die Formeln (4), (5) und (6) dienen können.

Es ist jedoch klar, daß dieses *rechnerische* Verfahren viel zu umständlich sein würde und nur für *gedachte*, nicht für wirklich existierende Gegenstände in Betracht kommen kann.

Man kann sich z. B. als Aufgabe stellen, mittels Stereobildern eine aus sichtbaren Punkten bestehende und im Raume schwebende Abstands- und Höhenskala zu entwerfen. Die Formeln (4), (5) und (6) geben sofort die erforderlichen Werte für x_1, x_2 und y der zugehörigen Bildpunkte.

In der Tat kann in dieser Weise eine solche Skala für Stereoskope und Doppelfernrohre angefertigt werden. Abb. 19 zeigt eine solche Skala. Im Doppelfernrohr oder im Stereoskop kann man die Lage der Skalapunkte im Raume unmittelbar mit der der übrigen im Raume befindlichen oder nach gleichen Grundlagen abgebildeten Objektpunkte vergleichen.

In Formel (1) für Z (die Entfernung des betreffenden Punktes) kommt im Nenner der Wert $x_1 - x_2$ vor, d. h. x_1 und x_2 können mit gleichem Wert zu- oder abnehmen, ohne daß der Wert Z dadurch verändert wird.

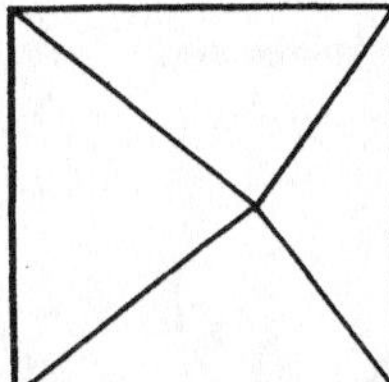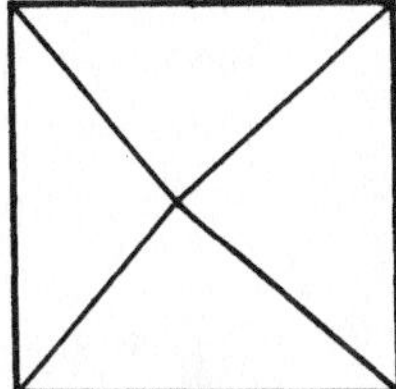

Abb. 20. Stereobild einer Pyramide.

Z ist auch unabhängig von y. Hieraus erfolgt, daß man ein derartiges stereoskopisches Skalabild in seiner Ebene verschieben kann, ohne dadurch den Wert Z zu ändern. Es ist deshalb möglich, durch geeignete Verschiebung der Skala oder des Stereobildes in seiner Ebene, die Punkte der Skala behufs

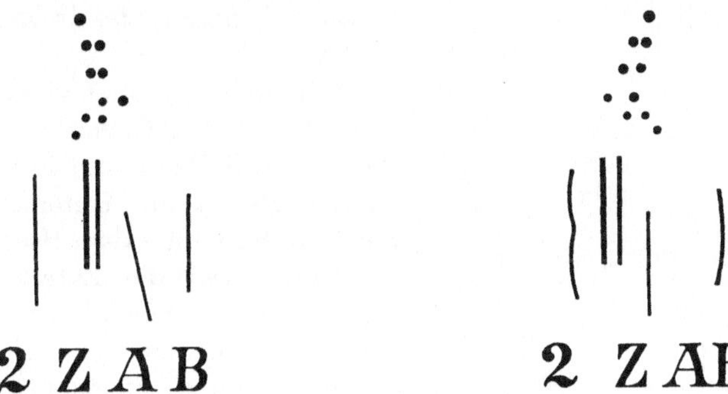

Abb. 21. Einfache Stereobilder.

genauerer Abstandsvergleichung möglichst nahe an die abgebildeten Objektpunkte zu bringen.

Wenn man keine *bestimmten* Gegenstände genau stereoskopisch abbilden will, sondern überhaupt nur stereoskopisch verschmelzbare Bilder, so können diese ganz einfach aus freier Hand gezeichnet werden, wobei vor allem zu bedenken ist, daß die beiden zugehörigen Halbbilder eines Punktes niemals weiter voneinander liegen dürfen als der Abstand der Augendrehpunkte, also etwa 65 mm, weil der Höchstwert dieser *Lateraldistanz* erst für unendlich entfernte Objektpunkte dem Augendrehpunktsabstand gleich wird (erst dann werden die Blicklinien einander parallel) und ein Punkt um so näher erscheint, je mehr sein rechtes und linkes Bild sich einander nähern, mit anderen Worten, je kleiner ihre Lateraldistanz wird.

Als *Fernpunktsabstand* der Halbbilder bezeichnen wir die Lateraldistanz der beiden zugehörigen Bilder eines unendlich entfernten Objektpunktes. Dieser soll *bei der Betrachtung immer* dem Augendrehpunktsabstand gleich sein.

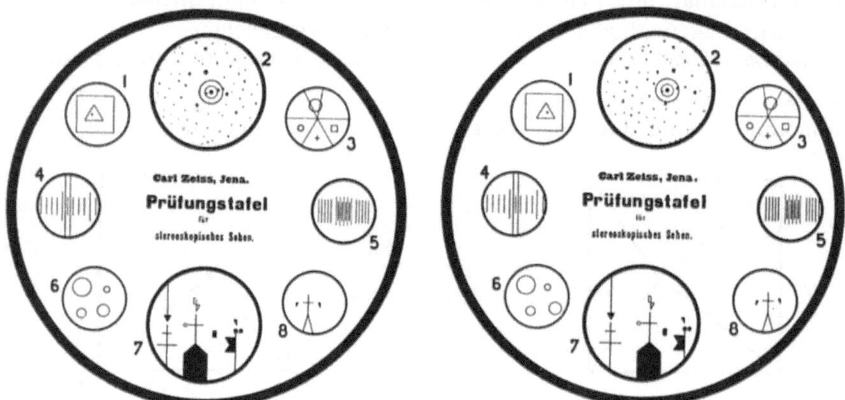

Abb. 22. Prüfungstafel für stereoskopisches Sehen.

Die gedachten Verbindungslinien einander zugehöriger Halbbilder eines Punktes sollen auch immer mit der Drehpunktslinie parallel sein. Als einfache Beispiele können Abb. 20 und 21 dienen, indem die Abb. 48, 59 und 76 nach diesen Prinzipien aus freier Hand entworfen sind.

Abb. 20 stellt eine vierseitige Pyramide dar, deren Grundfläche der Bildebene parallel liegt und in beiden Halbbildern also keine Unterschiede zeigt, während der Gipfel dem Beschauer näher erscheint, weil die Lateraldistanz der Gipfelbilder kleiner als die der Grundflächen genommen ist. Abb. 21 zeigt einige beliebig gezeichneten Striche, Punkte und Buchstaben, von denen je zwei sich bei stereoskopischer Betrachtung vereinigen und in ungleichen Entfernungen erscheinen.

Die stereoskopische Verschmelzung solcher Bilder stellt die *direkte* Tiefenwahrnehmung in vollkommener Reinheit dar, weil sie aller sonstigen (indirekten)

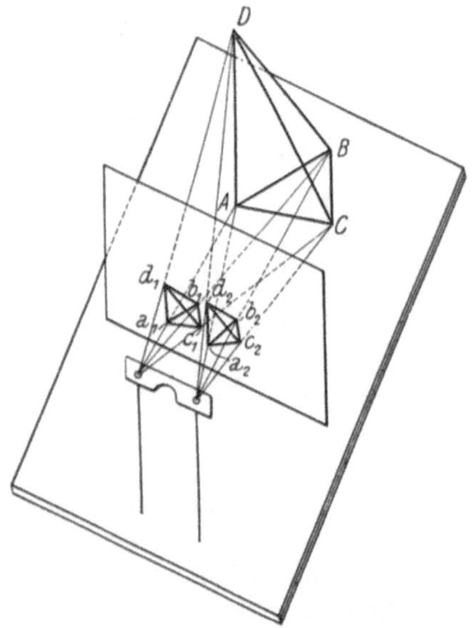

Abb. 23. Herstellung eines Stereobildes.

Hilfsmittel zur Unterstützung des Tiefenurteils entbehrt. Die Zeißwerke haben in dieser Weise eine Prüfungstafel für stereoskopisches Sehen (Abb. 22) mit Parallaxen *verschiedener* Größe zusammengestellt, mit deren Hilfe man die Fähigkeit im stereoskopischen Sehen verschiedener Personen vergleichen kann. Weil es nicht möglich ist, solche kleine Parallaxen direkt mit Sicherheit zeichnerisch auszuführen, werden derartige Prüfungstafeln erst in großem

Maßstab möglichst genau gezeichnet und nachher photographisch zu geeigneter Größe verkleinert.

Die Herstellung von Stereobildern verwickelterer Gegenstände, wie Stillleben, Interieurs und Landschaften, läßt sich folgenderweise denken.

Ein zum Zeichnen präparierte durchsichtige Glasscheibe wird in geeigneter Entfernung senkrecht und parallel mit der Verbindungslinie der Augendrehpunkte zwischen die Augen und den abzubildenden Gegenstand gestellt. Die Stelle der Augen wird durch zwei fest angebrachte Gucklöcher markiert (Abb. 23). Nun zeichnet man den Gegenstand auf die Glasscheibe genau wie er sich scheinbar auf diese projiziert, wenn man durch eins der Löcher nach ihm schaut. Darauf zeichnet man ihn noch einmal auf die nämliche Scheibe, wie er durch das andere Guckloch aussieht, und das Stereobild ist fertig.

Wird der Gegenstand weggenommen und schaut man mit beiden Augen durch die Gucklöcher, dann erzeugen die Zeichnungen in beiden Augen die nämlichen Bilder wie der Gegenstand selber und man erhält deshalb den Eindruck, der Gegenstand sei noch da; man sieht ihn körperlich in natürlicher Größe und in der nämlichen Stelle, wo man ihn beim Zeichnen hingestellt hatte. Es sei hierbei darauf aufmerksam gemacht, daß jede der beiden Zeichnungen nicht breiter als Augenabstand, also etwa 65 mm werden kann, weil sie sonst einander nach der Mitte hin überdecken und Verwirrung verursachen würden, wie es die kreisförmigen, einander überdeckenden Bildfelder in Abb. 24 zeigen. Nach der Außenseite hin können sie sich beliebig ausdehnen, aber viel Nutzen für eine stereoskopische Betrachtung würde man daraus nicht ziehen, weil für die diesen (gestrichelt angegebenen) Außenteilen im *anderen* Bilde entsprechende Abbildung, kein Raum zur Verfügung ist.

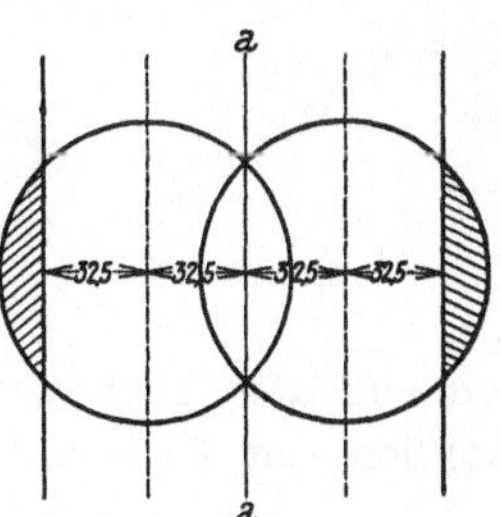

Abb. 24. Beschränkte Halbbildbreite eines Stereobildes.

Die Außenteile würden also nur einäugig und nicht stereoskopisch gesehen werden. Diese Erwägungen führen demgemäß für *nebeneinander* gestellte Halbbilder zu einer maximalen Breite von 65 mm und einer Höhe von unbegrenzter Länge. Sind breitere Halbbilder unvermeidlich, so daß sie einander teilweise überdecken, dann können sie nach ROLLMANN und D'ALMEIDA in zwei verschiedenen, einander komplementären Farben, am besten *rot* und *blaugrün* ausgeführt werden. Werden die einander überdeckenden, verschiedenfarbigen Halbbilder durch eine z. B. links rot und rechts grün gefärbte Brille betrachtet, so sieht jedes Auge nur das *anders* gefärbte Bild, und dadurch wird die Bildmischung völlig entwirrt.

Solche verschiedenfarbigen Halbbilder werden *Anaglyphen* genannt.

Auch bei diesen Bildern soll der Fernpunktsabstand immer dem Augendrehpunktsabstand gleich oder nahezu gleich kommen, eine Bedingung, welche in der Regel ganz vernachlässigt wird.

Eine andere Methode, um Verwirrung von sich überlagernden großen Halbbildern vorzubeugen, besteht darin, daß sie auf gesonderten Platten *nacheinander* angefertigt werden. Durch besondere nachher zu erläuternde Vorrichtungen können auch solche gleichgefärbte große Halbbilder ein richtiges stereoskopisches Bild ergeben.

Wird die Bildebene, wie in Abb. 23, zwischen die Augenlöcher und den Gegenstand gestellt, so sind die Halbbilder immer kleiner als dieser, liegt das linke Halbbild links vom rechten, und je näher ein Objektpunkt der Bildebene liegt, um so mehr nähern sich seine Halbbilder.

Man kann die Bild- oder Projektionsebene auch vertikal *hinter* den abzubildenden Gegenstand stellen, wie Abb. 25 zeigt. Darin stellt $A\,B\,C\,D$ den Gegenstand, $A_1\,B_1\,C_1\,D_1$ das linke, $A_2\,B_2\,C_2\,D_2$ das rechte Halbbild dar. Ersteres kommt also rechts vom rechten.

Die Halbbilder, welche ihrer Entstehung nach sich mit *Schattenbildern* vergleichen lassen, und auch bei der Röntgenphotographie in dieser Weise hervorgerufen werden, sind immer größer als der Gegenstand und je näher ein Objektpunkt den Projektionszentren liegt, um so weiter fallen seine Halbbilder auseinander.

Schließlich läßt sich die vertikale Bildebene noch *hinter* den Gucklöchern und der Gegenstand auf diese Ebene projiziert

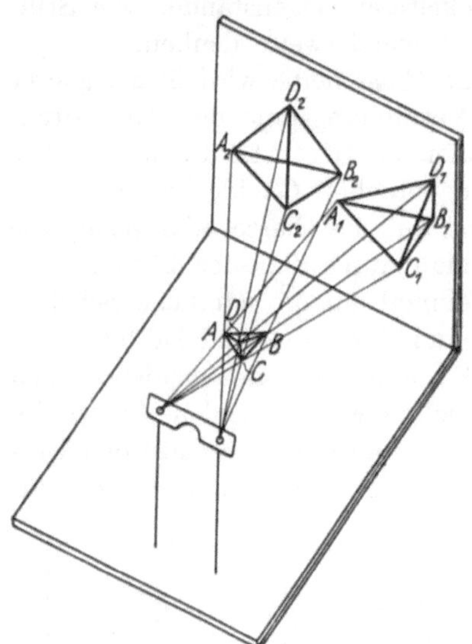

Abb. 25. Stereoskopische Schattenbilder.

denken, also rückwärts hinter den perspektivischen Zentren. Dies ist tatsächlich der Fall mit den Augen selber, wobei die Netzhäute als Bildebene auftreten, so wie bei photographischen Aufnahmen mit einer Stereokammer, wobei die Trockenplatte die Projektionsbilder aufnimmt. Hierbei hängt die Größe der Halbbilder außer von dem Objektabstand von der Entfernung der Trockenplatte hinter dem hinteren Knotenpunkt des Objektivs ab und ist dieser proportional, so daß sie sowohl kleiner als größer als der Gegenstand sein kann. Je näher ein Objektpunkt an den Objektiven oder Projektionszentren liegt, um so weiter fallen seine Projektionen auf der Bildebene (Trockenplatte) auseinander.

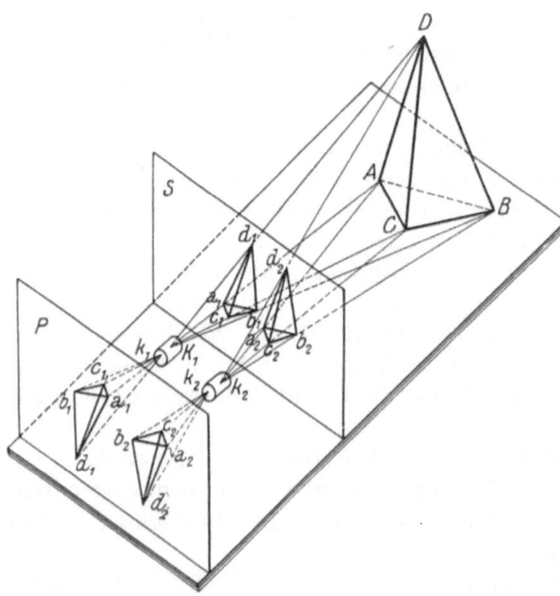

Abb. 26. Beziehung zwischen Stereonegativ und Stereobild.

Für etwaige Verwendung der Formeln (4), (5) und (6) sei bemerkt, daß bei diesem Projektionsvorgang F das entgegengesetzte Vorzeichen erhält, also negativ genommen wird.

Die Herstellung von Stereobildern auf photographischem Wege ist viel bequemer, genauer und vollkommener als durch Zeichnung.

Es werden dazu zwei perspektivisch verschiedene photographische Aufnahmen des betreffenden Gegenstandes gemacht aus zwei in geeignetem seitlichen Abstand (meist 65 mm) voneinander entfernten Punkten. Bei der Anfertigung der beiden positiven Abdrücke werden diese so nebeneinander aufgeklebt oder abgedruckt, daß das mit dem linken Objektiv aufgenommene Bild links kommt, und zwar im allgemeinen so, daß die zwei Abbildungen eines unendlich entfernten Objektpunktes gleich weit wie die perspektivischen Zentren voneinander liegen. Das so erhaltene Stereobild ist dann *vollkommen identisch* mit dem, das man nach dem in Abb. 23 dargestellten Verfahren erhalten würde, wenn derselbe Abstand der Bildebene *vor* den Zentren genommen wird, wie sie bei der pho-

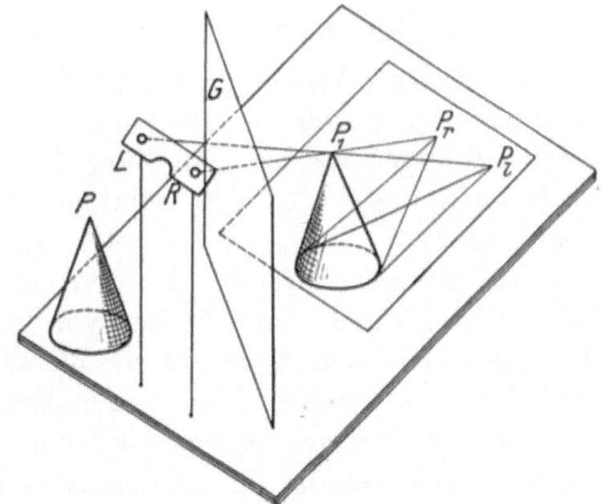

Abb. 27. Stereoprojektion auf eine horizontale Ebene.

tographischen Aufnahme *hinter* denselben stand. Abb. 26, in der K_1 und K_2 die beiden Knotenpunkte des Objektivs vorstellen, erläutert ohne weiteres diese einfache, für das Verständnis der praktischen Stereophotographie jedoch wichtige Tatsache.

Bisher haben wir die Projektionsebene immer senkrecht angenommen.

Prinzipiell kann man die Projektionsebene in jeder beliebigen Lage und an jedem beliebigen Ort denken, ja man braucht dazu nicht einmal *ebene* Flächen zu verwenden. Es können gegebenenfalls auch Flächen beliebiger Gestalt in Betracht kommen, wenn nur die also entstandenen Stereobilder bei der *Betrachtung* die nämliche Gestalt und die der Aufnahme entsprechende Lage bekommen.

Als Beispiel einer nichtsenkrechten Projektionsebene haben wir in Abb. 27 eine horizontale genommen, auf der ein senkrecht stehender Gegenstand (Kegel) mit Gipfel P ruhend gedacht ist.

Die Grundfläche fällt dann mit ihrer Projektion zusammen, indem der Gipfel P sich in P_1 und P_2 projiziert, also eine reine *Schatten*projektion, wie sie auch in der Röntgenstereoskopie vorkommt.

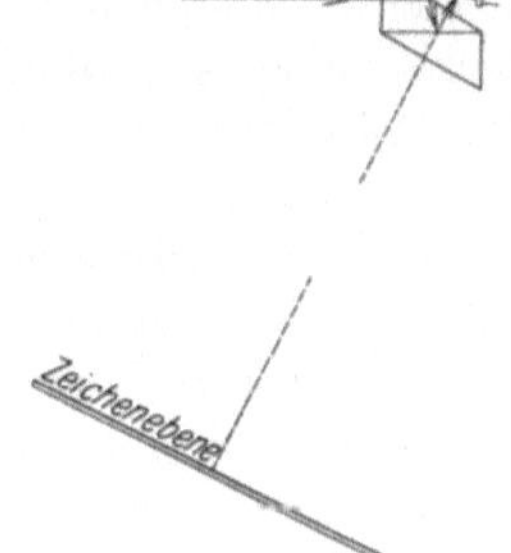

Abb. 28. Zeichenprisma nach VAN ALBADA.

Als gekrümmte Projektionsflächen können Filme dienen, welche ebenfalls bei den nachher zu besprechenden röntgenstereoskopischen Aufnahmen in Verwendung kommen können.

Für die Anfertigung von perspektivischen Zeichnungen von Gegenständen, Interieurs und Landschaften auf geneigte Projektionsebenen kann man oft mit Vorteil ein Zeichenprisma benutzen, das die vom Gegenstand herkommenden auf das Prisma fallenden Lichtstrahlen nach dem Auge reflektiert und zugleich die von der Projektionsebene nach dem Auge gehenden durchläßt. Auf der Netzhaut werden deshalb die Bilder des Gegenstandes und der Projektionsebene einander überlagern, so daß der Gegenstand scheinbar auf die Projektionsebene abgebildet ist. Abb. 28 zeigt solch ein Zeichenprisma, deren es eine Anzahl sehr verschiedener Formen gibt.

6. Das Röntgenstereobild (allgemein theoretisch).

Das Röntgenstereobild entsteht nach ganz ähnlichen perspektivischen Prinzipien, wie in Abb. 25 angegeben sind. Es werden von zwei seitlich getrennten Zentren Röntgenstrahlen geradlinig durch den abzubildenden Gegenstand hindurch nach einer für diese Strahlengattung empfindlichen Platte oder Film ausgestrahlt.

Diese Strahlen durchdringen den ganzen Raum in der Strahlungsrichtung. Sie werden nur mehr oder weniger von ihnen im Wege stehenden Gegenständen (dem abzubildenden Gegenstand, Blenden, Kassetten, Bromsilberplatte oder -film, Verstärkungsfolien) zurückgehalten, so daß sie die Platte oder den Film in mehr oder weniger abgeschwächtem Zustande erreichen.

Die Abschwächung der Röntgenstrahlen ist nicht nur mit der Absorption in den durchlaufenen Körpern, sondern auch mit der zweiten Potenz der durchlaufenen Strecke proportional. Je mehr die Strahlen abgeschwächt sind, um so weniger Bromsilber wird von ihnen zersetzt, so daß bei der Entwicklung die Platte keine gleichmäßig schwarze Oberfläche, sondern auch weniger schwarze oder fast klare Stellen aufweist. Die weniger schwarzen oder klaren Stellen bilden eine perspektivische Zeichnung von allen zwischen Strahlungszentrum und Platte durchlaufenen Durchlässigkeitsunterschieden, d. h. nicht von jeder *einzelnen* Durchlässigkeitsabweichung an sich, sondern von den in allen Strahlungsrichtungen befindlichen Dichtigkeits*summen*.

Sind die Dichtigkeitssummen gleich, obgleich diese aus ganz verschiedenen Elementen bestehen, so zeigen sich auf der Platte *keine* Intensitätsunterschiede. Es wäre also der Fall denkbar, daß bei der Aufnahme eines gar nicht homogenen Gegenstandes *doch* die in jeder Strahlungsrichtung befindlichen Dichtigkeitssummen einander gleich wären. Es würde dann nur ein gleichmäßig getönter Fleck ohne innere Zeichnung auf der Platte erscheinen. Man sehe z. B. den waagrechten Holzstab in Abb. 5.

Wird dieser Gegenstand von einem *anderen* Zentrum aus durchleuchtet, so werden *andere* Dichtigkeitssummen entstehen und das zweite Bild wird die Unterschiede in diesen Summen sichtbar machen (der senkrechte Holzstab in Abb. 5).

Schon aus diesem Grunde ist es empfehlenswert, wo möglich, mindestens zwei Aufnahmen jedes unbekannten Objektes zu machen.

Weil auf der Platte nur Dichtigkeitssummen abgebildet werden, wird, bei Durchleuchtung von nur *einem* Zentrum aus, im Bilde auch nichts von dem Ort der in jeder Strahlungsrichtung befindlichen Dichtigkeitselemente bemerkbar. So würden z. B. in Abb. 29 der Gegenstand A und die Gruppe B das nämliche Röntgenbild ergeben können, in dem *nichts* die Struktur der Gruppe B verriet. Erst eine zweite Aufnahme aus einem anderen Zentrum würde die Struktur sofort an den Tag bringen.

Bei einem Röntgenstereobilde von einem willkürlichen Gegenstand (Abb. 30), in dessen Innern sich z. B. ein Körper K von abweichender Dichtigkeit befindet, findet man an den Stellen *l* und *r* nicht nur die Schattenbilder dieses Gegenstandes, sondern in *l* den Schatten des ganzen Kegelschnittes *a b* und in *r* des ganzen Kegelschnittes *c d*.

Hierdurch entsteht die Möglichkeit, daß die Bilder *l* und *r* solche Abweichungen in Intensität und Form erhalten, daß der Gegenstand kaum erkennbar wird, was auch die stereoskopische Verschmelzung erschwert.

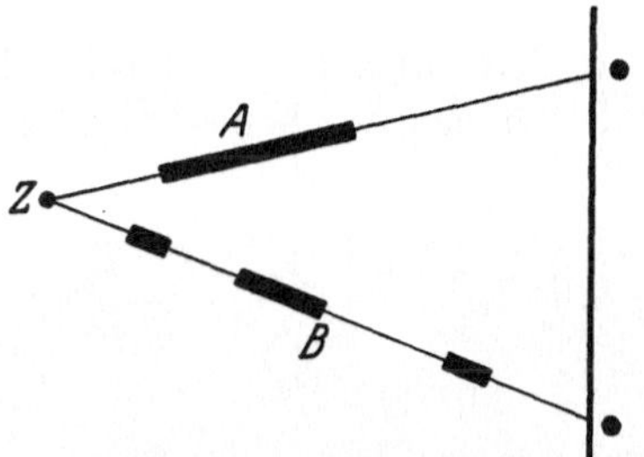
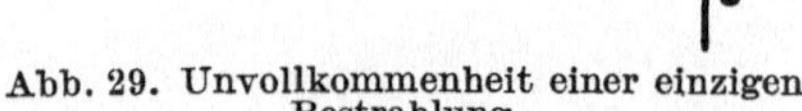

Abb. 29. Unvollkommenheit einer einzigen Bestrahlung.

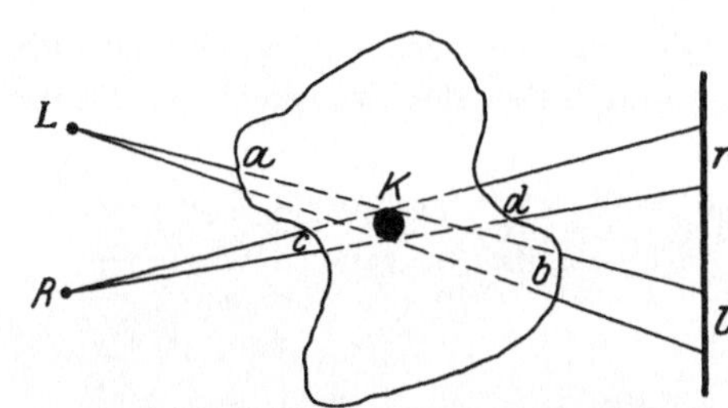

Abb. 30. Abbildung von Dichtigkeitssummen.

Unter günstigen Umständen, wenn sich scharf begrenzte, schwere Objekte im aufzunehmenden Körper befinden, z. B. metallene Kugeln in tierischen Körpern, können die Umrisse dieser Objekte auch bei Bestrahlungen in verschiedenen Richtungen scharf im Röntgenbilde erscheinen. Diese Umrisse stimmen mit denen des photographischen Bildes überein und lassen sich im allgemeinen auch gut stereoskopisch vereinigen.

Wenn Löcher beliebiger, nicht kugeliger Form in einem homogenen Körper vorkommen, macht es großen Unterschied, in welcher Richtung ein solcher Körper den Strahlungen ausgesetzt wird.

Hat man z. B. in einem zylindrischen Stab (Abb. 31) einen flachen Riß, und wird der Stab von einem Zentrum Z, dessen Strahlen die Rißfläche etwa senkrecht durchsetzen, durchleuchtet, so wird der Riß nicht oder kaum zum Vorschein kommen. Wird hingegen

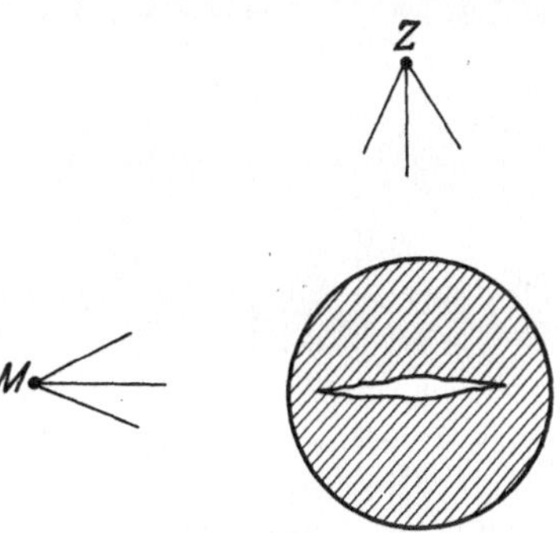

Abb. 31. Günstige und ungünstige Strahlungsrichtung.

von einem Punkte M in der Verlängerung der Rißfläche bestrahlt, so wird der Spalt sich deutlich abbilden.

So zeigt in ähnlicher Weise der eine Holzstab in Abb. 5, der mit seinen dichteren Jahresschichten in die Strahlungsrichtung gestellt war, diese Jahresschichten deutlich, wogegen sie beim anderen Stab, dessen Jahresschichten senkrecht auf der Strahlungsrichtung standen, unsichtbar blieben.

Wenn man versuchen wollte, mit *gewöhnlichem* Lichte eine einigermaßen ähnliche Abbildung wie ein Röntgenbild darzustellen, könnte man sich einen oder mehrere *durchscheinende* Gegenstände denken, welche sich von einem leuchtenden Hintergrund durch ihre Durchlässigkeitsunterschiede abheben. Eine photographische Aufnahme solcher durchscheinenden Gegenstände würde *ähnliche* Eigentümlichkeiten wie ein Röntgenbild zeigen, jedoch ihm nicht *ganz* ähnlich sein können, weil gewöhnliches Licht beim Durchgang durch einen durchscheinenden Körper auch reflektiert, *gebrochen* und *gebeugt* wird und dadurch eine andere Lichtverteilung auf die Platte ergeben würde als bei den Brechung und Beugung nicht unterworfenen Röntgenstrahlen.

Als lehrreiches Beispiel möge die in Abb. 32 gegebene Mikrostereophotographie eines Gewebes von Baumwollen- und Kunstseidenfäden, welche die Herren Prof. von Rohr und Köhler wohlwollend zur Verfügung stellten, dienen.

Obwohl die senkrechten Kunstseidenfäden sich tatsächlich abwechselnd über und unter den waagrechten Baumwollenfäden biegen, bemerkt man im

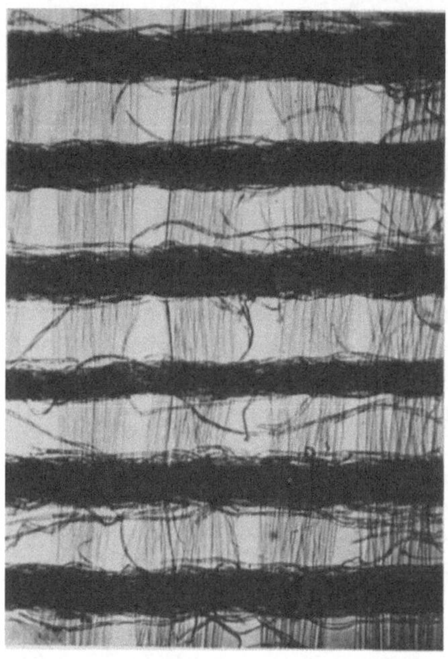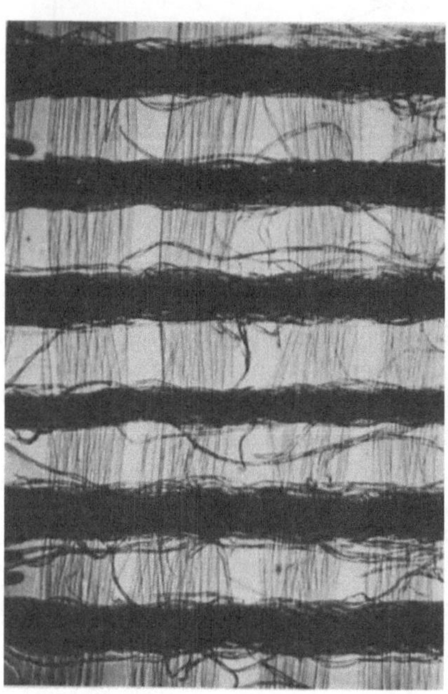

Abb. 32. Mikrostereophotographie eines Gewebes von durchsichtigen und undurchsichtigen Fäden.

Stereoskop davon nichts. Sowohl die starken Baumwollenfäden wie die sehr durchsichtigen Kunstseidenfäden scheinen geradlinig zu verlaufen.

Offenbar ist diese merkwürdige Erscheinung der großen Lichtdurchlässigkeit der Kunstseidenfasern zuzuschreiben.

Waren sie nur vereinzelt da, so würde man die Wölbungen im Stereoskop wohl richtig erkennen, wie eine zufällig am Rande eines Kunstseidenfadens verlaufende, *nicht* durchsichtige Faser deutlich zeigt.

Nun sie in einem Büschel zusammengedrängt sind, wirken sie *optisch* aufeinander ein, d. h. die oberen Fasern bilden im durchfallenden Lichte, die unteren nach den gewöhnlichen Gesetzen in den verschiedensten Umformungen und Entfernungen ab, ähnlich wie z. B. von zwei übereinanderliegenden, zylindrischen Glasstäben der obere den unteren zum Teil virtuell unter sich, zum Teil reell über sich (in beiden Richtungen bis ins Unendliche) abbildet, da eine der Brennflächen den unteren Glasstab schneidet.

Weil man hier mit zwei verschiedenen Aufnahmen aus zwei getrennten Punkten zu tun hat, kommen diese optischen Umformungen in den Einzelheiten der beiden Halbbilder so verschieden zum Vorschein, daß die stereoskopische Verschmelzung und deshalb auch die Lokalisation, d. h. die *direkte* Tiefenwahrnehmung, unsicher wird und der *indirekten*, welche nur geradlinige Formen aufweist, ganz unterliegt.

Eine richtige Lokalisation ist nur dann möglich, wenn nicht nur die Bilder bestimmter Objektpunkte in *beiden* Halbbildern deutlich erkennbar, sondern auch *direkte* Abbildungen und keine Abbildsbilder sind.

Hierbei tut sich auch noch der in Punkt 2 (S. 5) über das einäugige Sehen erwähnte Umstand vor, daß die sehr starken Baumwollenfäden auch unter den sehr durchsichtigen Kunstseidenfäden ganz sichtbar bleiben und letztere deshalb überall zu *überdecken* scheinen, ein Umstand, der die richtige stereoskopische Lokalisation sehr erschwert und, wie wir nachher sehen werden, auch bei der Verwendung von das Raumbild durchdringenden und trotzdem überall sichtbar bleibenden Meßfäden eine störende Wirkung ausübt.

Bei einem Röntgenstereobild sind oben erwähnte optische Wirkungen ausgeschlossen; hier wird die Reinheit der Bilder jedoch durch die Überlagerung aller in der Strahlungsrichtung befindlichen Durchlässigkeitswiderstände geschadet (Abb. 29 und 30).

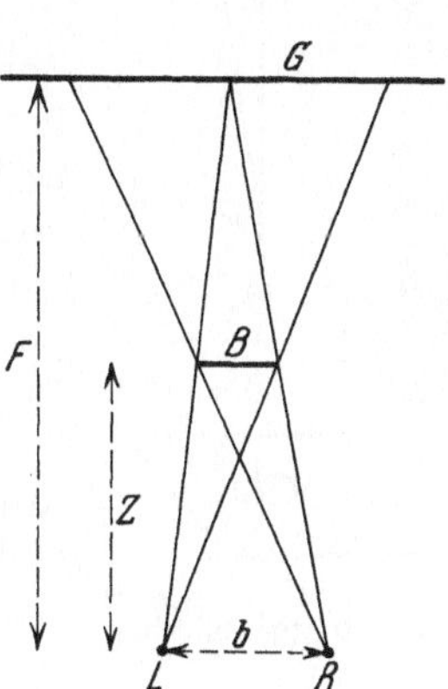

Abb. 33.
Bedingung für die Erhaltung getrennter Halbbilder.

Diese Eigentümlichkeiten verleihen dem Röntgenbilde einen ganz anderen Charakter als das photographische Bild. Bei letzterem werden nur Punkte der *Oberfläche* eines Körpers, und zwar des dem perspektivischen Zentrum zugekehrten Teils abgebildet. Diese abgebildeten Punkte lagern sich bei nichtdurchscheinenden Körpern im Bilde *neben*einander, bei scharfer Abbildung niemals übereinander.

Das photographische Bild nichtdurchscheinender Objekte zeigt nur die Oberfläche und nichts von der inneren Struktur des Körpers; das Röntgenbild zeigt nichts von der Oberfläche und nur die Unterschiede der Dichtigkeitssummen der inneren Struktur in der Strahlungsrichtung.

Bei einem photographischen Stereobilde werden im allgemeinen nahezu alle Oberflächenpunkte in jedem Halbbilde abgebildet, so daß sie bei der Betrachtung sich leicht räumlich verschmelzen, wogegen bei einem Röntgenstereobilde, wie wir schon sahen, mehrere Umstände die stereoskopische Verschmelzung erschweren oder sogar unmöglich machen können.

In einem gesonderten Abschnitte wird auf die hier nur kurz angedeuteten Schwierigkeiten der stereoskopischen Analyse von Röntgenstereobildern näher eingegangen.

Bei näherer Betrachtung von Abb. 25 ist sofort zu sehen, daß die Projektionsebene (oder Trockenplatte) ziemlich weit hinter dem Objekt angebracht werden muß, wenn man beide Halbbilder nebeneinander erhalten will, ohne daß sie sich teilweise überlagern.

Ist in Abb. 33 Z der Abstand des Körpers von den Projektionszentren L und R, *b* die Basis und B die Breite des Gegenstandes, so ist die Entfernung F, in der man die Projektionsfläche G stellen soll, um der Überlagerung der Halbbilder zuvorzukommen:

$$F = \frac{Z b}{b - B} \tag{7}$$

Hieraus erfolgt, daß einer Überlagerung der beiden Halbbilder nur dann vorzubeugen ist, wenn die Basis b größer ist als die Breite B des Objektes. Weil in der Röntgenstereoskopie in der Regel der Wert b gleich dem Augenabstand genommen wird, ist diese Art der Aufnahme sehr beschränkt, obgleich sie die Anfertigung von Momentröntgenstereobildern ermöglicht.

Als großer Nachteil einer derartigen Anordnung gilt nicht nur der, daß F stark wächst, je mehr B und b einander gleich werden, sondern auch, daß die *Bildschärfe* sehr bedeutend durch einen großen Abstand zwischen Objekt und Platte (F—Z) beeinträchtigt wird.

Dies ist von so überwiegender Bedeutung, daß man immer bestrebt ist, die Trockenplatte oder den Film möglichst *nahe* hinter den abzubildenden Körper zu bringen, und dabei ist eine Überlagerung der beiden Halbbilder unvermeidlich geworden. Weil sie deshalb nicht mehr auf *eine* Platte aufgenommen werden können, müssen die Röntgenstereohalbbilder in der Regel auf zwei gesonderte Platten *nach*einander gemacht werden.

Die Schärfe des Röntgenbildes ist nämlich in erster Linie abhängig von der Größe der Ausstrahlungsoberfläche und zweitens von dem Verhältnis der Abstände des betreffenden Körperteils zur Trockenplatte und zur Ausstrahlungsstelle. Ist A in Abb. 34 die Ausstrahlungsober-

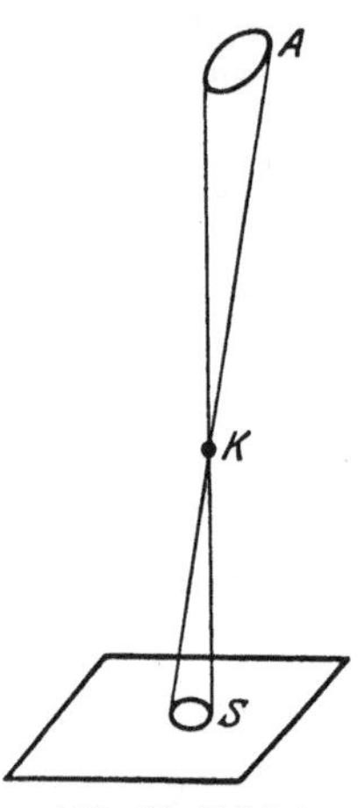

Abb. 34. Schärfe des Röntgenbildes.

fläche und K ein Objektpunkt, so ist sein Röntgenbild das Scheibchen S, ein Zerstreuungskreis, dessen Größe durch die Formel $S = \frac{SK}{AK} A$ gegeben ist.

Die Ausstrahlungsoberfläche wird also möglichst klein gemacht, und der abzubildende Körper auf die den Film oder die Platte deckende Kassette gelegt.

Man erhält also das normale Röntgenstereobild in der Form zweier gesonderter Halbbilder etwas größer als das Objekt selber.

Die Vergrößerung jedes Halbbildes ist wie bekannt keine für alle Teile des Objektes gleich große, sondern eine für alle Teile sehr verschiedene. Sie wird durch das Verhältnis der Abstände des Strahlungspunktes zur Bildebene und zu dem betreffenden Objektteil gegeben. Je näher dem Strahlungspunkt, um so stärker die Vergrößerung. Man könnte meinen, daß man durch eine zweite Aufnahme eines Körpers, wobei das Unterste zu oberst gekehrt ist, in der halben Summe der beiden verschiedenen Bildgrößen des gleichen Körperteils eine für *alle* Teile gleiche mittlere Vergrößerung erhalten würde. Eine solche Annahme wäre jedoch falsch, wie eine einfache hier nicht ausgeführte Untersuchung lehrt, obgleich sie annähernd für niedrige Körper mit geringer Tiefe und bei großem Abstand der Strahlungsquelle gelten kann.

In Abb. 35 ist die Größenänderung des Röntgenbildes eines Körpers $a b$ graphisch angegeben, wenn es von dem Film (links, Vergrößerung 1) nach dem Strahlungszentrum (rechts, Vergrößerung ∞) wandert.

Schließlich müssen wir noch die perspektivische *Zweideutigkeit* des Röntgenbildes hervorheben. Am besten kann man sich diese vorstellen, wenn man sich einen Körper denkt in der Mitte zwischen zwei unendlich oder sehr weit voneinander entfernten Antikathoden, wovon die eine den Körper von der Vorder-, die andere von der Rückseite bestrahlt. Es ist einleuchtend, daß beide Strahlungen auf der ihr gegenüberliegende Platte ein *gleiches* Bild ergeben, wenn man beide Bilder in der Aufnahmeanordnung von einer der Strahlungsquellen aus betrachtet; man kann jedoch auch sagen, daß das eine Bild das Spiegelbild des anderen sein würde, so, wie die Zeichnung eines Diapositivs das Spiegelbild seines Negativs ist. Das Röntgennegativ der linken Hand ist also bei oberflächlicher Betrachtung nicht von dem der rechten Hand zu unterscheiden.

Man kann deshalb mit *einem* Röntgenbilde den Körper nach Belieben von der Vorderseite als von der Rückseite gesehen vorstellen, was bei einem *photographischen* Bilde unmöglich wäre.

Wie wir im nächsten Abschnitt sehen werden, gilt diese Zweideutigkeit nicht nur bei einzelnen, sondern auch bei stereoskopischen Röntgenbildern, so daß man durch Verwechslung des rechten und linken Halbbildes nicht, wie bei einem photographischen Stereobilde, ein unnatürliches, pseudoskopisches Raumbild,

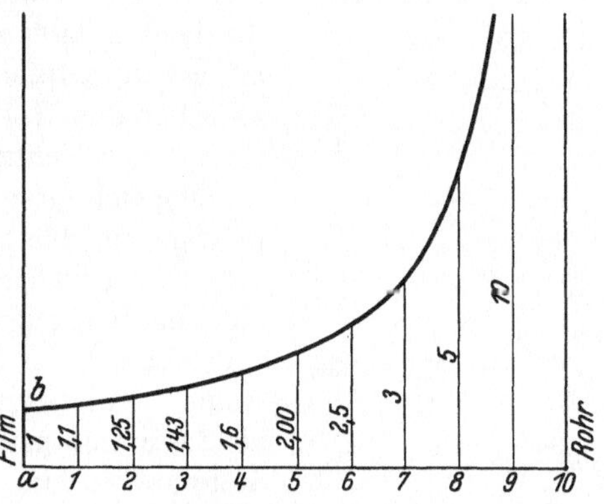

Abb. 35. Vergrößerung des Röntgenbildes.

sondern einen Durchblick durch den nämlichen Körper von der *Rückseite* her bekommt, so ähnlich, wie bei einem Stereobilde eines geometrischen Drahtkörpers, wenn man die beiden Halbbilder umtauscht.

Weil die Antikathoden jedoch immer in endlicher Entfernung verwendet werden, zeigt sich das rückseitige Raumbild nicht in telezentrischer oder entozentrischer, sondern in *hyperzentrischer* Perspektive, d. h. die weiter vom Beobachter liegenden Teile des Körpers erscheinen verhältnismäßig stärker vergrößert als die ihm näher liegenden (s. Abb. 48 und 50). Röntgenstereobilder kennzeichnen sich deshalb auch dadurch, daß, im Gegensatz zu photographischen Halbbildern, fast gar keine indirekten Faktoren die Tiefendeutung unterstützen und sie ihre stereoskopische Wirkung also fast ausschließlich der *direkten* Tiefenwahrnehmung verdanken.

7. Die Betrachtung von Stereobildern.

Um ein nach vorigen Angaben richtig hergestelltes photographisches Stereobild, das also aus zwei nebeneinander gestellten Halbbildern in der Gesamtbreite von höchstens 130 mm besteht, möglichst richtig zu betrachten, muß es in solcher Stellung und Entfernung vor den Augen gehalten werden, daß die Augendrehpunkte des Beschauers die Stellen der beiden perspektivischen Zentren, welche der Konstruktion des Stereobildes zugrunde lagen, einnehmen, wobei vorausgesetzt wird, daß der Abstand dieser perspektivischen Zentren voneinander mit dem der Augendrehpunkte des Beschauers übereinstimmt.

Obenerwähnte Bedingung wird in genügender Weise erfüllt, wenn das Stereobild gleich weit vor den Augendrehpunkten gehalten wird, wie die beiden perspektivischen Zentren bei der Herstellung des Bildes von der Bildebene entfernt waren.

Die Blicklinien werden zunächst parallel gestellt, als ob man durch das Stereobild hindurch nach einem weit entfernten Objekte sähe. Abgesehen von der Akkommodation werden in diesem Falle auf beiden Netzhäuten die nämlichen Bilder entstehen, welche der abgebildete wirkliche Gegenstand erzeugen würde, und so entsteht der Eindruck als sähe man den Gegenstand selber.

Eigentlich sieht man drei ähnliche Bilder nebeneinander, wovon nur das mittlere stereoskopisch, weil jedes Auge in der Tat zwei Halbbilder sieht, von denen die beiden inneren zu einem plastischen Bilde verschmelzen. Weil die beiden äußeren Halbbilder störend wirken können, ist es zu empfehlen, durch eine dunkle Scheidewand zwischen den Halbbildern und senkrecht auf ihrer Ebene sie für das nichtzugehörige Auge unsichtbar zu machen.

Obgleich diese Betrachtungsweise in der Tat die meist richtige ist, bleiben noch einige geringen Abweichungen von der normalen Betrachtung körperlicher Dinge übrig, auf die wir aufmerksam machen müssen. Zuerst sei bemerkt, daß, weil die vorderen Knotenpunkte der Augen dem Stereobilde ungefähr 10 mm näher stehen als die in den perspektivischen Zentren gestellten Augendrehpunkte, die „künstlichen" Netzhautbilder etwas größer sind als die „natürlichen" bei Betrachtung des Gegenstandes selber.

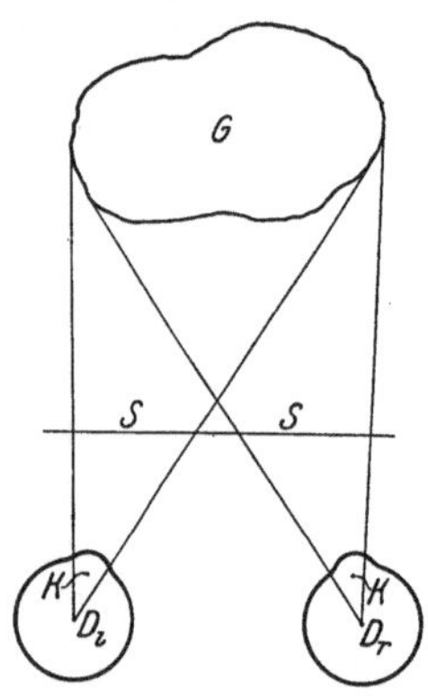

Abb. 36. Betrachtung
eines Stereobildes.

Ist in Abb. 36 G der wirkliche Gegenstand und $S_l S_r$ das richtig hergestellte und gehaltene Stereobild, aufgenommen mit den vorderen Objektivknotenpunkten genau in D_l und D_r, wohin nun die beiden Augendrehpunkte gebracht werden, so sieht das Auge also den Gegenstand selber unter einem im Verhältnis von $DG : KG$ größeren Winkel als das Objektiv.

Wird nun der Gegenstand durch das Stereobild $S_l S_r$ ersetzt, dann sieht das Auge die Teile des Bildes unter einem im Verhältnis von $DS : KS$ vergrößerten Maßstab. In beiden Fällen sind jedoch die *Winkel*, um welche man die Augen *drehen* muß, um die verschiedenen Punkte des Gegenstandes selber oder des Stereobildes zu fixieren, einander *gleich*, und darauf muß für die richtige Tiefenwahrnehmung größerer Wert gelegt werden als auf die Erhaltung der richtigen Netzhautbildgröße.

Bei der oben angegebenen Betrachtungsweise können die Stereobilder wohl nicht näher als in 25 cm Entfernung aufgenommen werden, was einer praktisch unmerklichen Vergrößerung von höchstens $4^0/_0$ entspricht.

Daß die Aufnahme- und Betrachtungsentfernung des Stereobildes nicht kürzer als 25 cm genommen werden kann, rührt, wie bekannt, daher, daß bei kürzeren Entfernungen im allgemeinen die Akkommodation von Personen mittleren Alters nicht ausreicht, um scharfe Netzhautbilder zu erzeugen.

So ist auch der Umstand, daß man mit parallelen oder nahezu parallelen Blicklinien für die kurze Entfernung des Stereobildes (25 cm) akkommodieren muß, ein Hindernis für viele Personen, diese Betrachtungsweise zu verwenden.

Beim gewöhnlichen beidäugigen Sehen gehört zu einer gewissen Entfernung des Fixationspunktes immer die nämliche Konvergenz der Blicklinien und die nämliche Akkommodation.

An diese enge Beziehung zwischen Konvergenz und Akkommodation ist man so gewöhnt, daß man ein Unabhängigmachen dieser beiden Funktionen voneinander nur mit einiger Mühe einüben kann.

Beim Betrachten eines Stereobildes besteht nur *eine* Akkommodation, namentlich für den kurzen Abstand dieses Bildes, indem die Konvergenz fortwährend hin und her schwankt von 0° bis z. B. 15°, je nachdem man in großer oder in kurzer Entfernung liegende Objektpunkte betrachtet. Beim normalen Sehen würde unter diesen Umständen die Akkommodation sich über eine Breite von 4 Dioptrien immer der zugehörigen Konvergenz anpassen, was nun nicht möglich ist.

Diese Schwierigkeit, welche man, wie gesagt, jedoch durch Übung leicht überwinden kann, sowie der Wunsch, Stereobilder auch in kürzerer Entfernung als 25 cm betrachten zu können, und Stereobilder, deren Halbbilder breiter als 65 mm sind, haben zu der Anwendung von gewissen Hilfsinstrumenten *(Stereoskopen)* geführt, welche die erwähnten Mängel mehr oder weniger aufheben und die erwünschten Möglichkeiten mehr oder weniger vollkommen darbieten.

Bevor wir die Einrichtung und Wirkung dieser Hilfsinstrumente näher betrachten, wollen wir jedoch noch eine Betrachtungsweise für Stereobilder mit

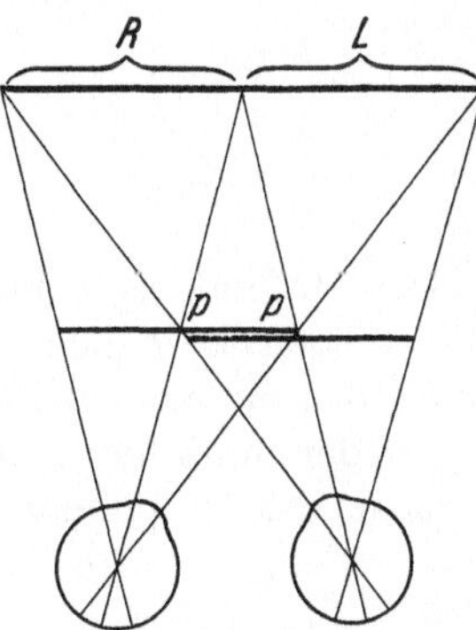

Abb. 37. Betrachtung von Röntgenbildern mit stark konvergierenden Blicklinien.

beliebig großen Halbbildern *ohne* besondere Hilfsmittel besprechen, weil gerade diese Betrachtungsweise, obgleich sie nach geometrisch unrichtigen Prinzipien ausgeführt wird, unseres Erachtens in der Röntgenstereoskopie die *einfachste* ist.

Sie besteht darin, daß nach Abb. 37 das linke Halbbild L rechts und neben das rechte Halbbild R gestellt wird. Die beiden Blicklinien überkreuzen einander in starker Konvergenz, so daß jedes Auge das ihm zugehörige Halbbild betrachtet und die beiden Halbbilder in der Kreuzungsstelle zu einem verkleinerten Raumbilde verschmelzen.

Auch hier nimmt man eigentlich drei Halbbilder wahr, wovon nur das mittlere stereoskopisch ist.

Diese Betrachtungsweise muß ebenfalls eingeübt werden, weil man im Gegensatz zu der oben erwähnten Methode *schwächer* akkommodieren soll als konvergieren. Wegen der starken Konvergenz, welche man jedoch durch eine passende Entfernung verringern kann, mag diese Methode anfangs etwas anstrengend sein, man gewöhnt sich daran bald so sehr, daß sie, ausgenommen vielleicht für Kurzsichtige, gar keine Schwierigkeiten mit sich bringt.

Die geometrische Unrichtigkeit dieser Betrachtungsweise besteht selbstverständlich darin, daß die absolute Konvergenz der Blicklinien viel stärker ist als die der Hauptstrahlen bei der Aufnahme. Deswegen zeigt sich das Raumbild auch sehr verkleinert und angenähert.

Die relativen Tiefenunterschiede werden jedoch mit der höchst erreichbaren Klarheit und Schärfe wahrgenommen, was in vielen Fällen genügend sein dürfte.

8. Stereoskope.

a) Spiegelstereoskope.

Zu den ersten und einfachsten Stereoskopen gehören die sog. *Spiegelstereoskope,* Instrumente also, welche nur mit Hilfe von Planspiegeln die Verschmelzung der beiden Halbbilder nach möglichst richtigen Prinzipien bewirken.

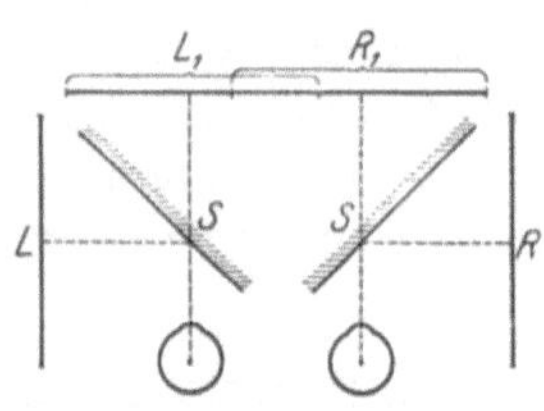
Abb. 38. Spiegelstereoskop nach WHEATSTONE (schematisch).

Das erste und prinzipiell vollkommen richtige Spiegelstereoskop wurde von WHEATSTONE zwischen 1832 und 1840 gebaut. Es ist in Abb. 38 schematisch angegeben und besteht aus zwei Planspiegeln S, welche die Hauptsehrichtungen unter einem Winkel von 45^0 schneiden. Von den Halbbildern L und R werden Spiegelbilder L_1 und R_1 erzeugt, welche in einer Ebene liegen und sich dort teilweise überlagern, wenn die Halbbildbreite größer ist als der Augendrehpunktsabstand.

Die Halbbilder L und R müssen so aufgestellt werden, daß für die im Unendlichen liegenden oder sehr weit entfernten Objektpunkte die beiden Blicklinien einander parallel sind, d. h. der Fernpunktsabstand der gespiegelten Halbbilder muß dem Drehpunktsabstand gleich sein, was sich durch Verschieben der Halbbilder L und R in ihrer Ebene leicht erreichen läßt. Es ist

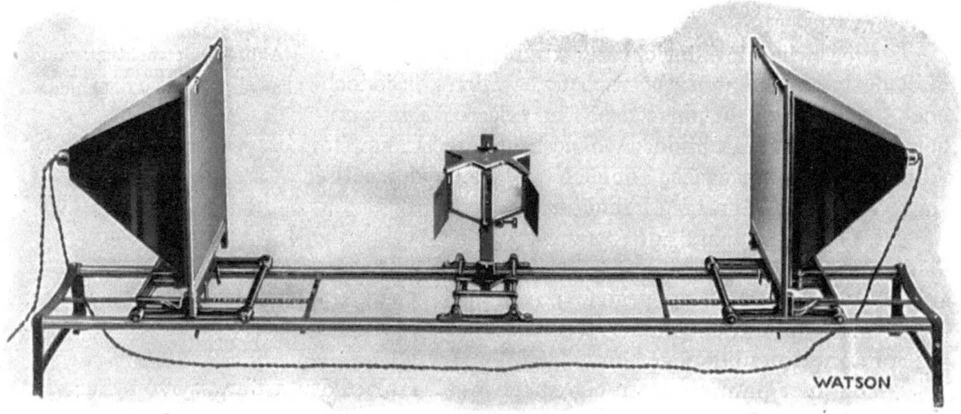

Abb. 39. WHEATSTONEsches Spiegelstereoskop für Röntgenbilder.

klar, daß nur *eine* Stellung der Halbbilder die *richtige* ist, und zwar diejenige, bei der der Abstand der Spiegelbilder von dem betreffenden Augendrehpunkt gleich groß ist der Entfernung des betreffenden perspektivischen Zentrums bei der Aufnahme von der Projektionsebene, wobei der Augendrehpunkt bei der Betrachtung sich auf die Ebene des Spiegelbildes in den nämlichen Punkt projizieren soll, wie das perspektivische Zentrum bei der Aufnahme. Obendrein sollen die senkrechten Projektionen der Verbindungslinie der perspektivischen Zentren und der Drehpunktslinie auf die beiden Halbbilder bzw. ihre Spiegelbilder zusammenfallen.

Erst dann kann von einer richtigen Aufstellung bei der Betrachtung geredet werden, obgleich geringe Abweichungen dieser Bedingungen in der Regel nicht bemerkt werden. Es müssen denn auch besondere Hilfsmittel, *Hilfsmarken* angewendet werden, damit eine streng richtige Aufstellung der Halbbilder bei der Betrachtung gewährleistet werden kann. Für etwaige Messungen im Raume ist nämlich eine streng richtige Aufstellung der Halbbilder und des Gerätes bei der Betrachtung unumgänglich. Die Anwendung dieser Hilfsmarken wird nachher bei der Behandlung der Messungstechnik näher betrachtet.

Ein nach dem WHEATSTONEschen Prinzip ausgeführtes Stereoskop für Röntgenbilder ist in Abb. 39 angegeben.

Als Planspiegel sollen eigentlich nur Spiegel mit *einer* spiegelnden Fläche in Verwendung kommen, da an der Rückseite versilberte Glasplatten bei

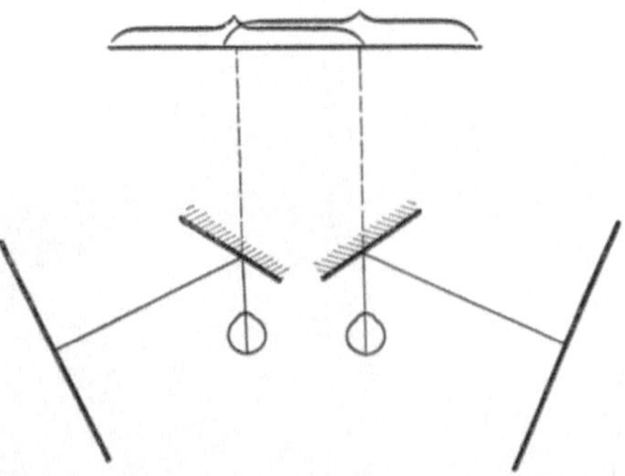

Abb. 40. Vermeidung von Doppelspiegelbildern.

sehr schrägem Einfall der Lichtstrahlen auch an der vorderen Glasfläche merklich spiegeln und also Doppelbilder entstehen lassen. Wo solche „Oberflächen"spiegel nicht verwendbar sind, und gewöhnliche, rückseitig versilberte Glasplatten verwendet werden, können doppelte Spiegelbilder vermieden werden durch Änderung des Standes der Spiegel und der Halbbilder nach

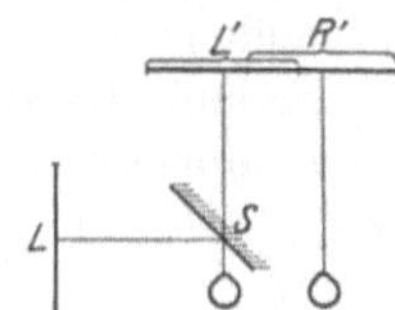

Abb. 41. Vereinfachtes Spiegelstereoskop.

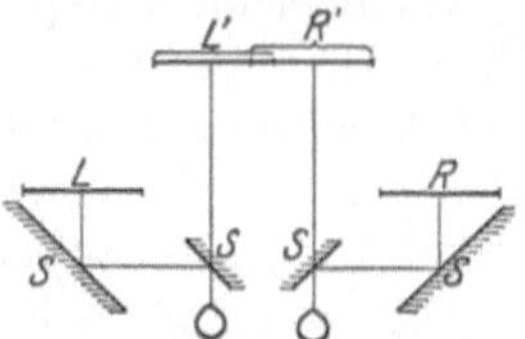

Abb. 42. Telestereoskop.

Abb. 40, wobei die reflektierten Strahlen weniger stark von der senkrechten Einfallsrichtung abweichen.

Das WHEATSTONEsche Spiegelstereoskop läßt sich nach Abb. 41 noch in dieser Weise vereinfachen, daß ein Halbbild unmittelbar, das andere mittels eines Spiegels angeschaut wird.

Es können sowohl Papierbilder als durchsichtige Bilder (Negative und Diapositive) in Betracht kommen. Durchsichtige Bilder verdienen immer den Vorzug, weil sie die Gradation der Schwärzung viel deutlicher als Papierbilder zeigen, so daß für die Röntgenstereoskopie fast ausschließlich Negative oder Diapositive verwendet werden.

Bei der Betrachtung durchsichtiger Bilder muß immer für eine gleichmäßige Durchleuchtung von hinten Sorge getragen werden, was in der Regel mittels elektrischer Glühlampen in einem von einer Milchglas- oder Emailglasplatte[1] abgeschlossenen Kasten erreicht wird.

---

[1] Emailglas oder Milch-plaqué ist viel lichtdurchlässiger und also mehr empfehlenswert als Milchglas, weil nur eine dünne Opalschicht einseitig auf die Glasplatte aufgetragen ist. Dennoch zerstreut es das Licht vollkommen. Erst bei sehr dünnen Schichten sieht man helle Lichtquellen hindurch, wie eine leuchtende Lampe im dicken Nebel.

Bei den bisher genannten Spiegelstereoskopen sind zwei solcher Kasten erforderlich. Einfacher erscheint deshalb ein einziger Kasten, bei dem die beiden Halbbilder nebeneinander in *einer* Ebene aufgestellt werden. Zur Betrachtung verwendet man dann ein sog. *Telestereoskop* nach Abb. 42 mit zwei Sätzen von parallelen Spiegeln.

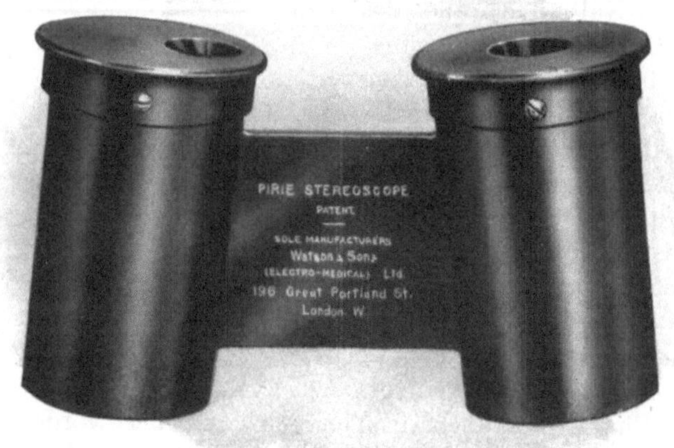

Abb. 43. Piriestereoskop zur Betrachtung von Röntgenstereobildern.

Hierdurch entsteht jedoch der Nachteil, besonders bei Verwendung von rückseitig versilberten Glasplatten, daß die Bildschärfe herabgesetzt werden kann. Man kann ihn aber im Sinne der Abb. 40 vermeiden.

Schließlich sei noch bemerkt, daß bei einmaliger Spiegelung die Halbbilder spiegelverkehrt, ohne oder bei doppelter Spiegelung seitenrichtig aufgestellt werden müssen, um ein seitenrichtiges Stereobild zu erhalten.

Es lassen sich außer den erwähnten noch viele andere Variationen in der Einrichtung der Spiegelstereoskope denken, wobei z. B. die Halbbilder übereinander oder auch in ganz willkürlicher Lage zueinander aufgestellt sind. Aber immer müssen die beiden Spiegelhalbbilder sich schließlich in der richtigen Stellung befinden.

Weil Spiegelstereoskope jedoch ziemlich große und umständliche Apparate sind, hat man nach Mitteln gesucht, um große Halbbilder mit kleineren Instrumenten stereoskopisch betrachten zu können.

Eins dieser Instrumente ist das sog. Piriestereoskop (Abb. 43), das aus zwei divergierenden Tuben besteht. Der eine Tubus ist hohl und enthält nichts, der zweite enthält ein doppelt reflektierendes Prisma, das den einfallenden Strahl um einen gewissen Winkel ablenkt (Abb. 44). Die beiden Halbbilder werden dadurch scheinbar übereinander gelagert und lassen sich leicht verschmelzen, sobald die Blicklinien eine parallele oder konvergierende Richtung erhalten.

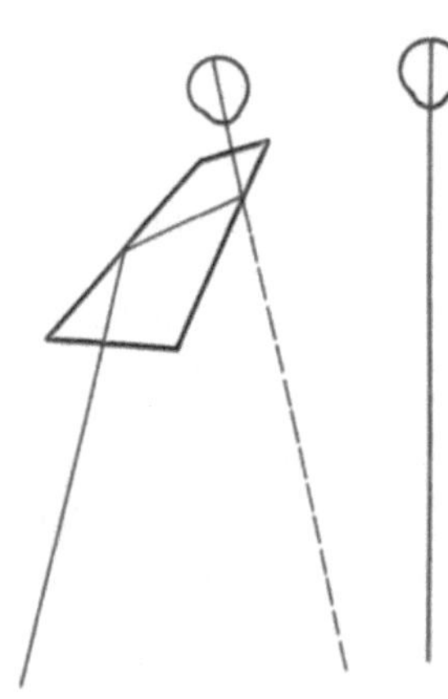

Abb. 44. Piriestereoskop schematisch.

Weil der Ablenkungswinkel eine unveränderliche Größe hat, hängt der Betrachtungsabstand von der Halbbildbreite ab und ist ihr proportional. Man soll also stets experimentell den geeigneten Betrachtungsabstand finden.

Diese Betrachtungsweise ist jedoch nicht einwandfrei. Durch die Ablenkung der Lichtstrahlen entsteht eine trapezartige Verzeichnung des abgelenkten Halbbildes, welche die Verschmelzung erschwert.

Sie kann zum Teil vermieden werden durch Aufstellung der beiden Halbbilder nicht in derselben, sondern in verschiedenen Ebenen, welche einen Winkel gleich dem Ablenkungswinkel miteinander bilden. Der Durchgang durch das Prisma ändert auch ein wenig den Betrachtungsabstand. Obgleich diese Fehler ziemlich gering-

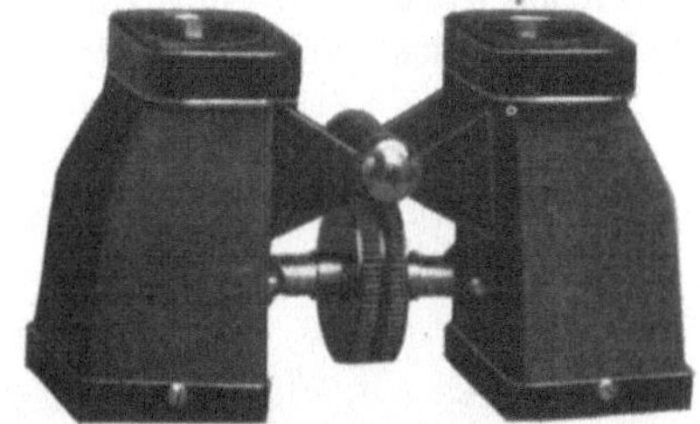

Abb. 45. Stereobinokel nach PLEIKART STUMPF.

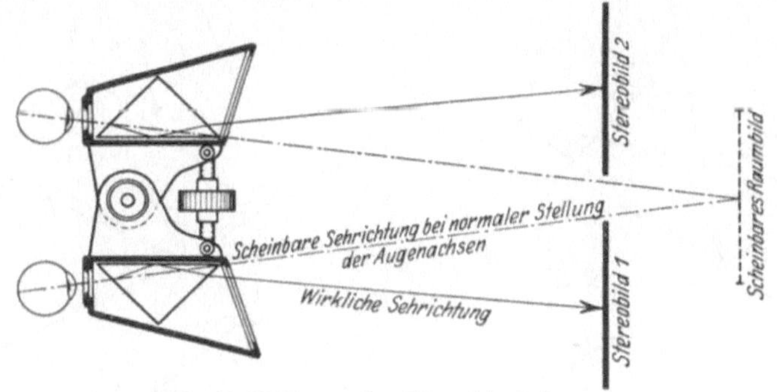

Abb. 46. Wirkung des Stereobinokels.

fügig sind und einfacher Betrachtung nicht im Wege stehen, machen sie dieses Instrument für die Ausführung orthostereoskopischer Messungen doch ungeeignet.

Ähnliches gilt für einen übrigens sehr zweckmäßigen Betrachtungsapparat, das von PLEIKART STUMPF zu diesem Zweck als Binokel (Abb. 45) gebaute Prismenspiegelpseudoskop nach WHEATSTONE.

Dieser Apparat (s. schematische Abb. 46) zeigt einmalig gespiegelte Bilder, so daß die zu betrachtenden, durchsichtigen Röntgenhalbbilder spiegelverkehrt aufgestellt werden müssen.

Während das Piriestereoskop nur einen bestimmten Ablenkungswinkel verwendet, ermöglicht das oben erwähnte Binokel eine Änderung des Winkels zwischen den spiegelnden Flächen, so daß die Zusammenbringung der beiden Halbbilder praktisch in jeder Entfernung und bei jeder Halbbild-

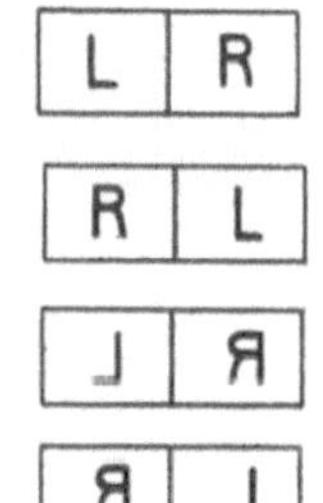

Abb. 47. Die vier verschiedenen Formen des Raumbildes.

breite erfolgen kann. Für beide Augen gilt auch der gleiche Betrachtungsabstand. Man soll jedoch eingedenk sein (was der betreffende Prospekt nicht zeigt), daß die in dieser Weise gespiegelt gesehenen Halbbilder nicht mehr in einer Ebene liegen, sondern einen ziemlich großen Winkel miteinander bilden, wodurch sie auch eine symmetrische trapezförmige Verzeichnung erleiden, welche

die Verschmelzung erschwert, oder, wenn sie aus allzu großer Nähe betrachtet
werden und die Bilder sehr breit sind, sogar unmöglich macht.

Es ist deshalb für einfache Betrachtung immer zu empfehlen, die beiden
Halbbilder dicht nebeneinander zu stellen.

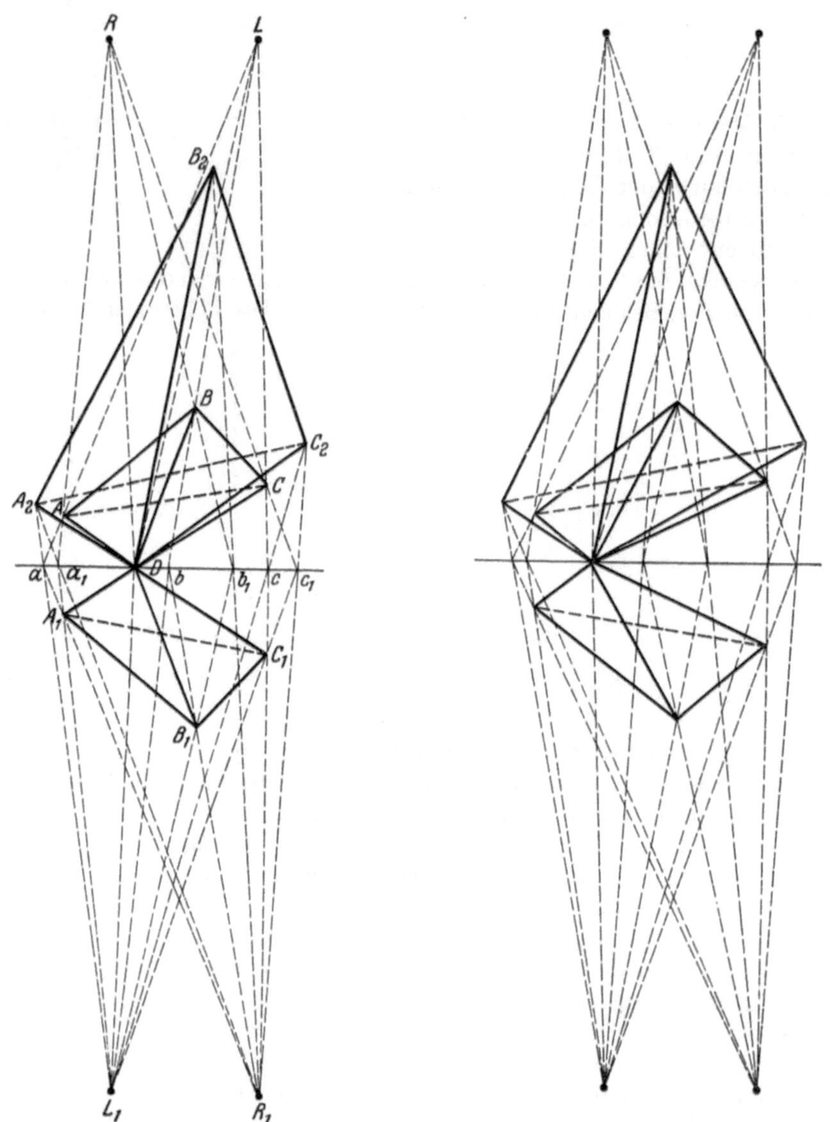

Abb. 48. Die beiden Raumbilder bei röntgenstereoskopischer Durchleuchtung. (Stereobild.)

Ein aus zwei gesonderten, durchsichtigen Halbbildern bestehendes Röntgenstereobild kann nun in 4 verschiedenen Formen der Plastik betrachtet werden,
wozu die Halbbilder in den in Abb. 47 angegebenen Weisen anzuordnen sind.

Bei richtiger Anordnung der Halbbilder im Telestereoskop gibt Schema 1
ein seiten- und tiefenrichtiges Raumbild, wie wenn sich die Augen des Beobachters am Ort der Strahlungszentren befänden.

Werden rechtes und linkes Halbbild vertauscht, wie Schema 2 zeigt, dann sieht man, insofern das Telestereoskop durch geeignete Drehung oder Parallelverschiebung der Spiegel so eingestellt wird, daß Divergenz der Blicklinien vermieden wird, ein seitenrichtiges, jedoch tiefenverkehrtes Raumbild, was man in der gewöhnlichen Stereoskopie ein pseudoskopisches Raumbild nennen würde.

Schema 3 entsteht durch Umkehrung des Schemas 2, d. h. es gibt einen Durchblick durch den Körper von der Plattenseite in der Richtung der Strahlungszentren. Dieses kann in bestimmten Fällen, z. B. zu Operationszwecken, zur besseren Orientierung vorteilhaft sein, weil man die wichtigsten Körperteile behufs möglichst scharfer Abbildung vorzugsweise nahe an die Platte bringt und das Röntgenraumbild am besten von derselben Seite betrachtet, welche dem Operateur zugewendet sein soll.

Schema 4 entsteht durch Umkehrung des Schemas 1, es würde also sein Spiegelbild zeigen.

Die bisher angegebenen Betrachtungsapparate beziehen sich auf photographische Halbbilder, negative oder positive.

Es gibt jedoch noch eine Möglichkeit, um auch die von zwei Antikathoden auf einen Baryumplatincyanürschirm geworfenen und dort fluorescierenden Röntgenbilder körperlich zu sehen, und zwar in folgender Weise.

Die beiden Antikathoden R und L (Abb. 48) werden schnell abwechselnd mit Wechselstrom beschickt, so daß z. B. jedes Rohr 50mal pro Sekunde leuchtet. Der Beobachter steht hinter dem Schirm und hält vor den Augen eine drehbare Blende, die auch mittels des nämlichen

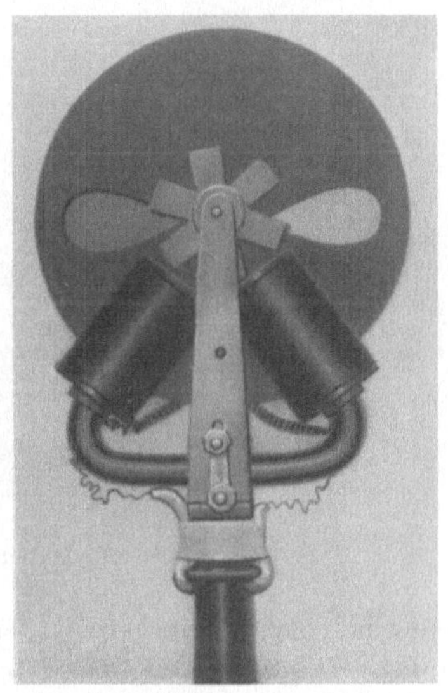

Abb. 49. Wechselblende nach VAN EBBENHORST TENGBERGEN.

Wechselstroms so vor den Augen gedreht wird, daß abwechselnd das rechte und linke Auge, synchron mit der intermittierenden Röntgenstrahlung abgeblendet wird. Abb. 49 zeigt eine solche drehbare Blende nach dem Entwurf des ersten Verfassers.

Man kann es nun so einrichten, daß das rechte Auge, in R_1 aufgestellt, immer nur das linke Halbbild $abcd$, das linke Auge in L_1 nur das rechte Halbbild $a_1 b_1 c_1 d_1$ zu sehen bekommt [1].

Der Beobachter nimmt dann einen Körper $A_1 B_1 C_1 D_1$ wahr, der zwar tiefenrichtig ist, jedoch das Spiegelbild des wirklichen Körpers $ABCD$ darstellt. Um ein vollkommen richtiges Raumbild des Objektes zu sehen, müßte man das Schirmbild deshalb in einem Spiegel wahrnehmen.

Kehrt man die Reihenfolge um, so daß das linke Auge L_1 nur $abcd$ sieht und das rechte R_1 nur $a_1 b_1 c_1 d_1$, so nimmt man jenseits des Schirmes einen vergrößerten, tiefenrichtigen, jedoch in hyperzentrischer Perspektive erscheinenden Körper $A_2 B_2 C_2 D_2$, wie von der Rückseite gesehen, wahr, der mit dem Schema 3

---

[1] Weil der Punkt D des Objektes *in* dem Durchleuchtungsschirm angenommen ist, fallen die Projektionen d, d_1, D_1 und D_2 mit dem Objektpunkt D zusammen.

von Abb. 47 übereinstimmt. Abb. 50 gibt eine deutliche Vorstellung einer hyperzentrischen Perspektive, welche auch entsteht, wenn man einen Körper durch eine Linse betrachtet, indem die Augen weiter als die Brennweite von der Linse entfernt sind [1].

Es bildet sich jedoch nur dann ein rückseitig durchblickbarer Körper ab, wenn die Lateraldistanz bb_1 des den Antikathoden am nächsten liegenden Objektpunktes B nicht größer ist als der Augendrehpunktsabstand des Beobachters. Ist die Lateraldistanz größer als der Drehpunktsabstand, so ist eine stereoskopische Verschmelzung nur möglich durch *Divergenz* der Blicklinien,

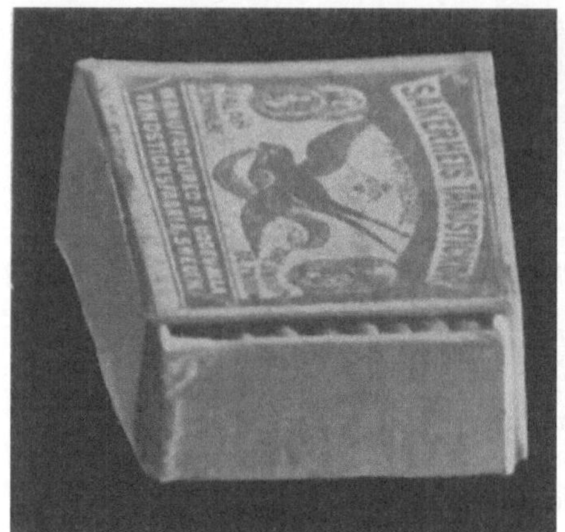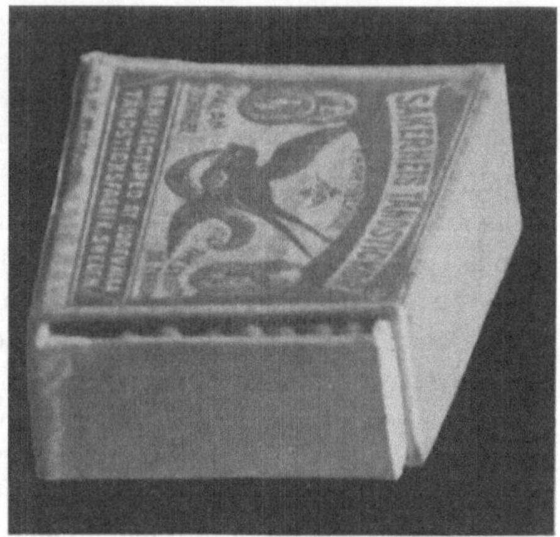

Abb. 50. Hyperzentrisches Raumbild (Stereobild).

und eine solche Divergenz ist, soweit möglich, jedoch nur in sehr beschränktem Maße verfügbar, weil man bei dem sehr lichtschwachen Bilde ungerne obendrein z. B. Stereobinokel benutzt. Ist bb_1 gleich L_1R_1, so wird B_2 schon im Unendlichen gesehen.

Ist die Aufnahmebasis $LR = 65$ mm, so muß die Entfernung der Antikathoden vom nächsten Objektpunkt *mehr* als die Höhe des Körpers über der Platte betragen, um die größte Lateraldistanz unter 65 mm zu halten.

b) Linsenstereoskope.

Wie gesagt, eignen sich die Spiegelstereoskope besonders für große Halbbilder, welche mindestens in 25 cm Abstand vom perspektivischen Zentrum aufgenommen sind, so daß sie ohne Brille oder Linsen in der Aufnahmeentfernung betrachtet werden können.

Wird der Aufnahmeabstand geringer, so muß der Mangel an Akkommodationsfähigkeit mittels Brillen oder Linsen ausgeglichen werden und es sind besondere Vorkehrungen nötig, damit die Linsen die raumtreue Abbildung nicht verderben oder beeinträchtigen.

Als allgemeinen Grundsatz soll man annehmen, daß für die Benutzung von Linsenstereoskopen die Halbbilder keine größere Breite als 65 mm haben

---

[1] Verwechselt man die Halbbilder von Abb. 50 oder betrachtet man sie mit gekreuzten Blicklinien (ohne Stereoskop), so sieht man ein typisches pseudoskopisches Raumbild, wobei die perspektivische Verzerrung verschwindet.

können, d. h. den mittleren Augendrehpunktsabstand, was auch, als Regel, der Abstand der perspektivischen Zentren bei der Aufnahme sein soll.

Das rührt wohl daher, daß man eine Linse nur dann richtig benutzt, wenn der Augendrehpunkt in der Linsenachse liegt. Die für Stereoskope in Betracht kommenden Linsen können doch nur einfach und billig und deshalb nicht so vollkommen korrigiert sein, wie es die Theorie für eine raumtreue Wiedergabe verlangt.

Um dieser dennoch möglichst nahe zu kommen, soll man die Linsen jedenfalls in der für sie günstigsten Stellung benutzen, d. h. mit dem Augendrehpunkt in der Linsenachse.

In Abb. 51 ist schematisch die Wirkung eines richtigen Linsenstereoskops angegeben, wobei einfachheitshalber angenommen ist, daß man über vollkommen korrigierte Linsen verfügt. Wir werden unten sehen, inwieweit es mit einfachen Mitteln gelungen ist, der Vollkommenheit möglichst nahe zu kommen.

Das photographisch hergestellte Stereobild ist in die Brennebene der beiden Linsen angebracht, deren Brennweite so gewählt ist, daß der Abstand von den Knotenpunkten K_1 oder K_2 gleich der Entfernung des Bildes vom hinteren Knotenpunkt des Aufnahmeobjektivs bei der direkten Aufnahme des Objektes ist.

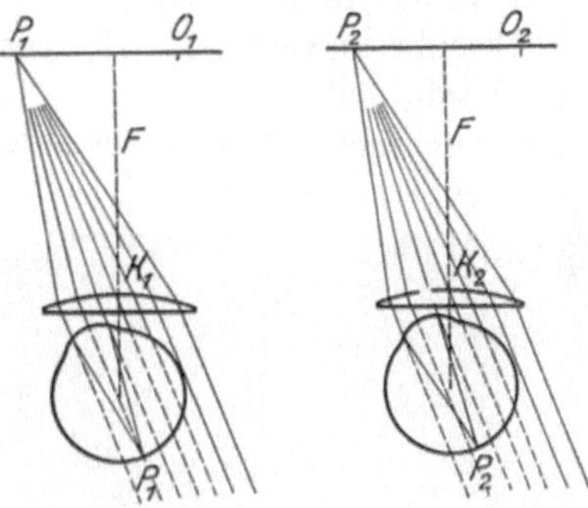

Abb. 51. Schema eines Linsenstereoskops.

Die Lage der Knotenpunkte K_1 und K_2 des Stereoskops in bezug auf das Stereobild soll also vollkommen mit der der perspektivischen Zentren bei der Aufnahme übereinstimmen. Die von einem beliebigen Punkte P_1 des Stereohalbbildes ausgehenden Lichtstrahlen werden bei einer idealen Linse nach dem Durchgang durch die Linse alle der Richtung $P_1 K_1$ parallel sein.

Ein hinter der Linse befindliches Auge wird also überall, wo nur von P_1 herkommende Teilbüschel ins Auge fallen, diesen Punkt im Unendlichen in derselben Richtung, also unabhängig von dem Ort des Auges, an einem festen Ort sehen. Man könnte deshalb Linse K_1 und Halbbild $P_1 O_1$ zusammen parallel zu sich verschieben, ohne daß das Auge eine Bewegung des Punktes P_1 wahrnehmen würde.

Umgekehrt kann sich das Auge hin und her nach vorne und ruckwärts bewegen, ohne den Punkt P_1 in anderer Stelle oder Richtung zu sehen. Hieraus ergibt sich der große Vorteil, daß ein richtiges und vollkommenes Linsenstereoskop von Beobachtern mit verschiedenen Drehpunktsabständen benutzt werden kann, ohne daß dadurch die Objektpunkte in verschiedenen Richtungen gesehen werden. Zwar ist die Akkommodation auch für naheliegende Objektpunkte ganz aufgehoben, aber weil sie für die Tiefenwahrnehmung keine Rolle spielt, wird dieses gar nicht als ein Nachteil empfunden.

Im Gegenteil, die Aufstellung des Stereobildes in der Brennebene erlaubt allen Emmetropen auch in hohem Alter, das Stereobild in seiner ganzen Ausdehnung ohne Brille scharf zu betrachten.

Das alles gilt jedoch nur für vollkommene Linsen. Die für Stereoskope in Betracht kommenden Linsen haben mehrere Fehler, mit welchen man rechnen muß. So ist die Brennebene nicht flach, sondern gekrümmt, und zwar mit der hohlen Seite der Linse zugekehrt. Es ist deshalb nötig, das flache Stereobild etwas näher an die Linse heranzurücken, damit es ganz innerhalb der Brennebene liegt (Abb. 52). Hierdurch wird für die Bildmitte zwar etwas

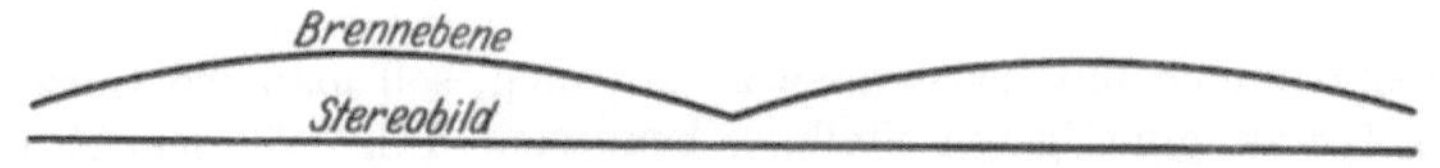

Abb. 52. Lage von Lupenbrennebene und Stereobild beim Linsenstereoskop.

stärker akkommodiert als für den Bildrand, aber praktische Mängel werden dadurch nicht empfunden.

Für winkeltreue Beobachtung muß jedenfalls darauf geachtet werden, daß die Achsenbrennweite der Stereoskoplinse etwas größer als der Aufnahmeabstand sein soll.

Ein wichtiger Fehler, der allen einfachen Linsen anhaftet und für den die stereoskopische Tiefenwahrnehmung sehr empfindlich ist, weil er die Lateraldistanz zwischen konjugierten Bildpunkten ändert, ist die *Verzeichnung*. Ein rechteckiges Quadratnetz zeigt sich durch solche Linsen immer kissenförmig verzerrt (Abb. 53).

Eine solche Verzeichnung ergibt selbstverständlich falsche Richtungen und eine falsche Lokalisation.

Noch schlimmer wirkt diese Verzeichnung bei *exzentrischer* Benutzung der Stereoskoplinsen, wie z. B. bei den viel verbreiteten und doch in jeder Hinsicht unrichtig gebauten BREWSTERschen oder amerikanischen Stereoskopen mit sog. prismatischen Linsen (Abb. 54).

Hierbei werden die beiden Richtungen, in denen die beiden konjugierten Bildpunkte eines Objektpunktes gesehen werden, durch ganz verschiedene,

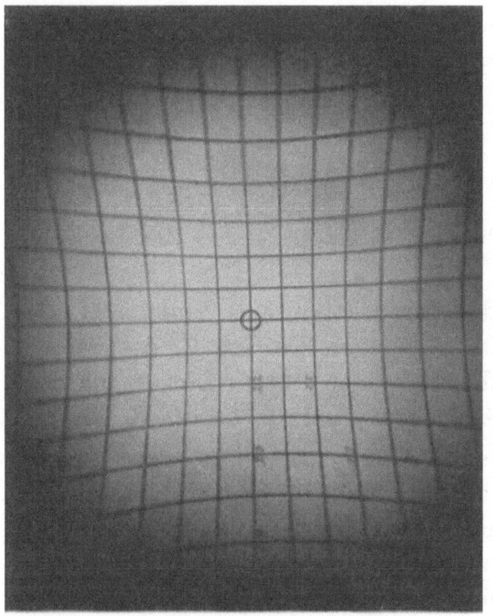

Abb. 53. Verzeichnung
durch eine achromatische Lupe.

oft entgegengesetzte Verzeichnungen gefälscht.

Das Ergebnis kann für den aufmerksamen Beobachter nichts anderes als eine störende Verunstaltung des Raumbildes sein.

Gerade, senkrechte Linien des Objektes z. B. werden dadurch in beiden Halbbildern *verschieden* gekrümmt erscheinen, so daß ihre stereoskopische Verschmelzung, soweit möglich, eine sonderbar gekrümmte Linie erzeugt. So müssen z. B. die in der schematischen Abb. 55 mit a_1b_1 und a_2b_2 angegebenen Linien, die obendrein noch in ganz ungleicher Größe erscheinen, stereoskopisch verschmelzen.

Diese Stereoskope können denn auch dadurch nur leidliche, wenn auch viel zu kleine Stereobilder zeigen, weil die Brennweite ihrer Linsen viel länger als die der Aufnahmeobjektive ist, so daß die Linsenwirkung nur auf einen kleinen, von der Wirklichkeit stark abweichenden Sehwinkel beschränkt bleibt.

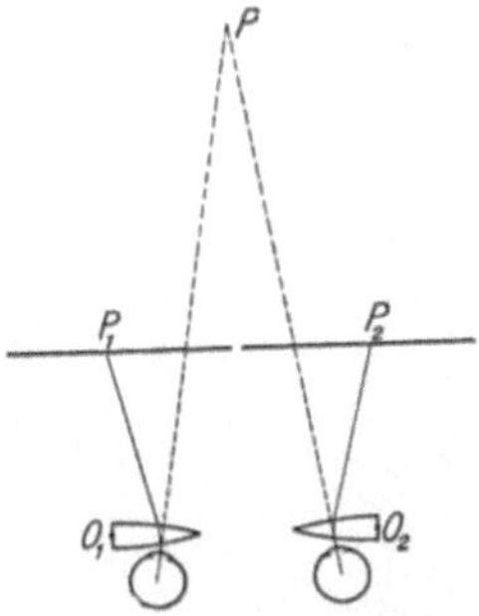

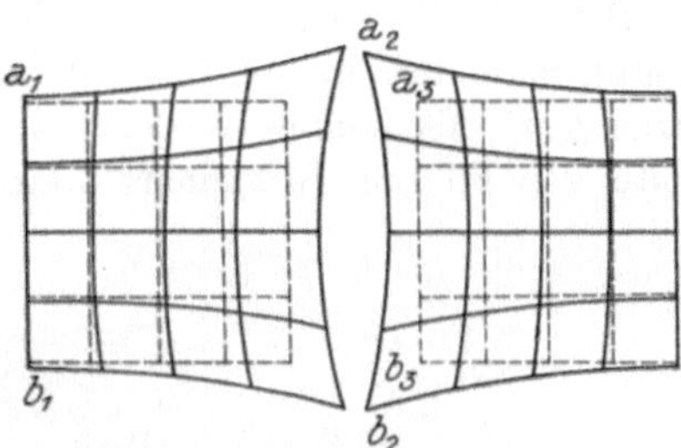

Abb. 54. Schema eines Prismenstereoskops.   Abb. 55. Verzeichnung in einem Prismenstereoskop.

Obgleich die zentrische Benutzung von achromatischen Linsen, wie sie in den besseren Linsenstereoskopen verwendet werden, schon eine wichtige Verbesserung bedeutet, so sind diese Linsen doch nicht verzerrungsfrei (Abb. 53).

Die ersten erfolgreichen Versuche, die Verzeichnung der Stereoskoplinsen mit einfachen Mitteln aufzuheben, rühren denn auch von M. VON ROHR her, der 1903 seine aus zwei Linsen verschiedener Glasarten bestehende *Verantlinse* mit den kurzen Brennweiten von 7 und 9 cm herausbrachte.

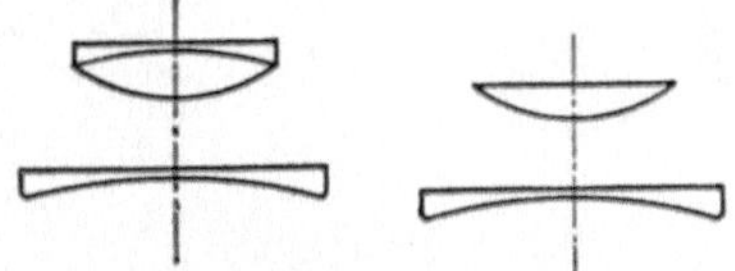

Abb. 56. Verzeichnungsfreie Weitwinkellupen nach VAN ALBADA.

Diese Linse ist nicht nur verzeichnungsfrei über ein Gesichtsfeld von 57°, sie erfüllt auch die GULLSTRANDsche Bedingung,

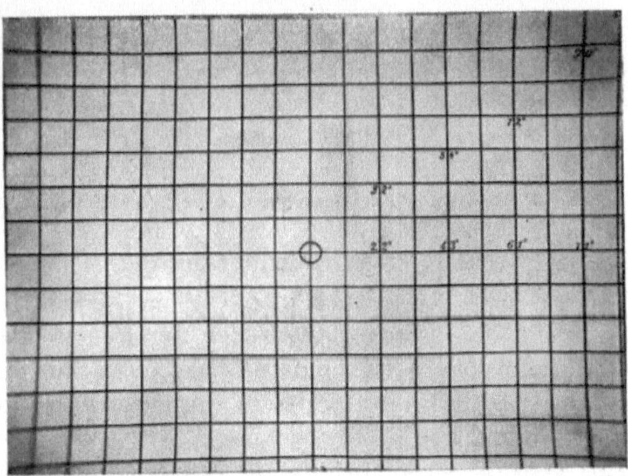

Abb. 57. Kreuzgitter gesehen durch eine Weitwinkellupe.

daß der Augendrehpunkt einen festen Ort in geeigneter Entfernung von der nächsten Glaswand auf der Linsenachse einnehmen kann.

Später wurden vom Zeißwerk Weitwinkellupen nach Angaben des zweiten Verfassers in den Brennweiten von 6, 7, 8 und 9 cm ausgeführt, welche aus zwei einfachen Linsen derselben Glassorte oder aus einer achromatischen und einer einfachen Linse bestehen und praktisch bis zu 80⁰ bzw. 90⁰ verzeichnungsfrei sind.

Abb. 56 zeigt diese Weitwinkellupen im Durchschnitt und Abb. 57 das Bild eines durch diese Lupen betrachteten rechtwinkligen Kreuzgitters.

Mit Hilfe dieser verzeichnungsfreien Weitwinkellupen ist es also möglich, sehr weite Sehfelder, in der Halbbildbreite von 65 mm ausgeführt, raumgetreu zu betrachten. Es können deshalb auch große Röntgenbilder auf eine Halbbildbreite von 65 mm verkleinert werden und mit Hilfe dieser Lupen in den

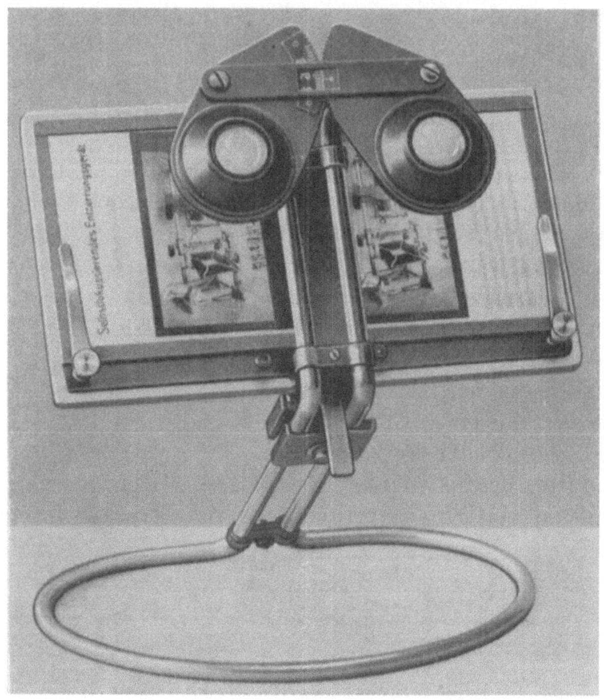

Abb. 58. Mit Weitwinkellupen versehenes Zeißstereoskop.

in gleichem Maßstab verkleinerten Aufnahmeabstand raumgetreu betrachtet werden.

Ebenfalls ist es möglich, diese Raumbilder durch eine nach bestimmten Daten angefertigte Raumskala oder wandernde Marke zu durchdringen und mit den Angaben dieser Skala und der Marken zu vergleichen, sie also der direkten Messung zugänglich zu machen.

Ein für diese Zwecke geeignetes, vom Zeißwerk ausgeführtes und mit Weitwinkellupen versehenes Stereoskop ist in Abb. 58 angegeben. Es ermöglicht nicht nur eine genaue Einstellung des Betrachtungsabstandes, sondern auch die der Lupen für den Augendrehpunktsabstand oder den Fernpunktsabstand der Halbbilder, indem Lupen verschiedener Brennweite auswechselbar sind.

9. Die Messungsverfahren.

Die Grundlage für alle Messungsverfahren findet man in den an Hand der Abb. 12 gebenen Formeln (1), (2) und (3) oder in ihren für die Röntgenstereoskopie zweckmäßigen Umänderungen.

Zum besseren Verständnis der bei der Messung vorkommenden Ausdrücke möge hier eine kurze Erklärung dieser Ausdrücke folgen.

Perspektivitätszentren (O_1 und O_2 in Abb. 59) sind die beiden optischen Mittelpunkte, Blendenzentren oder Mittelpunkte der kleinen Ausstrahlungsflächen bei der stereoskopischen Aufnahme.

Perspektivische Basis oder *Aufnahmebasis* ist die Verbindungslinie ($O_1 O_2$, in Abb. 59 auch mit B angegeben) der beiden Perspektivitätszentren.

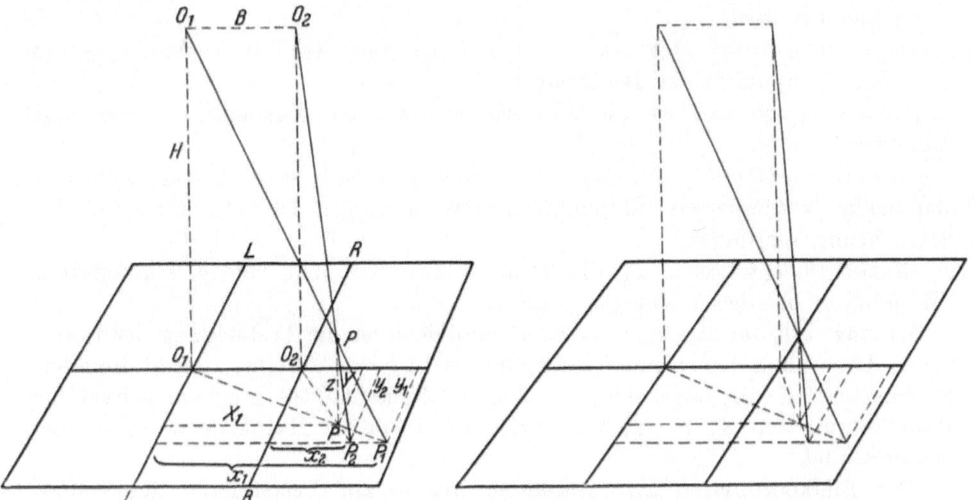

Abb. 59. Die Daten für die röntgenstereoskopischen Messungsverfahren (Stereobild).

Raumbildachse oder *Aufnahmeabstand* ist das aus dem Perspektivitätszentrum auf die Bildebene gefällte Lot ($O_1 o_1$ und $O_2 o_2$, in Abb. 59 auch mit H angegeben).

Achsenschnittpunkt oder *Bildmittelpunkt* ist der Fußpunkt des gefällten Lots (o_1 und o_2).

Horizontale oder *waagrechte Bildachse* ist die Schnittlinie der durch die beiden Raumbildachsen gedachten Ebene mit jedem der beiden Halbbilder ($o_1 o_2$).

Vertikale oder *senkrechte Bildachse* ist die Linie, welche in der Halbbildebene die horizontale Bildachse in den Achsenschnittpunkt senkrecht schneidet (LL und RR).

Aufnahmelateraldistanz oder *Aufnahmeparallaxe* ist die Entfernung zwischen den beiden konjugierten Bildpunkten eines beliebigen Objektpunktes (z. B. $P_1 P_2$).

Die *Bildkoordinaten* x_1 und y_1 bzw. x_2 und y_2 sind die aus dem Bildpunkt (P_1 bzw. P_2) auf die senkrechte und waagrechte Bildachse gefällten Lote (y_1 und y_2 sind einander immer gleich und können deshalb durch den einfachen Buchstaben y angegeben werden).

Die *Raumkoordinaten* X_1 (oder X_2), Y und Z bestimmen die Lage des betreffenden Objektpunktes im Raume. X_1, X_2 und Y werden in der Bildebene gemessen und sind zugleich die Bildkoordinaten der lotrechten Projektion p des Objektpunktes P auf die Bildebene. Die Projektion eines Objektpunktes auf die Bildebene ist also der Fußpunkt des von dem Punkte auf die Bildebene gefällten Lotes, die Projektion einer geraden Linie die Verbindung der Projektionen zweier ihrer Punkte, die Projektion einer Linie beliebiger Gestalt die Gesamtheit der Projektionen ihrer Punkte.

Die Raumkoordinate Z ist bei den Messungsverfahren mit Röntgenbildern das von dem betreffenden Objektpunkt auf die Bildebene gefällte Lot, d. h. sie ist nicht der nämliche Wert wie Z in den Formeln (1), (2) und (3), weil für die Messungen beim Röntgenverfahren die *Bildebene* und nicht die ihr parallele, durch die Perspektivitätszentren gelegte Ebene (wie in Abb. 12) als Koordinatenebene benutzt wird.

Betrachtungsbasis oder *Augendrehpunktsabstand* ist die Verbindungslinie der Augendrehpunkte des Beobachters.

Betrachtungsabstand ist die Entfernung zwischen Betrachtungsbasis und Bildebene.

Betrachtungslateraldistanz oder *Betrachtungsparallaxe* ist die Distanz zwischen den beiden konjugierten Bildpunkten eines beliebigen Objektpunktes bei der Betrachtungsanordnung.

Messungslateraldistanz ist die Distanz zwischen den beiden konjugierten Bildpunkten bei der Messungsanordnung.

Hauptzweck der Messung bei Röntgenbildern ist die Feststellung der räumlichen Lage eines beliebigen Objektpunktes in bezug zu einem der Halbbilder. Rechnerisch ist die Lage eines beliebigen Objektpunktes gegeben, sobald die Raumkoordinaten X, Y und Z in bezug zu einem der Halbbildern ziffermäßig bekannt sind.

Die Bildkoordinaten x_1, x_2 und y, welche zur Feststellung der Raumkoordinaten benötigt sind, können direkt in den Halbbildern gemessen werden, wenn bei der Aufnahme dafür Sorge getragen ist, daß die waagrechten und senkrechten Bildachsen auf jedem Halbbild sichtbar angegeben werden oder stets unmittelbar angebracht werden können. Wir müssen für dieses besondere Verfahren auf den Abschnitt über die röntgenstereoskopische Aufnahmetechnik verweisen und nehmen deshalb an, daß uns nicht nur Halbbilder mit Angabe der waagrechten und senkrechten Bildachsen zur Verfügung stehen, sondern auch die Aufnahmebasis B und die Raumbildachse H genau bekannt sind.

Um x_1, x_2 und y zu messen, braucht man nur Lote von den betreffenden Bildpunkten auf die sichtbaren Bildachsen zu fällen, wozu man sich rechtwinkliger Dreiecke mit Teilskala bedienen kann.

In erster Linie wollen wir die Raumkoordinate Z bestimmen, wobei wir annehmen, daß die Aufnahmebasis sowie der Aufnahmeabstand genau bekannt sind. Es ist selbstverständlich empfehlenswert, für letztgenannte Daten vorzugsweise stets die nämlichen Werte zu nehmen und, soweit es die Art des aufzunehmenden Objektes erlaubt, für die Aufnahmebasis an dem Wert 65 mm festzuhalten.

Der Aufnahmeabstand werde mit H und die Aufnahmebasis mit B bezeichnet. Die Größe der Raumkoordinate Z erfolgt dann nach folgender Formel:

$$Z = \frac{H(x_1 - x_2 - B)}{x_1 - x_2} \tag{7}$$

Der Wert $x_1 - x_2 - B$ ist die Aufnahmelateraldistanz oder Parallaxe P_1P_2. Diese Beziehung wird leicht aus der Abb. 59 gefunden und kann auch aus Formel (1) hergeleitet werden, wenn man darin Z durch H—Z ersetzt, F durch H und b durch B.

Auch hier können die Werte x_1, x_2 und y, sowie die Raumkoordinaten X_1, X_2 und Y ein negatives Vorzeichen bekommen und zwar werden x_1, x_2 und X_1 und X_2 *negativ*, wenn bei der Aufnahme O_1 mit dem linken, O_2 mit dem rechten Auge übereinstimmt und P_1 und P_2 *links* von bzw. LL und RR liegen; y und Y werden negativ (wie in Abb. 59), wenn P_1 und P_2 unterhalb der waagrechten Bildachse fallen.

Bei Röntgenaufnahmen bleiben H und B immer positiv und ebenso Z, weil der aufzunehmende Körper immer zwischen den Perspektivitätszentren und der Bildebene liegt.

Zunächst werden X_1, X_2 und Y durch nachfolgende Formeln (8), (9) und (10), welche aus der Abb. 59 herzuleiten sind, bestimmt.

Diese Abbildung zeigt doch unmittelbar, daß

$$x_1 : X_1 = H : (H—Z)$$

woraus $X_1 = \dfrac{(H-Z)\,x_1}{H}$ und schließlich

$$X_1 = \frac{B\,x_1}{x_1 - x_2} \tag{8}$$

$$X_2 = \frac{B\,x_2}{x_1 - x_2} \tag{9}$$

$$Y = \frac{B\,y}{x_1 - x_2} \tag{10}$$

Wir sind hierbei nämlich darin von dem Koordinatensystem der Abb. 12 abgewichen, daß wir als dritte Koordinatenebene jetzt nicht eine Ebene angenommen haben, welche die Aufnahmebasis senkrecht halbiert, sondern für jedes Halbbild eine Ebene, welche durch die Raumbildachse und die senkrechte Bildachse geht, also ein Raumkoordinatensystem für jedes Halbbild an sich.

Für Röntgenaufnahmen ist solches nämlich vorzuziehen, weil die Halbbilder in der Regel gesondert erhalten werden, und man die räumliche Lage der betreffenden Objektpunkte also auch bequem in bezug auf jedes Halbbild an sich angeben kann.

Das rein mathematische Messungsverfahren kommt also auf eine *Messung* der Bildkoordinaten heraus, aus denen die erwünschten Raumkoordinaten jedes beliebigen Objektpunktes durch *Rechnung* gefunden werden, ein so umständliches Verfahren, daß man immer bestrebt gewesen ist, dieses möglichst zu vereinfachen.

Eine Vereinfachung der Rechnung wird schon erreicht, indem man, wie wir schon empfahlen, für H und B möglichst konstante oder nur einige wenige bestimmte Werte wählt.

Man kann dann Tabellen rechnerisch vorher zusammenstellen, z. B. von dem Wert $\dfrac{B}{x_1 - x_2}$ für verschiedene Werte von B, x_1 und x_2.

Es ist nicht immer leicht, die beiden zu einem Objektpunkt gehörigen Bildpunkte aufzufinden. Man kann das erleichtern, indem man daran denkt, daß diese Bildpunkte immer ein gleiches y haben, d. h. immer gleich weit von der waagrechten Bildachse entfernt sind.

Legt man die beiden Halbbilder so nebeneinander, daß die beiden waagrechten Bildachsen einander verlängern, so liegen die beiden konjugierten Bildpunkte immer auf einer der waagrechten Bildachse parallelen Linie.

Wichtige Bildpunkte kann man durch Nadelstiche deutlicher hervorheben.

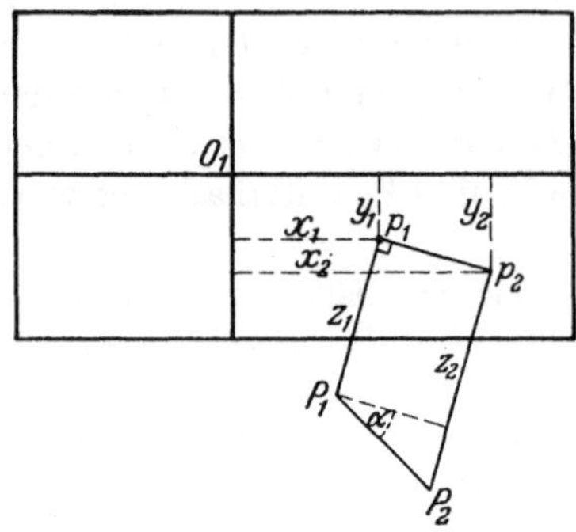

Abb. 60. Bestimmung
von Größe und Lage einer Linie im Raume.

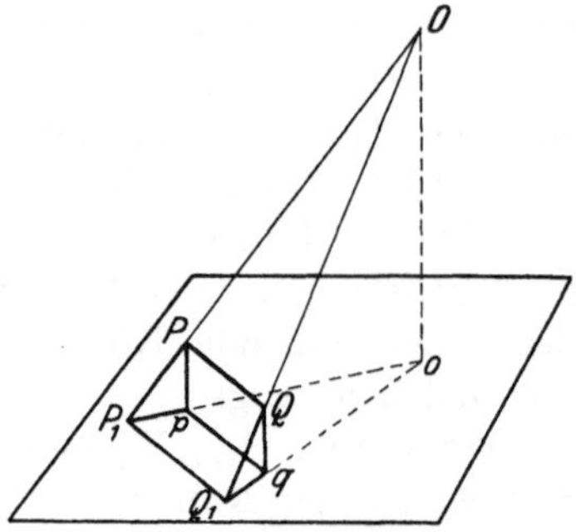

Abb. 61. Bestimmung
des Achsenschnittpunktes o.

Wenn man die Raumkoordinaten X_1, Y_1, Z_1 und X_2, Y_2, Z_2 zweier beliebiger Punkte P_1 und P_2 im Raume in bezug auf eines der Halbbilder gefunden hat, läßt sich ihr wirklicher, geradliniger Abstand $P_1 P_2$ durch die Formel

$$P_1 P_2 = \sqrt{(X_1 - X_2)^2 + (Y_1 - Y_2)^2 + (Z_1 - Z_2)^2}$$

rechnerisch bestimmen.

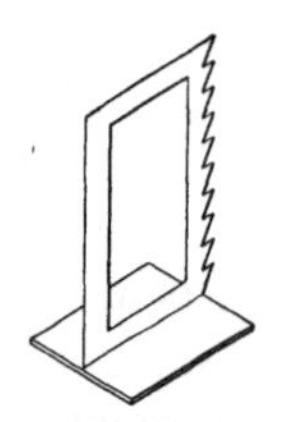

Abb. 62. Senkrechtes
Metallplättchen nach
WERTHEIM SALOMONSON.

Diese Verbindungslinie zweier Punkte im Raume, sowie der Winkel, welchen sie mit der Bildebene bildet, läßt sich auch durch eine einfache Konstruktion bestimmen. Auf einem Blatt Papier werden mittels der Raumkoordinaten X_1, Y_1 und X_2, Y_2 die Projektionen p_1 und p_2 in ein rechtwinkliges Koordinatensystem eingezeichnet (Abb. 60). Es werden in der Zeichenebene zwei Senkrechte $p_1 P_1$ und $p_2 P_2$ auf $p_1 p_2$ von der Länge Z_1 bzw. Z_2 errichtet, so daß die Verbindungslinie $P_1 P_2$ die auf die Bildebene projizierte Linie und $\sphericalangle\ a$ den Winkel, den die Linie mit der Bildebene bildet, darstellen.

Eine derartige Konstruktion kann z. B. nützlich sein bei der Feststellung der Lage einer Kugel oder eines anderen Fremdkörpers in bezug auf absichtlich angebrachte Metallmarken.

Umständliche Rechnungen und Konstruktionen sind jedoch wenig beliebt, so daß man immer bestrebt war, sie möglichst zu umgehen.

Es wurden dazu schon zahlreiche Hilfsmittel vorgeschlagen, die wir nicht alle hier erwähnen können, weil fast allen praktische und theoretische Unvollkommenheiten anhaften. Zum Teil gehört dazu das Mitabbilden von Meßgittern verschiedener Formen mit dem Objekt.

Einer der ersten, der dieses Mittel vorschlug, war WERTHEIM SALOMONSON, der ein rechteckiges Metallrähmchen $PQpq$ (Abb. 61) mit aufnahm. Nachher ersetzte er dieses Rähmchen durch ein in Zentimeter eingeteiltes Metallplättchen (Abb. 62).

Abgesehen von der Frage, inwiefern das Hilfsmittel zur Ausmessung das Bild an sich zu sehr stören oder die Plattengröße seine Verwendung erlauben würde, dürfte ein noch vollständigeres Hilfsmittel dieser Art eine Metalldrahtbrücke von der in Abb. 63 gegebenen Gestalt sein, die über den aufzunehmenden Körper gestellt wird. Man sollte mehrere solcher Brücken verschiedener Größe zur Verfügung haben, damit immer eine gewählt werden

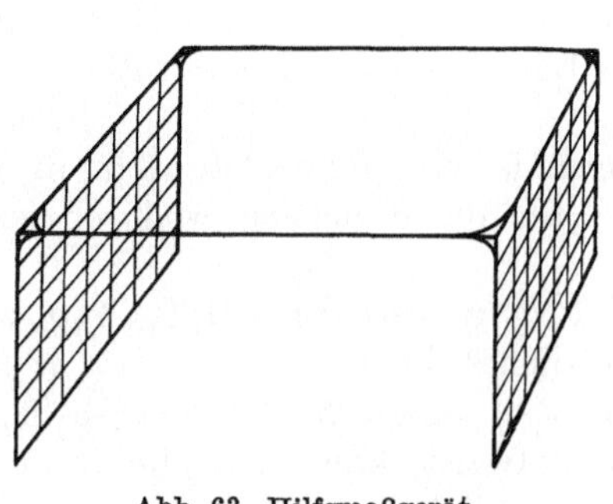

Abb. 63. Hilfsmeßgerät
für Röntgenstereoaufnahmen.

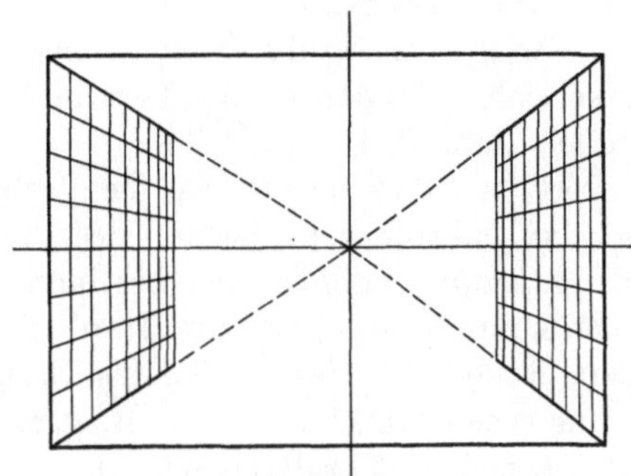

Abb. 64. Röntgenbild
des Hilfsmeßgerätes in Abb. 63.

kann, die den aufzunehmenden Körper möglichst eng umschließt, ohne ihn oder die Brücke zu verzerren.

Die zwei einander gegenüberliegenden Seitenwände seien durch Quadratgitter in Zentimetermaschen eingeteilt. Das Röntgenbild solcher Brücken hat ungefähr die in Abb. 64 gegebene Form.

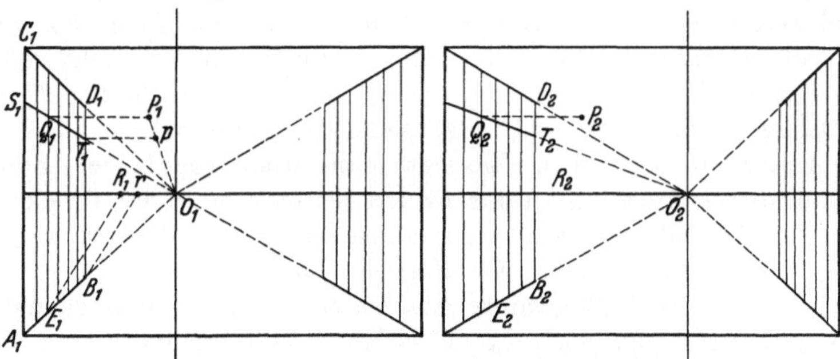

Abb. 65. Messung mittels eines Hilfsmeßgerätes.

Hat man zwei solche aus zwei verschiedenen, perspektivischen Zentren gemachte Aufnahmen zur Verfügung, so kann die Lage im Raume eines Objektpunktes ausschließlich durch Messung sehr annähernd gefunden werden, *auch wenn die Größe der Aufnahmebasis, sowie der Aufnahmeabstand unbekannt sind.*

Man befestigt beide Aufnahmen nebeneinander auf einer durchleuchtbaren Milch- oder Emailglasplatte so, daß die horizontalen Bildachsen einander verlängern (Abb. 65), und nimmt die Messungslateraldistanz $P_1 P_2$ eines zu bestimmenden Punktes zwischen die Spitzen einer geeignet angefertigten Schublehre.

Nun sucht man, welche zwei horizontalen gleich hoch gelegenen Drahtlinien die gleiche oder nahezu gleiche Messungslateraldistanz haben, z. B. Q_1

und Q_2, und weiß dann unmittelbar, wie hoch der Punkt P sich über die Bildebene erhebt.

Hiermit ist die Raumkoordinate Z bekannt, und man hat das zweite Bild
nicht mehr nötig.

Nun legt man ein Lineal durch den Punkt P_1 parallel der waagrechten Bildachse und findet den Schnittpunkt Q_1 mit der betreffenden gleich hoch liegenden,
horizontalen Drahtlinie. Man folge dann der vorhandenen oder gedachten
Linie SQ_1T_1, welche durch den Achsenschnittpunkt o_1 geht, bis zur Bildebene,
merke sich dort den Punkt T_1 und lege das Lineal der waagrechten Bildachse
parallel durch T_1.

Dort, wo das Lineal nun die Verbindungslinie P_1o_1 schneidet, d. h. in p,
liegt die senkrechte Projektion des Punktes P auf die Bildebene, wodurch sein
Ort im Raume vollkommen bestimmt ist.

Es kommt also nur darauf an, die Linie P_1o_1 im Verhältnis $Q_1T_1 : T_1o_1$ zu
teilen, wozu auch das Verhältnis $E_1B_1 : B_1o_1$ dienen kann.

Für einen Punkt R, der z. B. gerade über der waagrechten Bildachse liegt
und die gleiche Parallaxe wie die Linie QE aufweist, kann man die Projektion r mittels des letztgenannten Verhältnisses bestimmen.

Die Größe der Aufnahmebasis ist gleich der Differenz zwischen dem Meß-
abstand o_1o_2 und der Meßparallaxe T_1T_2 eines in der Bildebene liegenden
Objektpunktes T.

An der Hand der Abb. 59 ist nötigenfalls auch die Höhe der Ausstrahlungs-
oder Perspektivitätszentren über der Bildebene leicht aus den Daten der
Abb. 65 herzuleiten.

Insofern die Koordinaten der Objektpunkte nicht genau eine ganze Zahl
Zentimeter betragen, soll selbstverständlich durch Schätzung der genauere
Wert interpoliert werden. Wenn der Achsenschnittpunkt o_1 nicht selbsttätig
angegeben sein dürfte, so findet man diesen Punkt sofort durch den Schnittpunkt z. B. der Linien A_1B_1 und C_1D_1 (siehe auch Abb. 61).

Wie aus Abb. 65 ersichtlich, braucht man, wenn die beiden Bildachsen
bekannt sind, die senkrechten Drähte in den Seitenwänden der Brücke eigentlich nicht. Um das Bild möglichst zu schonen, können sie deshalb weggelassen
werden. Ja man braucht nicht einmal eine Brücke, weil, wie Abb. 65 zeigt,
eigentlich nur eine der Seitenwände mit horizontalen Drähten genügt. Und
wenn auch diese das Bild noch zu viel stört, so könnte man sogar die eine
Seitenwand noch durch zwei in Zentimeter eingeteilte, senkrechte Stäbchen AB
und CD ersetzen (Abb. 66), wodurch man wieder zu den *Wertheim-Salomonson*-
schen Metallplättchen zurückgekehrt ist.

Die Seitenwand oder die durch die beiden Stäbchen gedachte Ebene soll
senkrecht auf der Bildebene und der waagrechten Bildachse stehen. In den
meisten Fällen wird jedoch eine lange Seitenwand mit horizontalen Drähten
angewandt werden können. Wenn die waagrechte und die senkrechte Bildachse
von selbst bei der Aufnahme auf der Platte erscheinen, können die Drähte
so lang gewählt werden, daß die senkrechten Stäbchen AB und CD außerhalb
der Platte fallen (Abb. 67).

Stehen die Füße der Drahtbrücke nicht unmittelbar auf der Bildebene,
so soll man vorher ein für allemal den Abstand dieser Füße von der Bildebene
ermitteln und bei der Bestimmung des Punktes T_1 (Abb. 65) sowie der

Koordinate Z in Betracht ziehen. Die Schnittpunkte dieser nach unten verlängert gedachten senkrechten Füße oder Stäbchen mit der Bildebene können übrigens leicht gefunden werden aus der Überlegung, daß sie in der Bildebene gleich weit voneinander liegen als der Abstand der Stäbchen (d. h. ihrer Achsen) voneinander beträgt.

Man braucht nur die Schattenlinien der Stäbchenachsen ein wenig in der Richtung des Achsenschnittpunktes zu verlängern, bis eine parallel mit der Verbindungslinie der Füße gezogene Gerade, zwischen den verlängerten Schattenlinien, genau gleich dem wirklichen Abstand der Stäbchenachsen ist (Abb. 70).

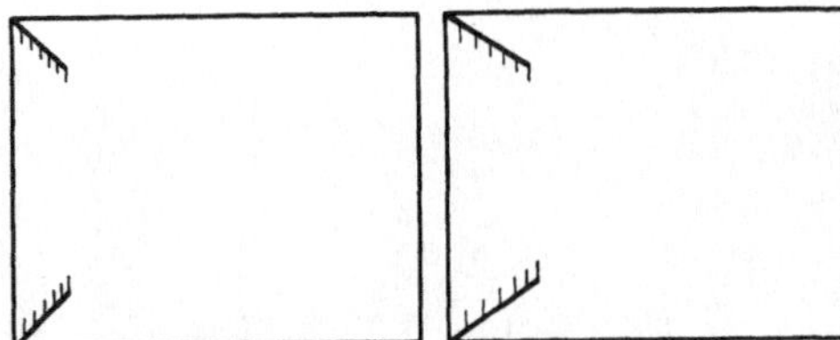

Abb. 66. Stabförmige Hilfsmeßgeräte.

Das Mitphotographieren solcher Drahträhmchen ist doch erst dann am zweckmäßigsten, wenn es möglich ist, die Füße dieser Rähmchen unmittelbar oder nahezu unmittelbar auf die empfindliche Platte zu stellen. Wenn man eine gebogene Streustrahlenblende (z. B. eine Potter-Buckyblende) verwendet, ist die Entfernung der Füße dieser Brücken oder Rähmchen von der Platte ziemlich groß, und obgleich auch

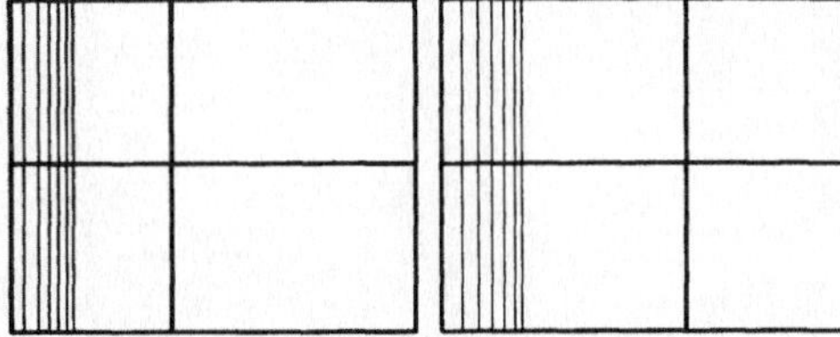

Abb. 67. Rasterförmiges Hilfsmeßgerät.

die Teile des Objektes etwa gleich weit entfernt bleiben, ist es für die Ausnutzung dieser Hilfsmittel doch erforderlich, daß die Lage der Schnittlinie der Bildebene mit der senkrechten Ebene des Rähmchens in der oben beschriebenen Weise genau angegeben wird.

Nun kommt es häufig vor, daß der Film zu klein ist, um die Schatten von *neben* das Objekt gestellten Drahträhmchen mit aufzunehmen, indem auch oft die gekrümmte Tischoberfläche eine genau senkrechte Stellung solcher Rähmchen fast unmöglich macht.

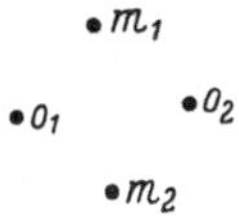

Abb. 68. Achsenschnittpunkte und Schnittpunkte von hängenden Drähten.

In solchen Fällen kann man immer zwei metallene Nadeln von bekannter Länge, z. B. in 65 mm Abstand voneinander gleich hoch unmittelbar *über* das Objekt aufhängen. Ersetzt man diese Nadeln durch Stückchen Bleidraht von 10 oder 20 mm Länge, mit 10 (20) mm Zwischenraum auf dünne, rechte Holzstäbchen geklebt, so erhält man zugleich eine Höhenskala im Bilde.

Die Metalldrähte können entweder an den Rohrträger aufgehängt und für die zweite Aufnahme mit ihm verschoben werden, oder auch an einen festen Arm, der

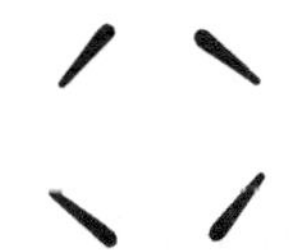

Abb. 69. Röntgenbilder von hängenden Nadeln.

sich *nicht* mit dem Rohr bewegt.

In beiden Fällen gibt der Schnittpunkt ihrer Bilder den Achsenschnittpunkt genau an.

In dem Falle, daß die Drähte sich nicht mit dem Rohr mitbewegen, können sie am besten derart aufgehängt werden, daß die beiden Achsenschnittpunkte

4*

o_1 und o_2 (Abb. 68) symmetrisch in bezug auf die punktförmigen Projektionen m_1 und m_2 der Metalldrähte zu liegen kommen. Die Drahtbilder werden sich dann wie in Abb. 69 zeigen. Die linke Hälfte dieser Abbildung bezieht sich auf

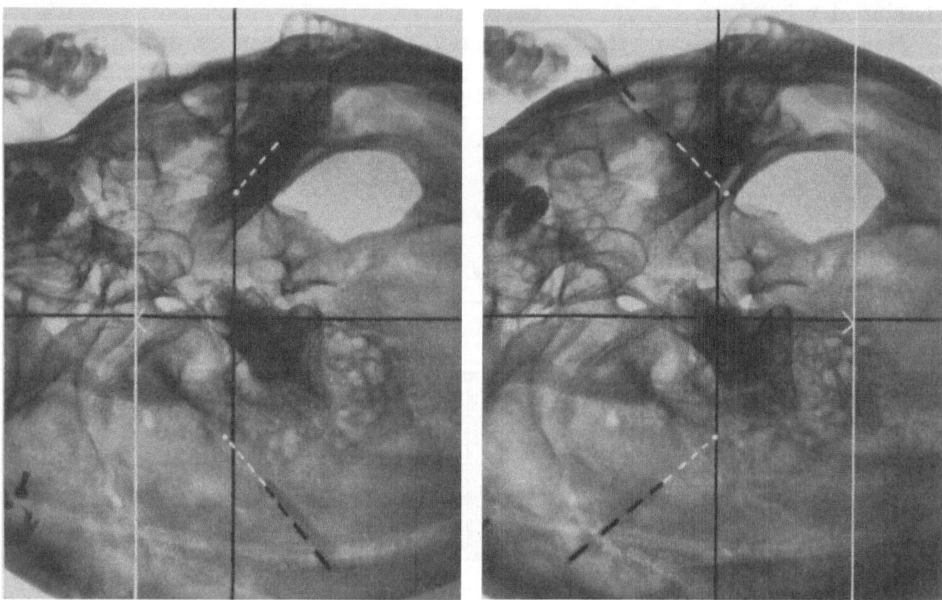

Abb. 70. Röntgenstereobild mit aufgenommenen Maßstäbchen.

die linke, die rechte auf die rechte Aufnahme, welche dadurch zugleich gekennzeichnet sind.

In Abb. 70 ist ein Beispiel in halber Größe gegeben. Die dunklen Teile der Skala sind zugleich mit dem Objekt aufgenommen und die weißen Striche ihre Fortsetzungen innerhalb des Körpers bis an den als ein weißer Tüpfel angegebenen Schnittpunkt mit der Bildebene.

Durch die Achsenschnittpunkte (die Schnittpunkte der verlängerten Skalaachsen) sind die senkrechten Bildachsen als weiße Linien angegeben. Die Skalateile sind 20 mm lang; der Bleidraht ist 0,8 mm dick.

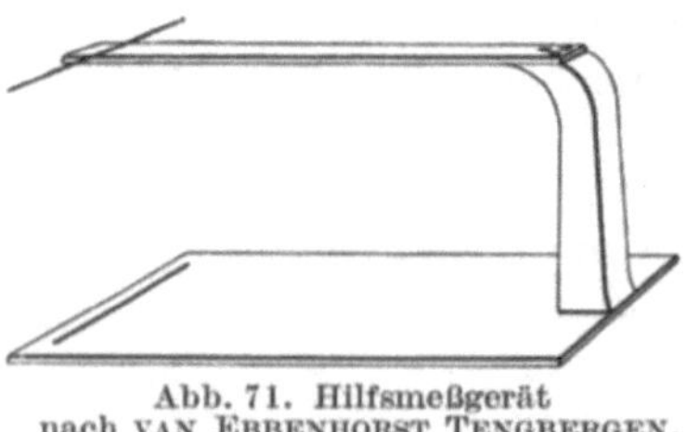

Abb. 71. Hilfsmeßgerät nach VAN EBBENHORST TENGBERGEN.

Das Bild enthält alle erforderlichen Daten um die Fortsetzungen der Skalateile konstruieren zu können.

Wenn eines der vier Skalabilder durch Überlagerung von Objektteilen unsichtbar sein dürfte, so kann es leicht wieder hineinkonstruiert werden, weil die Verbindungslinien gleich hoher Skalapunkte immer ein Parallelogramm bilden.

Sehr praktisch zeigten sich in den oben genannten Fällen die vom ersten Verfasser schon vor mehr als 10 Jahren verwendeten bügelförmigen ⊐ Hilfsmittel aus zwei parallelen horizontalen Nadeln gleicher Länge und einem senkrechten hölzernen Verbindungsstück oder Träger auf hölzerner Fußplatte bestehend, so daß das Objekt von dem Bügel, wie eine Art Zange umfaßt werden kann (Abb. 71).

Auch bei einer Streustrahlenblende ruht die Fußplatte (mit der unteren Nadel) auf der Filmkassette. Man ist hierdurch sicher, die beiden „maßgebenden" Nadeln immer in geschickter Weise in das Bild zu bekommen.

Die horizontale Richtung der Nadeln wird am besten lotrecht auf der Aufnahmebasis gewählt.

Wenn keine Skalas, Nadeln oder Rähmchen mit aufgenommen werden können, müssen wir ein anderes Konstruktions- und Messungsverfahren vorziehen, wobei jedoch die Größe der Aufnahmebasis B sowie des Aufnahmeabstandes H bekannt sein soll.

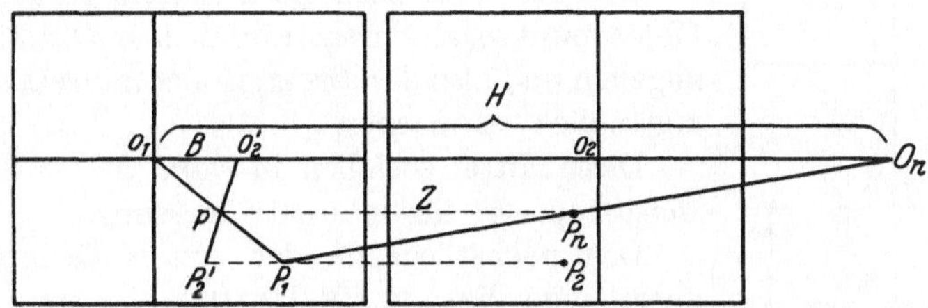

Abb. 72. Konstruktion der Raumkoordinaten eines Objektpunktes.

Die beiden Halbbilder werden nach Abb. 72 nebeneinander auf einer durchleuchtbaren Emailglasplatte befestigt, und zwar so, daß die senkrechten Bildachsen z. B. B $+$ 30 cm voneinander liegen.

Hierdurch kommen alle Bildpunkte des rechten Halbbildes 30 cm zu weit nach rechts zu liegen. Zugleich wird auf der linken waagrechten Bildachse der Ort o_2' markiert, wo sich eigentlich das Perspektivitätszentrum O_2 hätte projizieren sollen, $o_1 o_2'$ also $=$ B und $o_2' o_2 =$ 30 cm.

Ebenso wird auf der verlängerten waagrechten Bildachse ein Punkt O_n angegeben, so daß $o_1 O_n =$ H ist. Man findet nun den wahren Ort P_2' des Halbbildes P_2 30 cm links von P_2 und den wahren Ort der Projektion p von P im Schnittpunkt der Linien $o_1 P_1$ und $o_2' P_2'$.

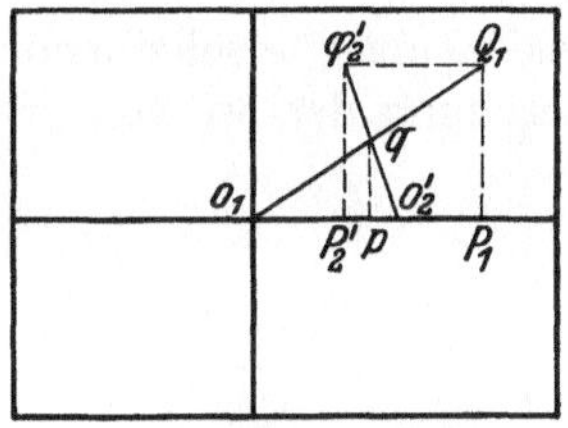

Abb. 73. Hilfskonstruktion zu Abb. 72.

Um nun noch die Höhe oder Raumkoordinate Z von P über der Bildebene zu finden, wird durch p eine Linie $p P_n$ parallel der waagrechten Bildachse gezogen. Der Abstand $p P_n$ ist die erwünschte Höhe, denn es ging nur darum, den Abstand $O_n P_1$ im Verhältnis $o_1 p : p P_1$ zu unterteilen. Liegen die Bildpunkte auf oder sehr nahe der waagrechten Bildachse, so daß die Konstruktion in der angegebenen Weise zu gedrängt oder unausführbar wird, dann kann man nach Abb. 73 eine Hilfskonstruktion ausführen. Man zieht durch die Bildpunkte P_1 und P_2' gleiche Linien parallel der senkrechten Bildachse und erhält dann die Bildpunkte Q_1 und Q_2' eines in gleicher Höhe mit P liegenden Punktes Q.

Von Q wird die Projektion q nach dem oben erwähnten Verfahren gefunden und durch $q p$ parallel $Q_2' P_2'$ die erwünschte Projektion p von P.

Die für Q zu findende Höhe Z gilt auch für P.

Die beabsichtigte Konstruktion und Messung kann auch etwas geändert ausgeführt werden, wenn die beiden Halbbilder nach Abb. 74 übereinander angeordnet werden, und zwar so, daß die Bildachse RR genau im Basisabstand B rechts von der Bildachse LL liegt.

Den wahren Ort P_2' des rechten Halbbildes findet man dann senkrecht unter P_2 in einer waagrechten Linie mit P_1, sowie den Achsenschnittpunkt o_2'. Sobald die Projektion p wie oben gefunden ist, kann wieder Z bestimmt werden durch eine Hilfslinie pP_n parallel der senkrechten Bildachse, wenn die Aufnahmehöhe $Oo_1 = H$ von o_1 nach oben angegeben ist.

Man hat nun auch nach Mitteln gesucht, um die Objektpunkte an ihrem räumlichen Ort *sichtbar* anzugeben und also der direkten oder indirekten Messung zugänglich zu machen.

Diese Mittel zerfallen in *stoffliche* für direkte und *stereoskopische* für indirekte Messung.

Das nächstliegende der ersten Gruppe ist das zuerst von MACKENZIE DAVIDSON angewandte Verfahren, darin bestehend, daß er die beiden Aufnahmen auf *eine* Platte machte, die beiden Perspektivitätszentren im Raume in Beziehung zu der Platte durch kleine Drahtaugen ersetzte und dann Fäden von den Perspektivitätszentren nach den beiden Bildpunkten eines Objektpunktes spannte. Der Schnittpunkt dieser Fäden ergibt den Ort des betreffenden Objektpunktes.

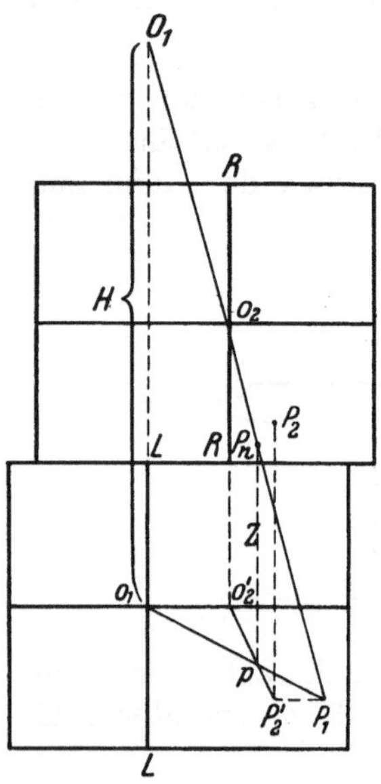

Abb. 74. Konstruktion der Lage eines Objektpunktes im Raume.

Ein großer Nachteil dieses sonst einfach und zweckmäßig erscheinenden Verfahrens ist wohl die Überlagerung und Vermischung der an sich oft schwer zu enträtselnden Halbbilder.

Diese Mängel würde man in folgender Weise vermeiden können.

Wie in Abb. 75 angegeben ist, werden die beiden gesonderten Aufnahmen in der üblichen Weise *neben*einander gelegt. Hierdurch wird die Aufnahmelateraldistanz für *alle* Bildpunkte um einen *gleichen* Betrag vergrößert, und zwar um so viel, als der Abstand o_1o_2 größer ist als die wirkliche Aufnahmebasis o_1o_2'.

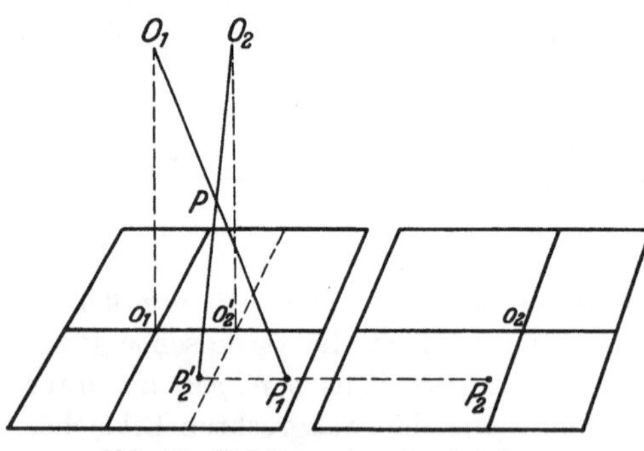

Abb. 75. Sichtbare Angabe der Lage eines Objektpunktes.

Diesen Betrag o_2o_2' nimmt man zwischen die Spitzen einer Schublehre, und indem die beiden Perspektivitätszentren senkrecht über o_1 und o_2', also als wirkliche Aufnahmebasis angebracht werden, spannt man die Fäden von O_1 nach dem betreffenden Bildpunkt P_1 und von O_2 zu einem in derselben horizontalen Linie, jedoch um den obenerwähnten Betrag *links* vom zugehörigen Bildpunkt P_2 liegenden Punkt P_2'.

Die Lage des Punktes P_2' wird unmittelbar mittels der Schublehre bestimmt.

Das Spannen von Fäden nach Bildpunkten hat nun selbstverständlich seine Mängel. Es kann denn auch nur für sehr wenige Punkte praktisch ausgeführt werden, z. B. um die Lage eines Fremdkörpers in Beziehung zu 1 bis 3 vorher auf dem aufzunehmenden Objekt angebrachten deutlichen Metallmarken festzustellen.

Die Lage eines Objektpunktes im Raume kann auch in anderer Weise mittels der fertigen Halbbilder sichtbar gemacht werden.

Die Halbbilder werden, wie in Abb. 76 angegeben, in einer horizontalen Ebene übereinander angeordnet. Senkrecht über den Achsenschnittpunkten o_1

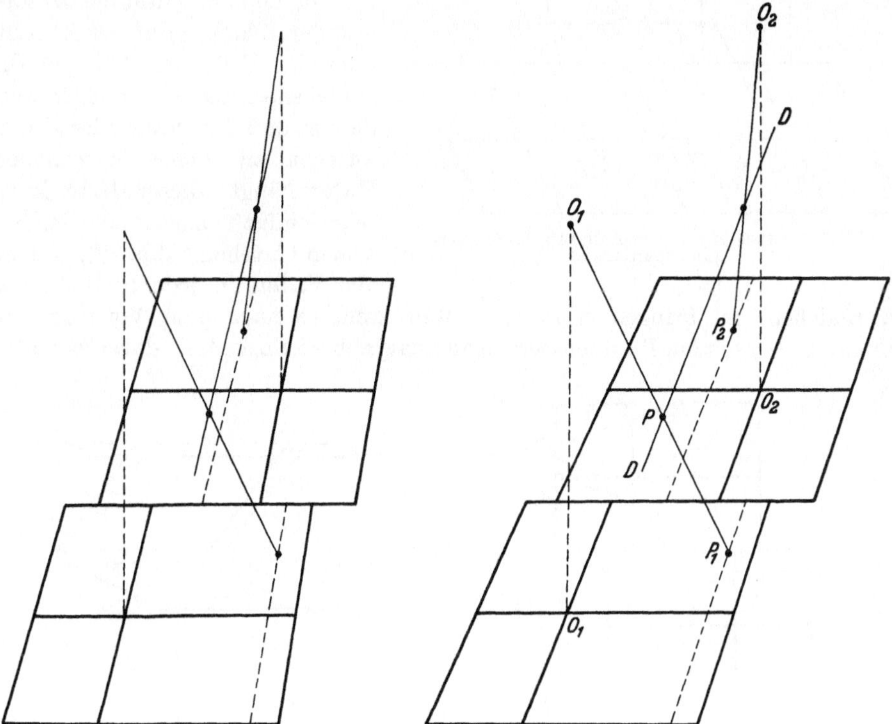

Abb. 76. Aufsuchen der räumlichen Lage eines Objektpunktes (Stereobild).

und o_2 bringt man Punktlampen O_1 und O_2 an, in der Höhe und am entsprechenden Ort der Antikathoden bei der Aufnahme. Um den Ort eines Punktes P im Raume zu finden, bewegt man nun einen Draht parallel der senkrechten Bildachsen (welche, wie in Abb. 76, in einer horizontalen Ebene liegen können) und beobachtet die beiden von ihm geworfenen parallelen Schattenlinien (gestrichelt angegeben).

Der Draht D wird nun so lange bewegt, bis sein Schatten gerade durch die Bildpunkte P_1 und P_2 geht. Mit Hilfe einer am Draht verschiebbaren Glas- oder Metallperle kann man den Ort des Punktes P im Raume z. B. in bezug zum linken Halbbilde sichtbar machen.

Die Anordnung der Halbbilder kann auch nebeneinander erfolgen, wie in Abb. 77 angegeben ist. Dadurch ist der rechte Achsenschnittpunkt o_2 und damit alle Punkte des rechten Halbbildes, z. B. um einen Abstand a, zuviel nach rechts verschoben.

Anstatt eines Drahtes nimmt man zwei einander parallele und ebenfalls um einen festen Abstand a voneinander entfernte, zu den senkrechten Bildachsen parallel bewegliche und gleich hoch über der Bildebene schwebende Drähte $D_1 D_1$ und $D_2 D_2$. Das miteinander verbundene Drähtepaar wird nun wieder so bewegt,

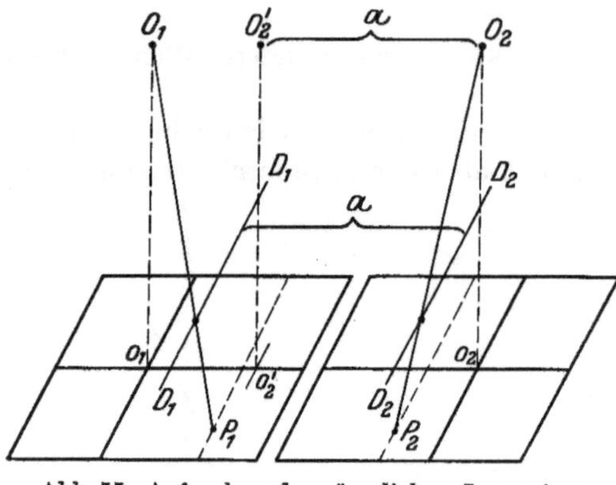

bis sein Schatten durch die Bildpunkte P_1 und P_2 geht und dann die Glasperle so verschoben, bis sie den Ort des Punktes P im Raume einnimmt.

Um die Parallelität der Drähte mit der Bildebene zu erleichtern, kann im Falle der Abb. 76 die Bildebene senkrecht gestellt werden, so daß der Draht oder Faden lotrecht an einem beweglichen Halter hängt. Dieser Halter kann sehr einfach aus zwei Gelenkarmen bestehen (Abb. 78), welche den Faden in jede Stellung vor die Bildebene zu bringen erlauben. Man kann es nach dem Vorbilde von BEYERLEN bei seinem Röntgenstereoorthodiagraph so einrichten, daß die Spitze

Abb. 77. Aufsuchen der räumlichen Lage eines Objektpunktes.

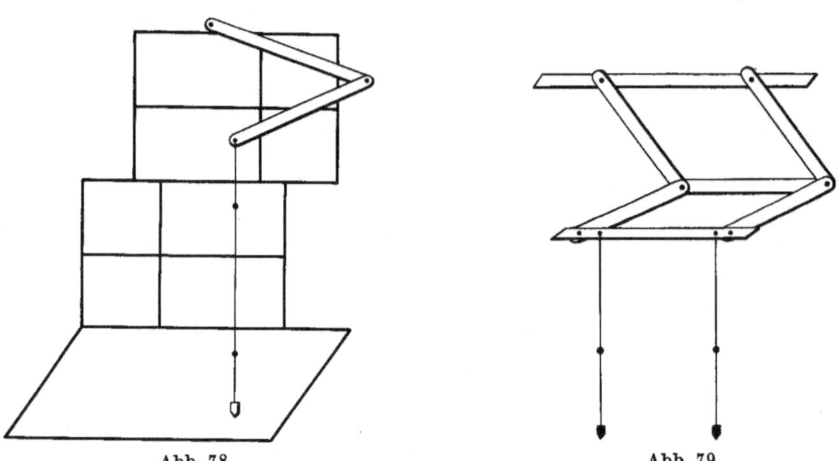

Abb. 78.   Abb. 79.

Aufsuchen der räumlichen Lage eines Objektpunktes.

des Lotes jede beliebige Stellung des Fadens auf ein auf dem Tisch liegendes Papierblatt aufzeichnet.

Im Falle der Abb. 77 muß nicht nur die Parallelbewegung der beiden Fäden gesichert sein, es muß auch dafür gesorgt werden, daß beide Fäden immer gleich hoch über oder vor der Bildebene schweben.

Um dies zu erreichen, kann man auch hier die Bildebene senkrecht stellen und anstatt zweier einfacher Gelenkarme ein aus zwei horizontalen Parallelogrammen zusammengesetztes Gelenk nach der schematischen Abb. 79 bauen. Die Fäden hängen am vorderen Arm und bleiben der Bildebene parallel. Die Gelenkachsen sind in diesem Falle alle senkrecht.

Vielleicht befriedigt jedoch ein Gelenkgestell nach dem Schema in Abb. 80 mehr. Hier sind die Drehungsachsen horizontal. Es können z. B. zwei dünne und steife mit kleinen Kügelchen versehene Metalldrähte, an einem seitlich verschiebbaren Rohr befestigt, die Fäden ersetzen. Letztgenannte Vorrichtung ist auch bei einer horizontalen Bildebene anzubringen, wenn die Gelenke mit genügender Reibung arbeiten, um jede beliebige Neigung

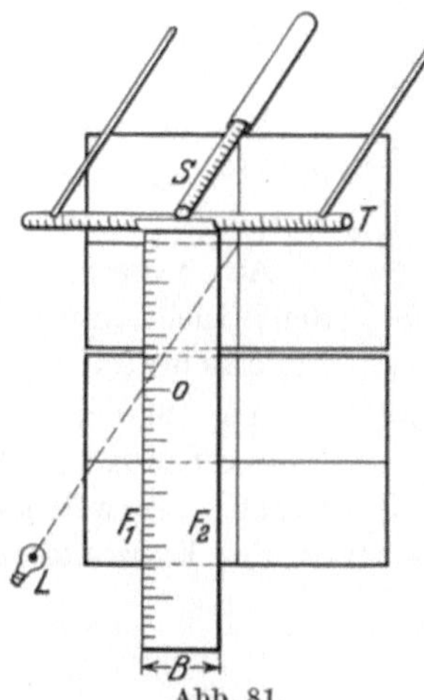

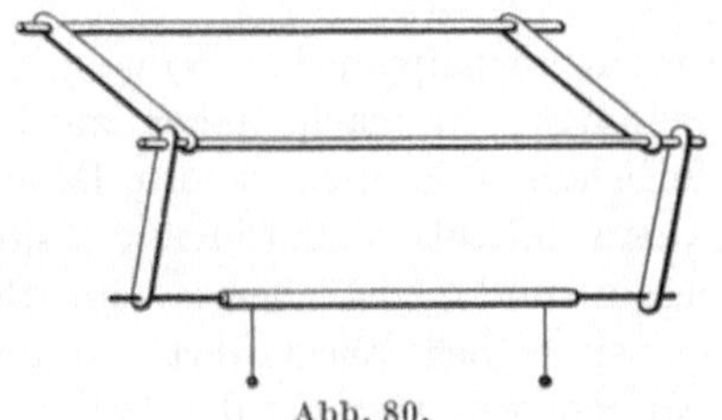

Abb. 80.

Abb. 81.

Aufsuchen der räumlichen Lage eines Objektpunktes.

festzuhalten. Es müssen die Schatten der Kügelchen gerade auf die Bildpunkte P_1 und P_2 fallen.

Noch einfacher ist die in Abb. 81 wiedergegebene Vorrichtung, wobei die beiden Halbbilder übereinander so angeordnet werden, daß die senkrechten Bildachsen in gegenseitiger Verlängerung liegen.

Man braucht dann nur *eine* Punktlampe L, jedoch zwei Fäden F_1 und F_2, welche auch durch zwei auf einem durchsichtigen Film oder Glasstreifen gezeichnete Linien oder auch einfach durch die geschwärzten parallelen Seitenränder eines Glas- oder Filmstreifens zu ersetzen sind.

Die Lateraldistanz der Fäden ist gleich der Basislänge B.

Der horizontale Fadenträger T ist mittels eines an ihm befestigten Maßstabs S parallel der Bildebene verschiebbar, indem sowohl das Fadenpaar am Träger T verschiebbar ist als auch eine Marke am Fadenstreifen.

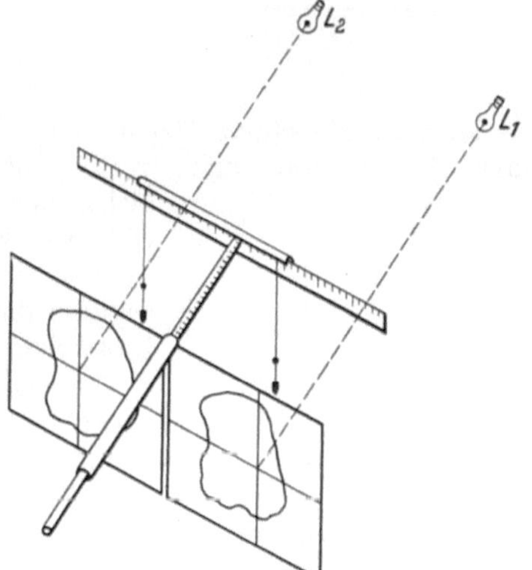

Abb. 82. Aufsuchen der räumlichen Lage eines Objektpunktes.

Hierdurch ist es möglich, die drei Raumkoordinaten eines beliebigen Objektpunktes sofort abzulesen.

All diese Vorrichtungen sind nur für Röntgenbilder geeignet, welche sich am besten auf weißem Grund bei *auffallendem* Lichte abheben, also Bilder auf Papier oder schwach geschwärzte Aufnahmen in Negativ- oder Diapositivform, welche in enger Berührung auf einem weißen Grund in auffallendem Licht ihre Einzelheiten deutlicher zeigen.

Für Röntgenbilder, welche ihre Einzelheiten am besten im *durchfallenden* Lichte zeigen, wie es die Regel sein soll, soll der Beobachter sich *hinter* die Bildebene stellen.

Für nebeneinander angeordnete Halbbilder gilt dann z. B. die in Abb. 82 schematisch angegebene Vorrichtung mit zwei Punktlampen und zwei Drähten.

Am besten hindert man die Lampen mittels rechteckiger Blenden, Licht auf das nichtzugehörige Bild zu werfen, damit der Fadenschatten möglichst deutlich hervortritt.

Abb. 99 zeigt ein nach diesen Prinzipien im Wilhelmina-Krankenhaus in Amsterdam gebautes, hiernach näher zu besprechendes Gerät, bei welchem die erforderlichen Bewegungen des Drahtrahmens sowie des horizontalen Fadens bequem mittels Zahnrädern, Zahnstangen und Getrieben vom Beobachter selber ausgeführt werden.

Dieser bringt zuerst den Schatten

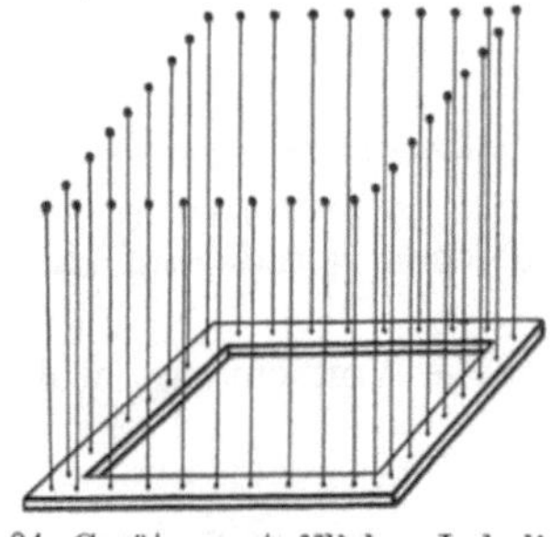

Abb. 84. Gerät zur stofflichen Lokalisation im Raume.

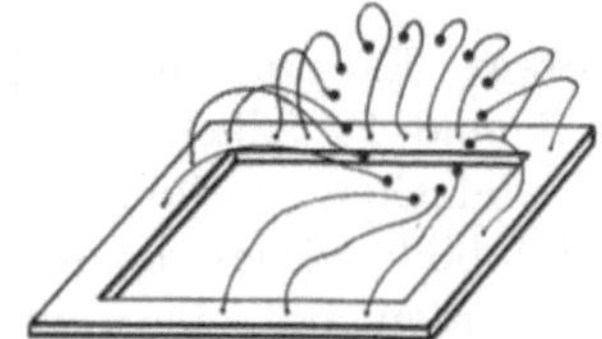

Abb. 85. Stoffliche Lokalisation im Raume.

der beiden senkrechten Fäden und schließlich den des horizontalen Fadens durch die beiden konjugierten Bildpunkte. Die beiden Kreuzungsstellen geben nicht nur die räumliche Lage des betreffenden Objektpunktes in Beziehung zu jedem Halbbilde sichtbar an, die angebrachten Skalen erlauben zugleich die unmittelbare Ablesung der Größe der Raumkoordinaten.

Um die senkrechte Lage der Punktlampe vor oder über dem Achsenschnittpunkt zu kontrollieren, kann man ein auf der Drehbank zentriert abgeschnittenes und an den Endflächen mit Kreuzdrähten versehenes Metallrohr (Abb. 83) benutzen.

Um die Lage eines oder mehrerer Objektpunkte im Raume für einige Zeit dauernd zu bezeichnen, kann man ein Gerät nach dem unten angegebenen Prinzip verwenden.

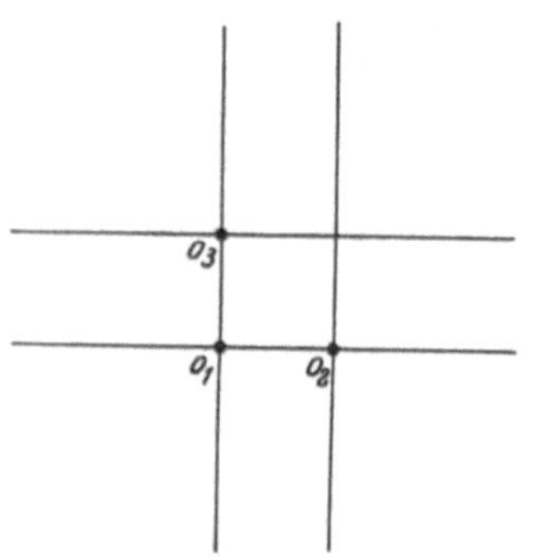

Abb. 86. Gekreuzte Zwillingsdrähte zu Drillingsaufnahmen.

Man legt um eins der Halbbilder einen Rahmen, auf dem eine Anzahl senkrechter in einem Kügelchen endender Drähte aus Weichmetall ohne Elastizität angebracht sind und biegt den Draht, bis das Kügelchen den Ort des betreffenden Punktes einnimmt (Abb. 84 und 85).

In einzelnen Fällen, z. B. bei einer möglichst sorgfältigen Bestimmung des Beckeneingangs können mit Vorteil drei Röntgenaufnahmen gemacht werden aus drei Punkten, die entweder nach dem ersten Vorschlag EYKMANS die Eckpunkte eines gleichseitigen Dreiecks oder, wie wir empfehlen, eines mit der Bildebene parallelen gleichschenkligen rechtwinkligen Dreiecks bilden (Abb. 86).

Bei ringförmigen Körpern ist es oft schwer, in jenem Teil des Ringes, wo dessen Berührungslinien mit der Basis parallel verlaufen, konjugierte Bildpunkte in den beiden Halbbildern aufzufinden.

Wird nun noch eine dritte Aufnahme gemacht, wie oben angegeben, so bildet diese gerade sehr günstige Verhältnisse für die erwähnten Ringteile. Man hat nun zwei senkrecht aufeinander stehende Basen und eigentlich noch eine dritte, die Hypotenuse, welche nötigenfalls noch dazu verwendbar ist.

Um die Lage der Objektpunkte bei solchen Drillingsaufnahmen mittels Punktlampen aufzufinden, können die drei Aufnahmen in der in Abb. 87 angegebenen Anordnung auf einen Tisch gelegt werden.

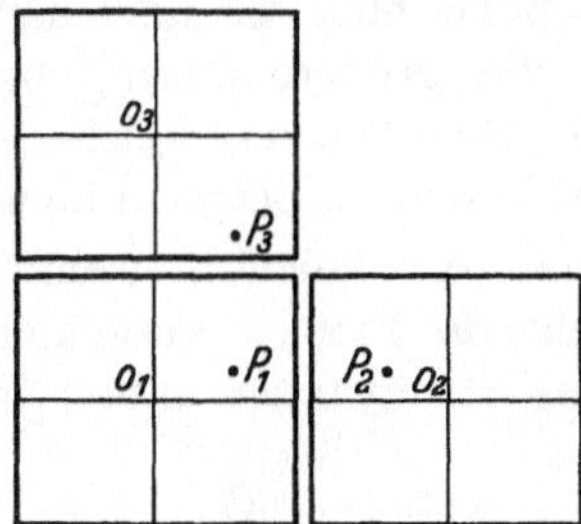

Abb. 87. Drillingsaufnahmen.

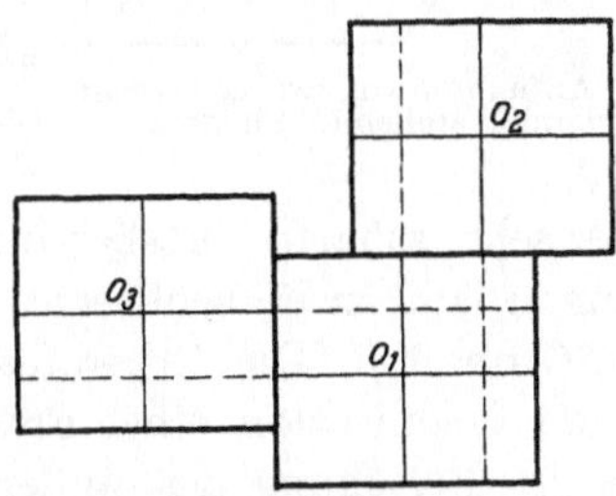

Abb. 88. Aufsuchen der räumlichen Lage eines Objektpunktes bei Drillingsaufnahmen.

Durch versuchsweise Bewegung paralleler Zwillingsdrähte (nach Abb. 86) in zwei senkrecht aufeinander stehenden Richtungen findet man die Lage des gesuchten Objektpunktes als Schnittpunkt zweier einander senkrecht schneidender Linien in Beziehung zum ersten Halbbilde.

Zieht man es vor, nur mit *einem* beweglichen Draht erst in der einen, dann in der anderen Richtung zu arbeiten, so können die drei Halbbilder nach Abb. 88, angeordnet werden, wobei die senkrechten Bildachsen einerseits und die waagrechten Bildachsen andererseits in Basislänge voneinander entfernt sind.

Man kann natürlich auch die Halbbilder paarweise gesondert behandeln und alle Bestimmungen auf das erste Halbbild beziehen.

Obgleich in allen vorher angegebenen Messungsverfahren eine beliebige Größe für die Aufnahmebasis verwendet werden kann, sind wir davon ausgegangen, daß die Aufnahmebasis derart gewählt wurde, daß die beiden Halbbilder sich stereoskopisch vereinigen lassen, damit bei diesen Aufnahmen *auch* die nachher zu behandelnden *stereoskopischen* Messungsverfahren angewandt werden können.

Das erreicht man am besten, indem man die Aufnahmebasis dem Augendrehpunktsabstand gleichmacht.

Die beiden Halbbilder sollen nämlich, um stereoskopisch verschmelzbar zu sein, nebst großer Ähnlichkeit nur verhältnismäßig geringe Parallaxen aufweisen. Je größer die Basis, um so geringer die Ähnlichkeit, um so schwieriger das Auffinden von konjugierten Bildpunkten, jedoch desto größer die Parallaxen.

Besonders bei Röntgenaufnahmen geht die Ähnlichkeit bald bei zu großer Basis (d. h. eigentlich bei zu großer *Konvergenz*) verloren, weil Röntgenaufnahmen keine Oberflächen sondern nur Dichtigkeitsunterschiede abbilden.

Wo also stereoskopische Messungsverfahren beabsichtigt werden, halte man als Basis den Abstand von 65 mm möglichst ein, d. h. in allen Fällen, wo der aufzunehmende Körper oder Körperteil seine Plastizität bei gewöhnlicher binokularer Betrachtung in ganz befriedigender Weise zeigt, und keine technischen oder anderen Umstände eine größere oder kleinere Basis wünschenswert machen.

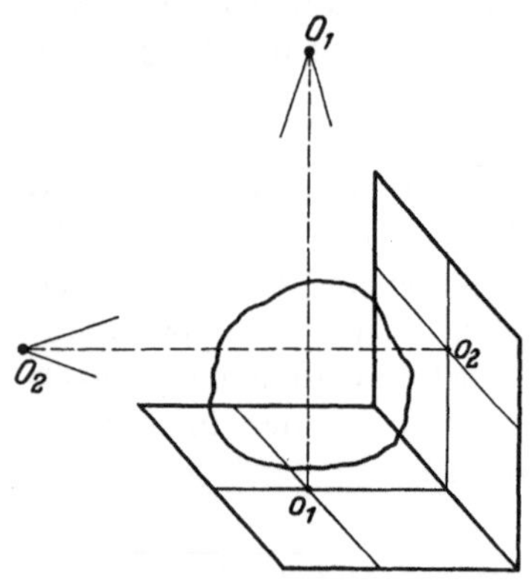

Abb. 89. Anfnahme auf zwei senkrecht aufeinander stehende Platten.

Auch in diesem Falle bleibe man innerhalb der von den Augen erreichbaren Konvergenz.

Wenn es jedoch nur um eine möglichst genaue Lokalisation von Fremdkörpern z. B. Kugeln, Eisensplitter, Gießbläschen u. dgl. handelt, können nicht nur viel größere Basen, sondern auch verschiedene Bildebenen, welche einen Winkel miteinander bilden, in Betracht kommen.

Eine sehr scharfe Ortsbestimmung würde man ermöglichen, wenn zwei Aufnahmen auf zwei senkrecht aufeinander stehende Platten vorgenommen würden (Abb. 89). Die Erkennbarkeit der inneren Struktur ist dabei Nebensache, die Lokalisation eines Fremdkörpers in Beziehung zu äußerlich angebrachten Marken Hauptzweck.

Als äußerlich sichtbare Marke kann man auf der Oberfläche des Körpers Metallplättchen, Drahtfiguren geeigneter Form u. dgl. verwenden (Abb. 90).

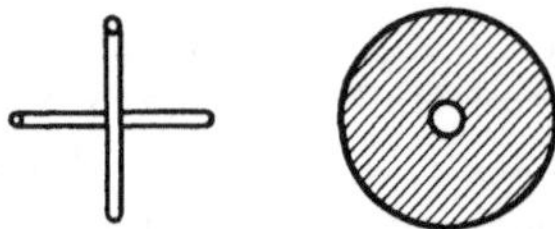

Abb. 90. Äußere Hilfsmarken.

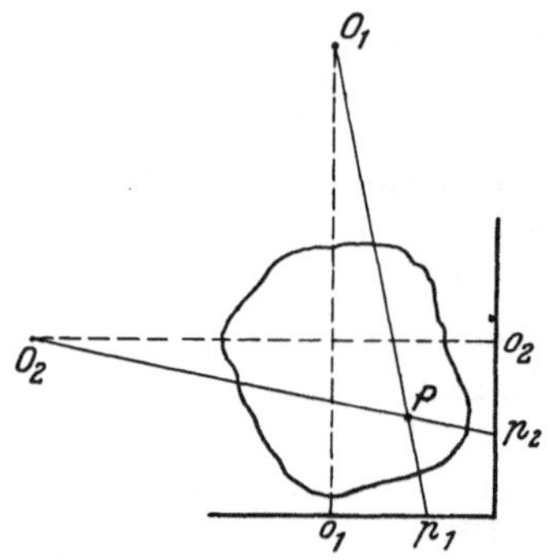

Abb. 91. Dritte Projektionsebene.

Ein Vorteil der Anordnung mit zwei senkrecht aufeinander stehenden Bildebenen besteht auch darin, daß beide Aufnahmen gleichzeitig gemacht werden können, also auch als Momentaufnahme sich bewegender innerer Körperteile.

Der Abbildungsvorgang zeichnet sich am deutlichsten ab auf einer dritten Ebene, welche die beiden Anodenbrennflecke enthält oder ihnen parallel ist und senkrecht auf der Schnittlinie der beiden Bildebenen gedacht wird (Abb. 91).

Um wieder den Ort eines Objektpunktes mittels eines Fadens und zweier Punktlampen in O_1 und O_2 zu bestimmen, werden die Bildebenen so gestellt, daß ihre Schnittlinie lotrecht steht, so daß ein Lotfaden ihr parallel bleibt. Der Faden wird wieder so bewegt, bis seine beiden Schatten durch die beiden konjugierten Bildpunkte gehen, und eine an ihm verschiebbare Glasperle ihren Schatten gerade auf diese Bildpunkte wirft.

10. Die stereoskopischen Messungsverfahren. (Allgemeines.)

Die stereoskopischen Messungsverfahren unterscheiden sich nicht prinzipiell von den vorigen, sondern nur dadurch, daß das stereoskopische Sehen zu Hilfe genommen wird, um eine künstlich im Raume angebrachte Marke, deren Ort stets bekannt ist, mit irgendeinem Punkte eines Raumbildes zur Koinzidenz zu bringen.

Als Bedingung dafür müssen die Röntgenaufnahmen so ausgeführt werden, daß eine stereoskopische Vereinigung beider Bilder überhaupt möglich ist.

Im allgemeinen ist diese Möglichkeit vorhanden, wenn die zur Verschmelzung der Halbbilder nötigen Konvergenzen der Blicklinien sich zwischen 0^0 und 15^0 bewegen, d. h. die Lage der Punkte des Raumbildes sich im Raume zwischen unendlich weit und etwa 25 cm vom Beobachter befindet.

Wenn bei der Aufnahme eine Basis von etwa 65 mm eingehalten wird, soll also der dem Röntgenrohr am nächsten liegende Objektpunkt wenigstens 25 cm davon entfernt bleiben. Bei kleinerer bzw. größerer Basis kann dieser kleinste Abstand entsprechend kleiner bzw. größer genommen werden.

Zwar könnte man bei der Aufnahme *stärkere* Konvergenzen als 15^0 verwenden und durch einen größeren Betrachtungsabstand die Betrachtungskonvergenzen bis unter 15^0 verkleinern, aber dann entsteht die große Gefahr, daß die für die Verschmelzung notwendige *Ähnlichkeit* der Halbbilder zu gering wird, indem auch durch den größeren Betrachtungsabstand die Erkennbarkeit der kleinsten Tiefenunterschiede wieder abnimmt.

Eine Aufnahmekonvergenz von 0^0, welche einer unendlichen Entfernung entspricht, kommt bei der Röntgenstereoskopie selbstverständlich nicht vor. Wenn man als praktisch größte Entfernung bei der Röntgenstereoskopie 2 m nimmt und als nächste Annäherung 25 cm, schwanken die vorkommenden Aufnahmekonvergenzen etwa zwischen 2^0 und 15^0.

Einer der ersten, der geeignete Röntgenbilder stereoskopisch zu vereinigen wußte, war E. MACH, der nach VON ROHR[1] schon im Februar 1896, also einige Monate nach der Entdeckung des Röntgenverfahrens, das Raumbild eines schattenwerfenden Menschengerippes durch unmittelbare Beobachtung auf dem Bariumplatincyanürschirm zu erhalten versuchte und bald nachher zu photographischen Aufnahmen griff.

Auch von MACH stammen die ersten von ROLLET eingeleiteten Versuche, mittels geeignet konstruierter Halbbilder eines Maßstabs das Raumbild des Objektes durch ein Raumbild des Maßstabs zu durchdringen und durch unmittelbaren Lagenvergleich gewisse Messungen vorzunehmen.

Als Beispiel eines derartigen durchdringenden Maßstabs diene die in Abb. 19 gegebene Skala für Fernrohre.

Diese Versuche erhielten erst dann praktische Bedeutung, als PULFRICH das Raumbild einer Marke, stets meßbar kontrolliert, im Raume umherwandern ließ und mit jedem beliebigen Objektpunkt zur Koinzidenz bringen konnte.

Dieses Prinzip der kontrollierbar *wandernden Marke* findet man am einfachsten im PULFRICHSCHEN *Stereomikrometer* (Abb. 92) vergegenwärtigt, welches nachher in seinem *Stereokomparator* zur größten Vollkommenheit gebracht wurde. Die beiden Spitzen des Zeigers werden zugleich mit dem Stereobild,

---

[1] ROHR, v.: Die binokularen Instrumente, 2. Aufl., S. 209.

auf das sie aufgelegt sind, zu einem Raumbild vereinigt, so daß nur *ein* irgendwo im Raume schwebender Zeiger wahrgenommen wird.

Sobald man mittels der Schraube rechts oben die Lateraldistanz der beiden Zeiger verkleinert bzw. vergrößert, sieht man sein Raumbild näher kommen bzw. sich entfernen. Durch Verschieben des Stereomikrometers in bezug zum Stereobilde kann man in dieser Weise die Zeigerspitzen mit jedem beliebigen Punkte des Stereoraumbildes zur Koinzidenz bringen.

Der unterteilte Schraubenkopf ermöglicht die Messung der Lateraldistanz der beiden Zeigerspitzen bis auf 0,01 mm, und daraus ergibt sich in Verbindung mit den dem Stereobilde und dem Stereoskop zugrunde liegenden Konstruktionsdaten in erster Linie die gemessene Entfernung. Weil jedoch die Messung mit dem Stereomikrometer nur bei gewöhnlichen Stereobildern z. B. im Formate 6×13 cm vorgenommen werden kann und die Röntgenstereoskopie in der

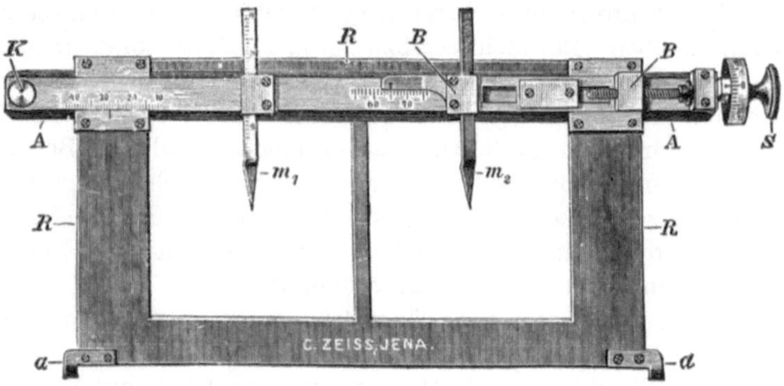

Abb. 92. Stereomikrometer nach Pulfrich.

Regel sich mit viel größeren Halbbildern befaßt, werden wir dieses Messungsverfahren nicht weiter verfolgen.

Es ist einleuchtend, daß man bei der stereoskopischen Messung von Landschaften u. dgl. ein *Raumbild* einer wandernden Marke zur Hilfe nehmen muß und nicht eine einzige stoffliche Marke im Raume hinter der Stereobildebene bis ins Unendliche umherwandern lassen kann. Bei der Röntgenstereoskopie hingegen, wo der zu messende Raum sich *zwischen* der Bildebene und dem Beobachter befindet, kann man sehr leicht eine einzige stoffliche Marke in dem zu messenden Raum herumwandern lassen, oder nach Belieben auch ein Raumbild derselben, dessen zwei Halbbilder sich dann in der Bildebene bewegen müssen.

Beide Fälle werden wir jetzt näher betrachten.

a) Verwendung einer einzigen stofflichen Marke.

Zunächst nehmen wir den Fall, daß die stereoskopische Röntgenaufnahme mit einer Basis gemacht worden ist, welche genau dem Augendrehpunktsabstand des Beobachters gleich ist, wobei die Entfernung des Objektes so groß ist, daß seine beiden Halbbilder nebeneinander auf der nämlichen Platte gemacht werden konnten, ohne einander teilweise zu überdecken; der Fall ist angegeben in Abb. 25.

Wenn nun der Beobachter die Drehpunkte seiner Augen in bezug zur Bildebene an die nämlichen Stellen der beiden Antikathoden bringt und die Halbbilder mit gekreuzten Blicklinien betrachtet, sieht er das Objekt im Raume schwebend in seiner *wahren* Größe und Gestalt.

Er braucht nur eine willkürliche stoffliche Zeigerspitze in die Hand zu nehmen und kann damit den Ort jedes beliebigen Punktes angeben oder auch mit einem Maßstab oder Zirkel Messungen vornehmen als wäre das Raumbild stofflicher Natur.

Dieses einfache Verfahren bildet die Grundlage der stereoskopischen Messung. Es muß jedoch umgeändert werden und wird komplizierter, sobald von den vorausgesetzten Bedingungen abgewichen wird.

Wenn z. B. der Augendrehpunktsabstand des Beobachters kleiner oder größer ist als die Aufnahmebasis, so ist es ihm *unmöglich*, durch welche Anordnung auch, das Objekt in seiner *wahren* Größe und Gestalt zu sehen, weil die beiden erhaltenen Halbbilder niemals einem Halbbilderpaare mit kleinerer oder größerer Basis entsprechen können.

Zwar können z. B. die beiden linken Halbbilder identisch sein, aber dann weichen die rechten voneinander ab.

Die in dieser Weise vorgenommenen Messungen können deshalb nicht von anderen Personen mit abweichendem Drehpunktsabstand gemacht oder kontrolliert werden.

Nun ist es immerhin möglich, bei abweichendem Drehpunktsabstand die Lateraldistanz der Halbbilder entsprechend, d. h. um den *nämlichen* Betrag kleiner oder größer zu machen, als der Drehpunktsabstand größer oder kleiner als die Aufnahmebasis ist, so daß die Blicklinien des abweichenden Beobachters mit den Strahlungsrichtungen bei der Aufnahme parallel bleiben.

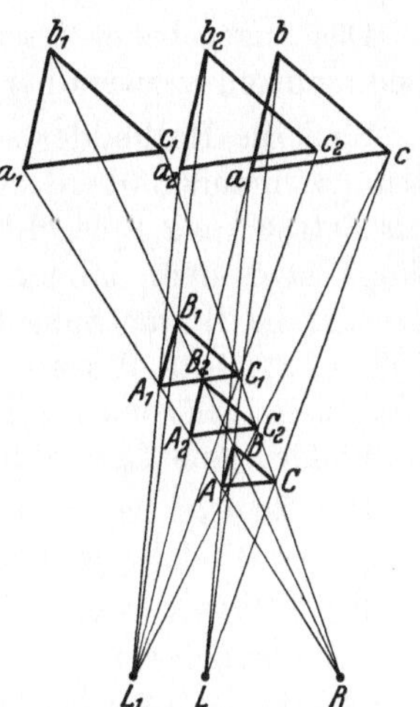

Abb. 93. Größenänderung des Raumbildes bei verschiedenen Augendrehpunktsabständen.

In diesem vereinfachten Falle sieht der abweichende Beobachter ein Objekt, das dem wahren Objekt vollkommen ähnlich ist, und zwar in demselben Maßstab proportional vergrößert und weiter vom Beobachter (d. h. von seinen Augendrehpunkten) entfernt, als das Verhältnis seines größeren Drehpunktsabstandes zur Aufnahmebasis beträgt.

Ist der Drehpunktsabstand kleiner als die Aufnahmebasis, so sieht man ein proportional verkleinertes und angenähertes Modell.

War z. B. die Aufnahmebasis 65 mm und der Drehpunktsabstand des Beobachters 70 mm, so müßte erst die Lateraldistanz der Halbbilder um 5 mm verkleinert werden und dann würde der Beobachter ein $^{70}/_{65}$ mal vergrößertes und entfernteres Modell des Objektes sehen und messen.

Abb. 93 zeigt die proportionelle Vergrößerung und Entfernung (oder Verkleinerung und Annäherung) bei parallelen Blicklinien.

Sei LR die ursprüngliche Aufnahmebasis, abc das linke, $a_1 b_1 c_1$ das rechte Halbbild, so ist ABC das Objekt in seiner wahren Größe.

Nun seien L_1 und R die Augendrehpunkte des Beobachters. Es muß zuerst das Halbbild abc um so viel nach $a_2 b_2 c_2$ verschoben werden, als L_1 links von L liegt; dann sind die Blicklinien des Beobachters den Strahlungsrichtungen bei der Aufnahme parallel, und er sieht das Objekt als $A_1 B_1 C_1$ im Maßstab $\frac{L_1 R}{LR}$ vergrößert und entfernter.

Wenn keine entsprechende Änderung der Lateraldistanz der Halbbilder vorgenommen wird, so entsteht für den abweichenden Beobachter ein Körper $A_2 B_2 C_2$ von abweichender Größe und Gestalt, an dem alle Messungen falsch sind und nur sehr umständliche Rechnungen zur Kenntnis der wahren Dimensionen führen können.

Ähnliche Fälschungen entstehen, wenn der Drehpunktsabstand zwar gleich der Basis ist, doch die richtige Aufnahmelateraldistanz bei der Betrachtung oder auch der richtige Betrachtungsabstand nicht eingehalten wird.

Das angegebene Messungsverfahren ist also nur unter engen und strengen Bedingungen verwendbar.

Sind die Halbbilder so groß, daß sie bei Einhaltung der Aufnahmelateraldistanz einander überdecken würden, wie in der Regel der Fall ist, so müssen zur Betrachtung Spiegelstereoskope verwendet werden. Mittels dieser Stereoskope ist es denn immer möglich und für die Ausführung von Messungen *notwendig*, die Betrachtungslateraldistanz der *gespiegelten* Halbbilder dem Augendrehpunktsabstand des Beobachters anzupassen. Zur Einhaltung dieser Lateraldistanz braucht man nur den beiden senkrechten Bildachsen der gespiegelten Halbbilder eine Lateraldistanz gleich dem Drehpunktsabstand zu geben.

Der Beobachter sieht dann wieder ein proportional vergrößertes oder verkleinertes Modell, je nachdem sein Drehpunktsabstand größer oder kleiner als die wirklich angewandte Aufnahmebasis war.

Bei der Verwendung einer einzigen stofflichen Marke in Verbindung mit Spiegelstereoskopen begegnet man jedoch der Schwierigkeit, daß eine stoffliche Marke durch die Spiegel verdeckt und unsichtbar wird. Um sie sichtbar zu machen, können die unmittelbar vor die Augen gestellten Spiegel durch unversilberte Spiegelplatten ersetzt werden.

Nun haben solche Spiegelplatten zwei spiegelnde Flächen. Um diesem Übelstand vorzubeugen, müßten diese Spiegel wieder durch zwei verkittete Prismen, von denen eine der Kittflächen lichtdurchlässig versilbert ist, ersetzt werden. Hierbei tritt dann wieder eine Verlängerung des optischen Weges durch die Glasdicke auf (etwa $1/3$ der Glasdicke), auf die man achten muß.

b) Verwendung eines Raumbildes einer wandernden Marke.

Es war, wir wir meinen, zuerst BEYERLEN, der in der Röntgenstereoskopie die stereoskopische Messung ganz *unabhängig* von dem Augendrehpunktsabstand des Beobachters gemacht hat.

Er vergleicht nämlich die räumliche Lage der verschiedenen Objektpunkte mit der einer wandernden Marke, deren Halbbilder durch Lichtstrahlungen aus zwei Zentren, welche denselben Ort wie die beiden Antikathoden einnehmen, entstehen.

Erst dadurch können die Ortsveränderungen der wandernden Marke nach *demselben* Maßstab beurteilt werden, der die Lateraldistanzen der konjugierten Bildpunkte beherrscht und bestimmt.

Die Abb. 94 und 95 zeigen zwei Ausführungsformen des Stereoorthodiagraphen von BEYERLEN. Bei dem in Abb. 94 schematisch dargestellten Apparat sind die optischen Mittelpunkte der Objektive O_1 und O_2 zweier Fernrohre an den Orten der zu den übereinander angeordneten Halbbildern gehörigen Strahlungszentren angebracht.

Die um diese Punkte achsenparallel drehbare Fern- oder besser Nahrohre zeigen durch Parallelverschiebung mittels zweimaliger Spiegelung und Bildaufrichtung jedem beliebigen Beobachter jedes Halbbild aus den richtigen Zentren O_1 bzw. O_2 gesehen, welche Halbbilder zu einem Raumbilde verschmelzen, das an sich das Objekt *nicht* in wahrer Größe und Gestalt darzustellen braucht.

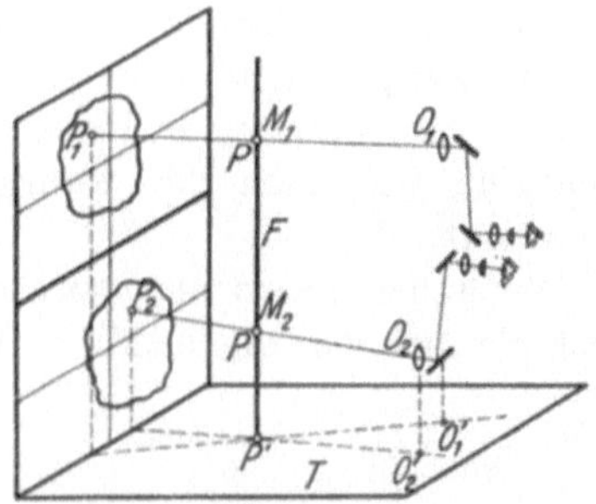

Abb. 94. Stereoorthodiagraph nach BEYERLEN (schematisch).

Der senkrechte Meßfaden $M_1 M_2$ wird nicht *direkt*, sondern auch nur durch das Nahrohr gesehen, also auch aus den nämlichen Zentren wie das Objekt. Wenn deshalb dieser bewegliche Faden in einer bestimmten Stellung scheinbar

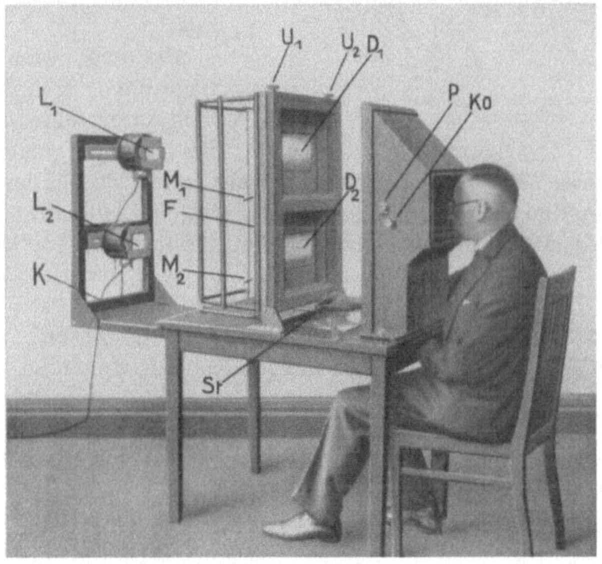

Abb. 95. Stereoorthodiagraph nach BEYERLEN.

sowohl das rechte Halbbild P_1 wie das linke Halbbild P_2 eines Objektpunktes P überdeckt, *muß* er durch die Stelle gehen, wo der Objektpunkt P selber in bezug zu dem Halbbilde und den Strahlungszentren gelegen war.

Die beiden Netzhautbilder des Fadens verschmelzen zu einem Raumbild, das sichtbar das Raumbild des Punktes P schneidet.

v. Ebbenhorst Tengbergen – v. Albada, Röntgenstereoskopie.   5

Indem das untere Ende des Fadens die horizontale Projektion P′ des Objektpunktes P auf dem Tischblatt T selbsttätig angibt, zeigen am Faden verschiebbare Marken M_1 und M_2 die genaue Lage von P im Raume in bezug zum rechten und zum linken Halbbilde.

Es ist nur scheinbar, daß hier eine einzige stoffliche Marke verwendet wird, weil diese Marke nicht *direkt* wahrgenommen wird, wie in den oben behandelten Fällen, sondern mittels eines Doppelnahrohrs, das den Faden benutzt, um davon zwei geeignete Halbbilder zu erzeugen.

Das wahrgenommene Raumbild des Fadens ist mit dem Faden selbst nicht identisch, wie auch das wahrgenommene Objekt nicht dem Objekte selbst entspricht.

Wir haben diesen Stereoorthodiagraphen nicht persönlich beurteilen können, doch glauben wir, obgleich der Bau prinzipiell ganz richtig ist, daß die ungleiche Entfernung von Faden und Bildebene es dem Nahrohr nicht möglich macht, immer genügend scharfe Bilder von beiden zu erzeugen. Auch werden die Nahrohre nicht immer das ganze Bildfeld abbilden können, so daß das Bestreben des Erfinders, diesen (vermutlichen) Mängeln zu entgehen, sich wohl erklären läßt.

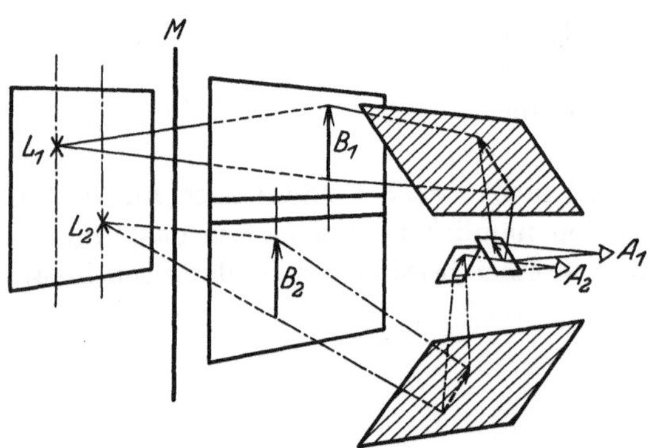

Abb. 96. Stereoorthodiagraph nach BEYERLEN (schematisch).

Bei dem neuen Stereoorthodiagraphen, in Abb. 96 schematisch dargestellt, hat BEYERLEN diese Mängel glücklich beseitigt und den Beobachter *hinter* der Bildebene gedacht, etwa wie bei der Betrachtung eines fluorescierenden Schirmbildes, also in L_1R_1 der Abb. 48.

An Stelle der Antikathoden setzt er Punktlampen L_1 und L_2 (Abb. 96), welche vom Meßfaden M eine Schattenlinie auf jedes der Halbbilder werfen. Geht M durch die Stelle eines Objektpunktes P, dann müssen seine beiden Schatten auch durch die beiden Halbbilder von P gehen, und bei der stereoskopischen Verschmelzung sieht man einen Schattenfaden gerade durch P gehen.

Um die stereoskopische Verschmelzung der beiden übereinander gestellten Halbbilder zu ermöglichen, benutzt er ein senkrecht gestelltes Telestereoskop (in der Abb. 96 ersichtlich).

Es ist vollkommen gleichgültig, in welche Entfernung das Telestereoskop gestellt ist, oder wie groß der Augendrehpunktsabstand des betreffenden Wahrnehmers ist, wenn überhaupt nur eine stereoskopische Verschmelzung stattfindet.

Wenn der Faden scheinbar durch P geht, nimmt er auch genau die wahre Stelle dieses Punktes ein, welche in bekannter Weise sofort meßbar ist. BEYERLEN hat dabei noch eine Neuigkeit eingeführt, durch die er in einem Augenblick die beiden Netzhautbilder verwechselt, so daß das rechte Auge das linke, das linke Auge das rechte Halbbild zu sehen bekommt.

Es entsteht dann ein vergrößertes hyperzentrisches Raumbild des Objektes jenseits der Bildebene (wie $A_2B_2C_2D_2$ in Abb. 48), so wie es von der Rückseite erscheinen würde.

Weil das stereoskopische Sehen lediglich dazu dient, die räumliche Koinzidenz zu beurteilen, nicht ein raumgetreues Raumbild zu erzeugen, und der Meßfaden selbsttätig die richtige Stelle einnimmt, sobald diese Koinzidenz festgestellt ist, ist es auch vollkommen gleichgültig, wie oder wo das Raumbild des Objektes sich zeigt.

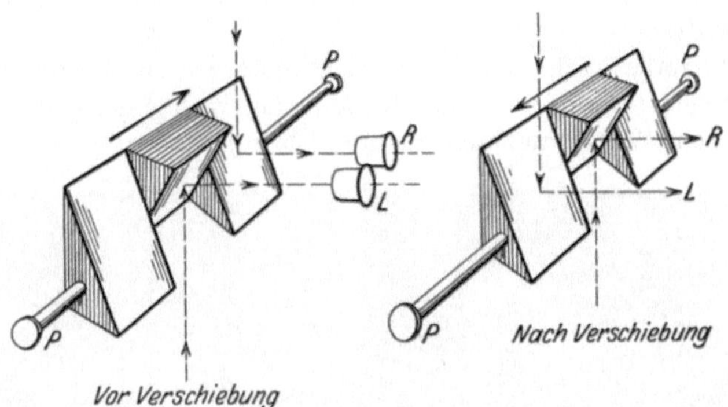

Abb. 97. Vorrichtung zum schnellen Übergang vom frontalen zum rückseitigen Einblick nach Beyerlen.

Es ist sogar als ein Vorteil zu betrachten, daß man das Röntgenobjekt beliebig von vorne wie von der Rückseite betrachten kann.

Um die Verwechslung der Netzhautbilder schnell vornehmen zu können, hat Beyerlen als Ersatz der kleinen Spiegel des Telestereoskops einen Prismenkörper vorgesehen mit drei spiegelnden Flächen, welche durch einfache Verschiebung, wie Abb. 97 zeigt, die Bildwechslung zustande bringen.

Obgleich der neue Stereoorthodiagraph von Beyerlen heute wohl der beste Apparat zur stereoskopischen Messung von Röntgenaufnahmen zu sein scheint, kann man sich nach dem nämlichen Grundprinzip doch auch etwas einfacher und vielleicht ebenso gut helfen.

Man denke sich dabei die in Abb. 81 angegebene Vorrichtung mit *einer* Punktlampe. Obwohl diese für direkte nichtstereoskopische Messung vorgesehen war, ist sie *auch* für stereoskopische Messung mittels

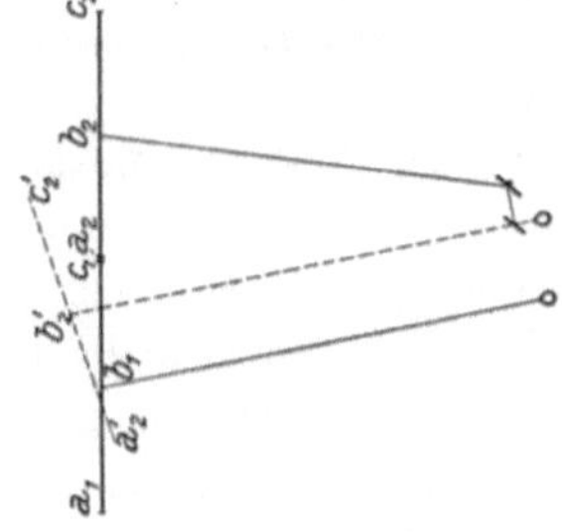

Abb. 98.
Spiegelgerät zum Betrachten von Röntgenstereobildern.

Röntgenhalbbildern in auffallendem Lichte verwendbar, wenn man nur einen kleinen Apparat hat, um beide Halbbilder zur Verschmelzung zu bringen.

Man kann dazu entweder ein Piriestereoskop (Abb. 43) mit senkrecht drehbarem Ablenkungsprisma verwenden, oder auch einfach ein Gerät aus zwei Planspiegelchen bestehend nach Abb. 98, von denen das eine um eine horizontale Achse drehbar ist und so gestellt werden kann, daß das obere Halbbild von einem Auge an der Stelle des unteren Halbbildes gesehen wird, indem das untere Halbbild direkt mit dem anderen Auge angeschaut wird.

Zwar wird das abgelenkte Halbbild etwas trapezartig verzerrt, aber soweit die Verschmelzung erfolgt, findet auch eine genaue stereoskopische Beurteilung der Koinzidenz des Fadens mit dem betreffenden Objektpunkt statt.

Indem man einfach das Spiegelgerätchen vor das andere Auge hält, erreicht man die erwünschte Bild- oder Tiefenverkehrung.

Auch die in Abb. 77 gegebene Vorrichtung, entweder mit horizontal liegenden oder senkrecht *neben*einander gestellten Halbbildern mit zwei Punktlampen, nebst parallelem Meßfadenpaare, ist ohne weiteres für genaue stereoskopische Messung verwendbar, insofern es für auffallendes Licht geeignete Röntgenhalbbilder betrifft.

Man braucht dabei nicht einmal ein Hilfsgerät wie ein Piriestereoskop oder Spiegelapparätchen, wenn man durch einfache Konvergenz der Blicklinien die stereoskopische Verschmelzung zustande bringen kann.

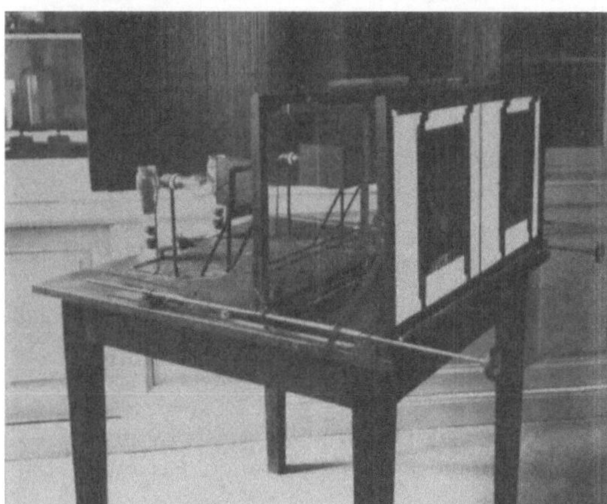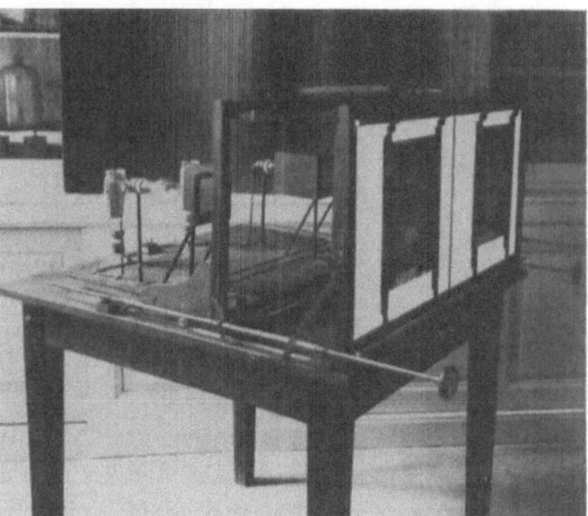

Abb. 99. Stereoorthodiagraph mit nebeneinander angeordneten Halbbildern.

Es ist wohl überflüssig, darauf hinzuweisen, daß die wandernde Marke von den stereoskopisch vereinigten *Schatten* der Fäden gebildet wird und nicht von dem etwa auch stereoskopisch vereinigten Fadenpaar selbst. Durch Verwendung rotfarbiger Fäden z. B. vermeidet man jeden Irrtum. In der Bildebene fallen die Fäden mit ihren Schatten zusammen.

Bei Röntgenbildern für *durchfallendes* Licht ist eine Vorrichtung, wie Abb. 82 schematisch angibt, vorzuziehen. Man denke sich dabei die Halbbilder gegen eine Emailglasplatte (die sich also zwischen Lampen und Halbbildern befindet) befestigt. Abb. 99 zeigt ein nach diesen Angaben im Wilhelmina-Krankenhaus in Amsterdam gebautes Gerät.

Die stereoskopische Koinzidenz des Fadenkreuzungspunktes mit einem bestimmten Punkt des Raumbildes beurteilt man am einfachsten entweder durch Kreuzung der Blicklinien oder durch ein Stereobinokel nach PLEIKART-STUMPF, oder ein Telestereoskop.

Aber auch wenn die Beurteilung dieser Koinzidenz schwierig sein dürfte, kann man, nachdem die senkrechten Fadenschatten durch die beiden Halbbilder des Objektpunktes gebracht sind, auch den horizontalen Fadenschatten leicht durch die Punkthalbbilder bringen, wodurch die beiden Kreuzungspunkte der Fäden die Lage des betreffenden Objektpunktes im Raume in Beziehung zu jedem Halbbild angeben.

Es ist eben ein Vorteil dieses Geräts, daß der horizontale Fadenschatten die beiden Punkthalbbilder immer selbsttätig zugleich schneidet und die Auffindung konjugierter Punkthalbbilder sehr erleichtert, wogegen bei dem BEYERLENschen Gerät (Abb. 95) jede Metallperle an sich verschoben werden muß, um die Koinzidenz mit dem Raumbild des Objektpunktes zu bewirken.

Wir möchten deshalb vorschlagen, den BEYERLENschen Meßfaden nebst Perlen senkrecht verschiebbar zu machen, damit die beiden Perlen selbsttätig und zugleich die richtige Stelle erreichen.

Schließlich muß bemerkt werden, daß doch die Beurteilung der räumlichen Koinzidenz des senkrechten Fadenraumbildes mit dem betreffenden Objektpunkt oft sehr schwer ist. Das mag zum Teil wohl daher rühren, daß bei einer körperlichen Vorstellung sich ein den Körper ganz durchdringender und doch überall sichtbar bleibender Faden schwer denken läßt, eben weil ein ganz sichtbar bleibender Faden erfahrungsgemäß die Vorstellung erzeugt, daß er ganz *vor* dem Körper liege, sich also *zwischen* dem Körper und dem Beobachter befinde.

Für *stereoskopische* Messung fanden wir es deshalb empfehlenswert, die beiden senkrechten Fäden des Apparates in Abb. 99 durch zwei Glasperlen auf dem horizontalen Faden zu ersetzen. Der horizontale Fadenschatten mag

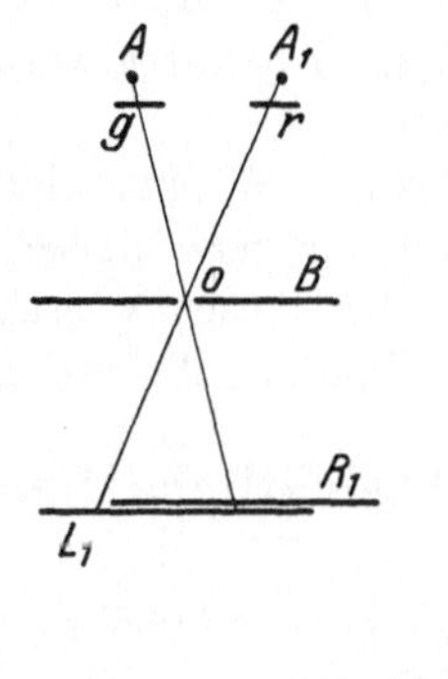

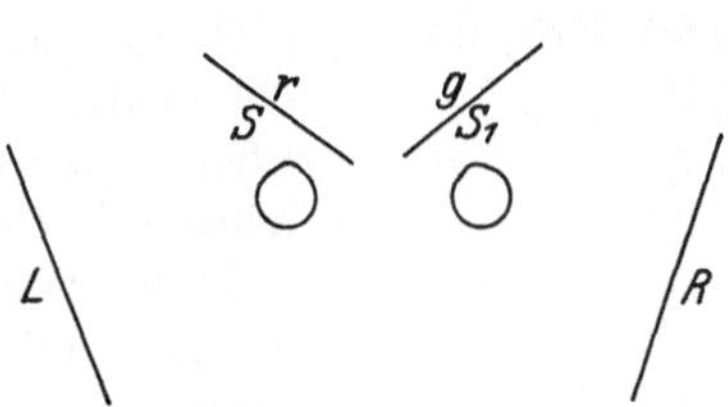

Abb. 100. Fadenlose, punktförmige, wandernde Marke.

über seine ganze Länge sichtbar bleiben und psychologisch *vor* dem Körper erscheinen. Das hindert gar nicht daran, das Raumbild der Glasperlenschatten in genauer Koinzidenz mit einem beliebigen inneren Objektpunkt zu sehen, weil ein horizontaler, der Augendrehpunktslinie paralleler Faden sich der *direkten* Tiefenlokalisation entzieht.

Der horizontale Faden muß zu diesem Zweck nicht nur sich selber parallel, sondern auch nach rechts und links beweglich sein.

Will man sich jedoch auch von einer noch denkbaren psychologischen Störung durch den ganz sichtbar bleibenden horizontalen Fadenschatten frei machen, so könnte eine Vorrichtung, wie in Abb. 100 angegeben, jede nachteilige psychologische Beeinflussung ausschließen, weil da kein Faden mit zwei Perlen, sondern nur ein einziges punktförmiges Raumbild mit einem beliebigen Objektpunkt in Koinzidenz zu bringen ist.

L und R sind die beiden Röntgenhalbbilder, welche mittels Lampen und Emailglas durchleuchtet werden. Sie spiegeln sich an den rot und grün gefärbten planparallelen Glasscheiben S und S_1 und nehmen also scheinbar die Stellen L_1 und R_1 ein, als ob beide Halbbilder auf *einer* Platte $L_1 R_1$ mittels der Antikathoden A und A_1 gemacht wurden. An der Stelle $L_1 R_1$ befindet sich eine Emailglasplatte und in A und A_1 je eine Punktlampe mit vorgesetztem grünen bzw. roten Lichtfilter. Diese Lampen werfen durch eine kleine Öffnung o in einer zwangsläufig beweglichen Blende B einen grünen bzw. roten Lichtfleck auf die Milchglasplatte.

Jedes Auge sieht also nur einen einzigen Lichtfleck, welche sich beide stereoskopisch zu einem im Raume schwebenden Lichtfleck vereinigen. Dieses Fleckenraumbild läßt sich nun leicht durch die zweckmäßige Bewegung der Blende mit jedem beliebigen Punkt des Röntgenraumbildes in Koinzidenz bringen, wobei die Blendenöffnung die Stelle des Objektpunktes bei der Aufnahme angibt.

Anstatt roter und grüner Glasscheiben und Lichtfilter können auch synchron intermittierend leuchtende Lampen und vor den Augen rotierende Blenden nach Abb. 49 benutzt werden, damit jedes Auge nur einen Lichtfleck zu sehen bekommt.

Durch den Wechsel der Farben oder der Leuchtperioden tritt das „pseudoskopische", hyperzentrische Raumbild an Stelle des stereoskopischen.

Auch bei dieser Vorrichtung ist die Meßgenauigkeit unabhängig von dem Augendrehpunktsabstand des jeweiligen Beobachters.

11. Absichtliche Umgestaltung des Meßraumes zur Erhöhung der Meßgenauigkeit.

Wenn eine möglichst genaue Untersuchung der inneren Tiefengliederung eines Körpers beabsichtigt wird, kann man in folgender Weise eine solche scheinbare Ausdehnung des Meßraumes in die Tiefe hervorrufen, daß alle Tiefendimensionen proportional in einem beliebigen Verhältnis vergrößert werden.

Man braucht dazu z. B. in der Vorrichtung nach Abb. 101 nur die Punktlampen in den doppelten, dreifachen usw. Abstand von der Bildebene zu stellen.

Bei der Messung der Tiefenlage eines Objektpunktes muß dann das Meßfadenpaar ebenfalls um den doppelten, dreifachen usw. Abstand von der Bildebene entfernt werden, um ihr Raumbild mit dem des Objektpunktes zur Koinzidenz zu bringen.

War z. B. in Abb. 101 L die Aufnahmestelle einer der Antikathoden und P der Objektpunkt mit Schattenbild p, so wird man, wenn die Punktlampe in den doppelten Abstand, in L_1 gestellt wird, den Meßfaden in P_1, d. h. den doppelten Abstand von P bringen müssen, um seinen Schatten auf p fallen zu lassen. Die Tiefenstrecke Pp' wird also in der doppelten Größe $P_1 p'$ gemessen.

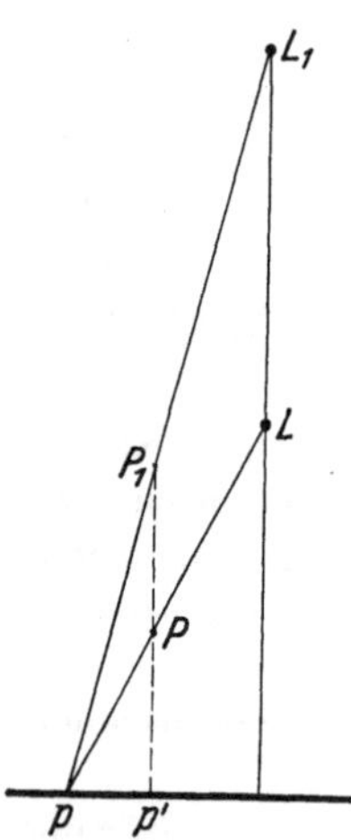

Abb. 101.
Vervielfachung der
Tiefendimensionen.

In dieser Weise lassen sich z. B. geschichtete Körper, der Tiefe nach, beliebig ausdehnen und die Entfernungen zwischen den Schichten mit erhöhter Genauigkeit messen.

Eine zweite Art absichtlicher Umgestaltung des Meßraumes besteht darin, daß man ein proportional, also *allseitig* vergrößertes Raumbild des Objektes erzeugt.

Denkt man sich, wie in Abb. 102 angegeben, die Perspektivitätszentren zugleich mit den in ihrer Ebene bleibenden Röntgenhalbbildern weiter auseinander gerückt, so entsteht ein proportional wachsendes Raumbild.

Bei der gewöhnlichen Anordnung überkreuzen die beiden Halbbilder einander, d. h. das dem linken Auge entsprechende Halbbild liegt rechts von dem anderen. Rückt man nun die Zentren (zugleich mit den Halbbildern) weiter auseinander, so überdecken letztere sich anfangs, um bald nachher sich voneinander zu entfernen, bis sie gerade frei und nebeneinander liegen, so daß das dem linken Auge entsprechende Halbbild links neben dem dem rechten Auge entsprechenden liegt oder steht.

Seien also in Abb. 102 l und r die Orte der Perspektivitätszentren bei der Aufnahme und abc das aufgenommene Objekt, seien nun die Perspektivitätszentren bis l_1 und r_1 auseinandergerückt, und lägen die beiden Halbbilder L und R nun frei nebeneinander, so würde ein Riese mit einem Augenabstand

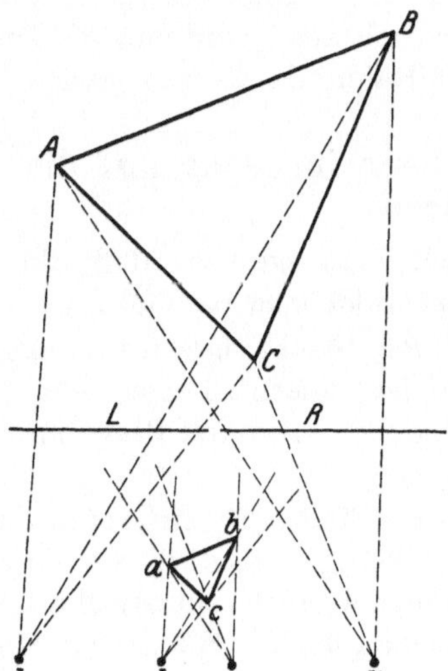

Abb. 102. Vergrößerung aller Dimensionen.

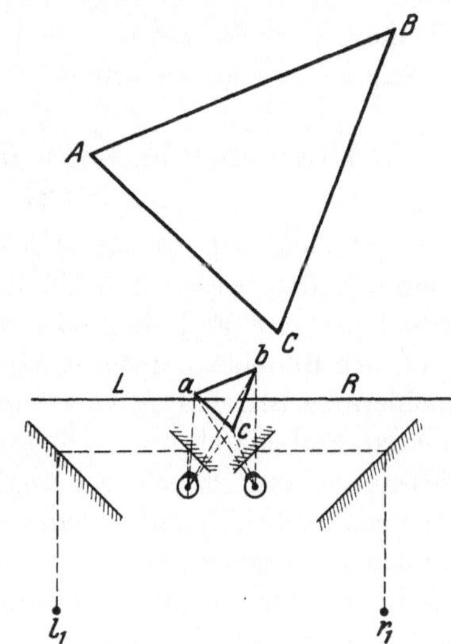

Abb. 103. Messung eines vergrößerten Raumbildes mit stofflicher, wandernder Marke.

$l_1 r_1$ ein proportional vergrößertes Raumbild ABC des Objektes erblicken und zwar in einer Vergrößerung dem Verhältnis von $l_1 r_1$ zu lr proportional, welche z. B. eine 5fache sein kann.

Nun wird man sich zwar nicht zum Riesen machen, sondern es doch mittels eines Telestereoskops so einrichten können, daß die doppelt gespiegelten Augen des Beobachters sich scheinbar gerade in l_1 und r_1 befinden (Abb. 103). Der Beobachter wird dann zwar kein großes Objekt ABC sehen, er sieht es nur in der wahren Größe abc, aber er sieht dennoch dasselbe, als ob er das große Objekt ABC durch ein Telestereoskop betrachtete, d. h. verkleinert und genähert.

Denkt man sich nun in geeignetem Abstand hinter der Bildebene eine ausgedehnte, genügend hell erleuchtete Wand und zwischen Bildebene und Wand [1] eine zwangsläufig zu bewegende, mäßig glühende Punktlampe, so muß diese Lampe die Stellen A, B und C einnehmen, damit man sie mit den Objektpunkten a, b und c zusammenfallen sieht, mit anderen Worten, man mißt

---

[1] Anstatt dieser hell erleuchteten Wand kann man auch gleich hinter die Röntgenhalbbilder so durchscheinende Emailglasplatten stellen, daß nur die Punktlampe hindurch sichtbar ist und zugleich die zerstreute Durchleuchtung der Halbbilder liefert.

gleichsam mit der Lampe ein 5fach vergrößertes Objekt aus, also mit sehr gesteigerter Genauigkeit.

Man kann sich dabei unabhängig von dem Augendrehpunktsabstand des Beobachters machen, wenn man es mittels einer Einstellvorrichtung am Telestereoskop nur so einrichtet, daß die doppelt gespiegelten Augendrehpunkte gerade in l_1 und r_1 zu liegen kommen, wozu man einfachheitshalber dem Abstand $l_1 r_1$ z. B. genau den 5fachen Betrag der Aufnahmebasis gibt.

Die vergrößerte Basis $l_1 r_1$ ist auch die Grundlage, von der ausgerechnet die 5fach vergrößerten Tiefendimensionen gemessen werden.

Diese Meßanordnung vergegenwärtigt also den umgekehrten Vorgang der stereoskopischen Ausmessung ausgedehnter Objekte in der Photogrammetrie. Während man in der Photogrammetrie immer ein *verkleinertes* Raumbild der Wirklichkeit ausmißt, werden bei der oben beschriebenen Anordnung die Dimensionen eines Objektes an seinem vergrößerten Raumbild ausgemessen.

12. Abweichende Lage der Bildebene in bezug auf die Strahlungszentren.

Bisher haben wir es als selbstverständlich vorausgesetzt, daß die Verbindungslinie der beiden Strahlungszentren der Bildebene parallel sei.

Jedoch ist der Fall denkbar, daß die beiden Strahlungszentren *ungleich* weit von der Bildebene entfernt sind, und zwar ist dieser Fall eigentlich als der allgemeinere zu betrachten, von dem die der Bildebene *parallele* Basis nur einen besonderen Fall bildet.

Wesentlich ändert sich bei *ungleich* von der Bildebene entfernten Strahlungszentren nichts in der stereoskopischen Abbildung, weil doch wie ein einen gewöhnlichen Gegenstand betrachtendes Augenpaar auch ein Antikathodenpaar jede beliebige Lage in bezug zum zu bestrahlenden Körper einnehmen kann.

Es kommt nur darauf an, daß die Bildebene der Aufnahmebasis nicht mehr parallel ist, und dadurch etwas andere perspektivische Zeichnungen des Körpers entstehen.

Nimmt man bei der Betrachtung den gleichen Stand der Augenbasis wie den der Aufnahmebasis in bezug zur Bildebene ein, so sieht man ein ganz normales Raumbild.

Denkt man sich die beiden Halbbilder p_1 und p_2 eines Objektpunktes P (Abb. 104) auf einen einzigen Film in willkürlicher Lage gemacht, so wird die verlängerte Aufnahmebasis $O_1 O_2$ die Bildebene in der verlängerten Linie $p_1 p_2$, also in Q schneiden. Das gilt natürlich auch für jeden anderen beliebigen Objektpunkt R, so daß der Schnittpunkt Q leicht zu bestimmen ist, sobald die beiden Halbbilder in der richtigen Lage aufeinander liegen.

Hat man, wie wir schon früher empfahlen, dafür Sorge getragen, daß jedes Strahlungszentrum sich in den Kreuzpunkt eines auf oder dem Film sehr nah und parallel liegenden Drahtkreuzes projiziert, so ist auch der Winkel a, den die Aufnahmebasis mit der Bildebene macht, und welchen man die *Verkantung* der Bildebene nennen könnte, leicht zu bestimmen, wenn entweder die Länge $O_1 O_2$ der Aufnahmebasis oder die Höhe $O_1 o_1$ einer der Strahlungszentren über der zugehörigen Bildebene bekannt ist.

Man verfügt dann über alle Daten, welcher man für das stereoskopische Meßverfahren bedarf, das man in der einfachsten Weise nach den obenerwähnten Methoden ausführen kann, wenn man die Vorbedingung erfüllt hat, die vorhandenen Röntgenbilder nach den bekannten Daten zu *entzerren,* d. h. in ein Projektionsbild auf einer der Aufnahmebasis parallelen Ebene umzuwandeln.

Wir werden auf die in der Photogrammetrie sehr üblichen Entzerrungsmethoden nicht näher eingehen, doch nur darauf hinweisen, daß dazu zweckmäßig und selbsttätig arbeitende optische Entzerrungsapparate in verschiedenen Ausführungen zur Verfügung stehen. Man siehe auch den im Abschnitt über das Entzerrungsverfahren erwähnten und abgebildeten Entzerrungsapparat (Abb. 109).

Noch allgemeiner ist eigentlich der Fall, daß jede der beiden Aufnahmen auf eine beliebige Bildebene gemacht wurde, wobei jedoch mindestens anzu-

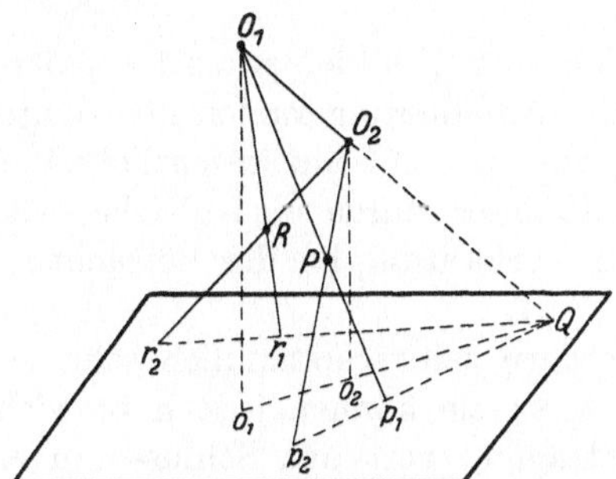

Abb. 104. Schiefe Lage der Aufnahmebasis in bezug zur Bildebene.

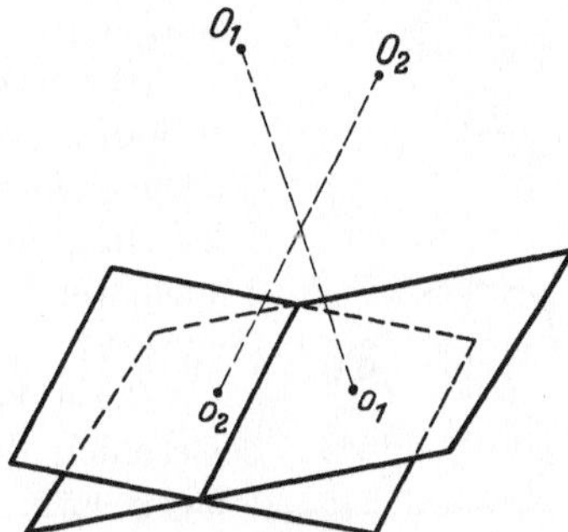

Abb. 105. Aufnahmen auf zwei zueinander geneigte Ebenen.

nehmen ist, daß sowohl die Projektion jedes Strahlungszentrums auf die ihm zugehörigen Ebene, sowie seine Entfernung von dieser Ebene bekannt ist (Abb. 105).

Dieser Fall kann ausnahmsweise vorkommen, wenn zufälligerweise zwei zu verschiedenen Zeiten gemachten Röntgenaufnahmen des gleichen Körperteils vorhanden sind und es darauf ankommt, diese beiden Daten zur räumlichen Messung auszunutzen.

Günstig ist es dabei, wenn die Aufnahmebasis die Schnittlinie der beiden Bildebenen senkrecht kreuzt. Ohne Hilfe von weiteren Daten, welche die Messung erleichtern, worauf in dem Kapitel über die röntgenstereoskopische Aufnahmetechnik näher eingegangen werden soll, wird es jedoch nur selten gelingen, zu genügend sicheren Schlüssen zu kommen.

Wenn man, was sehr empfehlenswert ist, bestimmte Körperteile immer aus gleicher Strahlungshöhe aufnimmt, können auch nicht selten zwei zu verschiedenen Zeiten gemachte Aufnahmen desselben Körperteils nützlich verwendet werden, wenn der Körper bei beiden Aufnahmen nur eine etwas verschiedene Lage hatte.

Derartige Aufnahmen, man denke an die sog. stereoskopische Wippe, wobei das Objekt vor der zweiten Aufnahme ein wenig gedreht wird, lassen sich oft stereoskopisch verschmelzen und ergeben dann eine bessere Einsicht in die Tiefengliederung der abgebildeten Körperteile.

Es kommt hauptsächlich darauf an, die Richtung der Verbindungslinie der beiden Aufnahmezentren zu finden, weil selbstverständlich die Parallaxen in *dieser* Richtung ihren größten Wert erhalten.

Um diese Basisrichtung zu finden, legt man die beiden Röntgenhalbbilder seitenparallel nebeneinander auf eine durchleuchtbare Emailglasplatte und vereinigt sie stereoskopisch durch gekreuzte Blicklinien oder mittels eines Stereobinokels.

Nun werden beide Aufnahmen in ihrer Ebene, jede für sich, um ihren Achsenpunkt z. B. 5⁰ in gleichem Sinne gedreht und wieder stereoskopisch vereinigt. Dann wird nochmals 5⁰ gedreht usw. Läßt man die Drehung von Gehilfen ausführen, so entdeckt man bald die Stellung der besten stereoskopischen Wirkung, welche zugleich der richtigen Basisrichtung entspricht, die bei der Betrachtung der Augendrehpunktslinie parallel sein soll.

Ist eins der Halbbilder merklich kleiner als das andere, so kann das durch einige Annäherung an den Beobachter ausgeglichen werden. Ebenso kann eine ersichtliche Verkantung eines der Halbbilder durch eine gleiche, versuchsweise zu findende Verkantung bei der Betrachtung entzerrt werden.

Diese Verfahren fordern selbstverständlich sehr viel Geschick des Beobachters; sie können jedoch in wichtigen Fällen dazu beitragen, wertvolle Schlüsse zu ermitteln.

Auch sei noch der Fall erwähnt, daß beide Strahlungszentren in verschiedenen Entfernungen von der gemeinschaftlichen Bildebene, jedoch in demselben Lote auf diese Ebene, d. h. beide in derselben Raumbildachse liegen (Abb. 106).

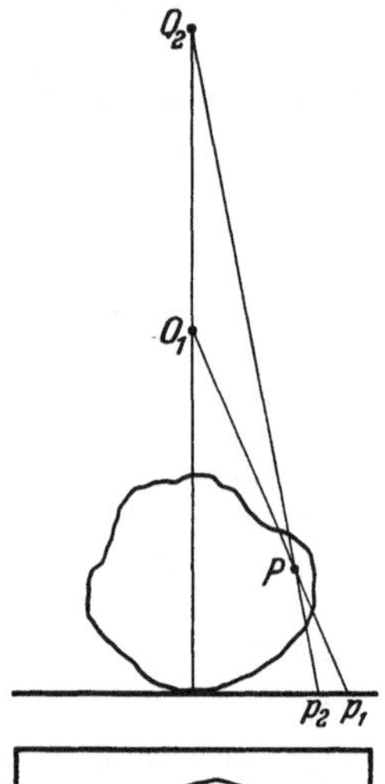

Abb. 106. Aufnahmebasis lotrecht auf der Bildebene.

Die beiden gesondert erhaltenen Röntgenbilder zeigen die nicht in der Bildebene liegenden Körperteile in verschiedener Größe. Die homologen Bildpunkte der beiden Bilder liegen auf den Radien, welche aus dem Achsenpunkt als Zentrum gezogen werden können. Die Längendifferenzen der Radien bilden ein Maß für die Höhe des betreffenden Objektpunktes über der Bildebene, was jedoch nur für außeraxial und ziemlich hoch liegende Körperteile von Nutzen sein kann.

Mehrere Röntgenaufnahmen aus *einem* Strahlungszentrum bei unveränderter Körperlage auf verschieden gelagerte Bildebenen geben keine neue Daten zur Feststellung der räumlichen Lage der Objektpunkte. All diese Bilder können auch durch Reproduktion der ersten Aufnahme auf verschieden gelagerte Bildebenen erhalten werden.

13. Röntgenstereoskopische Momentaufnahmen.

Nur in dem Falle, in Abb. 25 angegeben, wobei die beiden Röntgenhalbbilder nebeneinander fallen ohne sich teilweise zu überdecken, ist eine völlig richtige, röntgenstereoskopische Momentaufnahme, mit zwei Rohren, oder zwei Antikathoden in einem Rohre, von beweglichen Objekten möglich.

Aber dieses Verfahren verlangt, wie wir im Abschnitt 6 sahen, einen so erheblichen Abstand des Objektes von dem Filme mit unvermeidlicher Bildverschlechterung und eine so große Aufnahmebasiss (oder so kleine Objekte), daß es nur ausnahmsweise Verwendung finden kann.

Ein noch so rascher Film- oder Kassettenwechsel bei zwei nacheinander gemachten Aufnahmen ist nicht imstande zu verhindern, daß sich bewegende Objekte falsche stereoskopische Parallaxen erhalten. Den darauf sich gründenden Messungen ist keinenfalls zu vertrauen.

Wenn in der Entfernung von z. B. 65 cm und bei einer Aufnahmebasis von 6,5 cm das aufzunehmende Objekt sich während des Kassettenwechsels nur 1 mm seitlich bewegt, bedeutet das schon ein Tiefenfehler von 1 cm.

Wir sehen denn auch in der Rasterstereoskopie, die Abschnitt 18 behandelt, die einzige Möglichkeit für eine vollkommen gleichzeitige Aufnahme beider Halbbilder. Sie erschwert jedoch gerade durch die streifenweise Abbildung die genaue Messung und Ausnutzung der stereoskopischen Parallaxen, indem auch die Betrachtungstechnik mittels Raster die höchsten Anforderungen an der Präzision stellt.

Wir glauben aber die Betrachtung durch die Herstellung von *gesonderten* und *ausgefüllten* Rasterhalbbildern in gleiche Höhe mit den gewöhnlichen Röntgenstereobildern bringen zu können.

Dennoch ist es ein immer wertvolles Bestreben, die Schnelligkeit des Filmwechsels bei dem gewöhnlichen Verfahren möglichst aufzuführen. Wir müssen hier an den vielen verschiedenen Systemen des

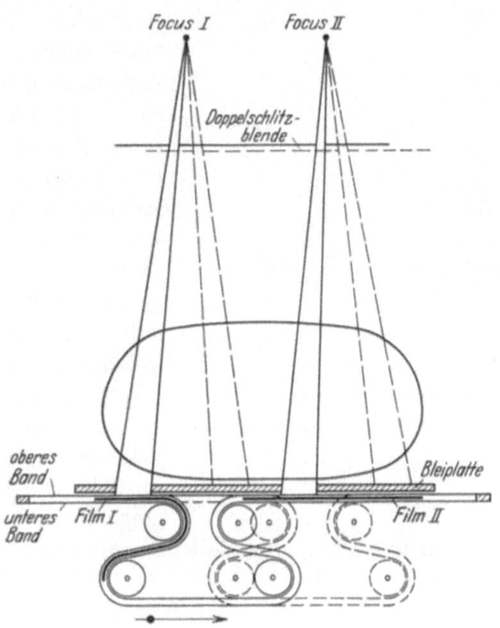

Abb. 107. Entwurf für röntgenstereoskopische Momentaufnahmen nach BEYERLEN.

mechanischen Kassettenwechsels vorbeigehen und wollen nur ein, in neuester Zeit in origineller Weise von BEYERLEN entworfenes System etwas näher betrachten.

Wir entnehmen die diesbezüglichen Mitteilungen den „Technischen Mitteilungen für Röntgenbetriebe" von C. H. F. MÜLLER, Nr. 8, 1929 und verweisen auf die Abb. 107, in welcher dieser Entwurf skizziert ist.

Die beiden Filme I und II sind in einem biegsamen Papierumschlag zu einem längeren Filmband mittels eines leeren Zwischenbandes miteinander verbunden und derart um vier Rollen gewickelt, daß von Film I nur ein schmaler Anfangsstreifen in der Bildebene liegt.

Die Bildebene ist mit einer Bleiplatte überdeckt, in der nur zwei schmale Öffnungen den Röntgenstrahlen Zutritt zu den Filmen erlauben. Zugleich ist eine Doppelschlitzblende über dem aufzunehmenden Objekt angebracht, welche gleichzeitig mit der Bleiplatte so seitlich beweglich ist, daß ihre Öffnungen immer denen der Bleiplatte in der Strahlungsrichtung entsprechen.

Indem die beiden Enden des Filmbandes an ihrem Ort bleiben, bewegen sich die vier Rollen gleichzeitig mit der Bleiplatte, wodurch beide Filme streifenweise gleichzeitig bestrahlt werden und die ganze Aufnahme nicht länger dauert als für das Abwickeln einer Filmbreite nötig ist.

Dieser Entwurf hat jedoch einige prinzipiellen Unvollkommenheiten. In erster Linie gilt die *Gleichzeitigkeit* der Aufnahme nur für *verschiedene* Teile des Objektes, so daß doch ein gewisser, wenn auch kleiner Zeitintervall zwischen den beiden Aufnahmen desselben Körperteils bestehen bleibt. Zweitens ist die gleichmäßig schnelle Bewegung des umfangreichen und schweren Rollensystems mit Bleiplatte ein technisch schwierig zu lösendes Problem.

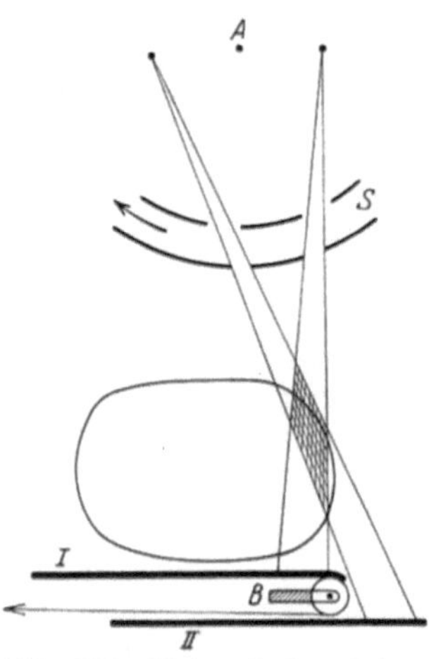

Abb. 108. Entwurf für röntgenstereoskopische Momentaufnahmen nach VAN ALBADA.

Wir haben deshalb gemeint, daß untenstehender, kurz angedeuteter Entwurf mehr empfehlenswert sein konnte und jedenfalls *gleichzeitige* Aufnahmen, wenn auch nicht des ganzen Körpers, so doch von denselben Körper*teilen* ermöglicht.

In der schematischen Abb. 108 sind die beiden Filme mit starker Linie und mit I und II angedeutet, eine Doppelschlitzblende mit S und eine schmale Bleiplatte mit B. Film II bleibt unbeweglich.

Das linke Ende von Film I wird festgehalten, indem er während der Aufnahme um eine Rolle, welche an der Bleiplatte verbunden ist, in der Pfeilrichtung gezogen wird.

Auch die Schlitzblende S, so eingerichtet, daß jeder Schlitz nur die Strahlen *einer* Antikathode durchläßt, bewegt sich mit der Rolle drehend um eine Achse A zwischen den beiden Rohren.

Man hat also prinzipiell nur mit einer Walze und einer schmalen Bleiplatte zu tun, welche den beleuchteten Teil von Film I und den unbeleuchteten Teil vom Film II gegen falsche Röntgenstrahlen schützt[1].

Der gemeinschaftliche Teil der beiden Strahlenbüschel, schraffiert angegeben, wird vollkommen gleichzeitig auf beide Filme aufgenommen und ebenso die nacheinander folgenden Teile des Körpers.

Wenn auch die Einrichtung gewisse Schwierigkeiten mit sich bringt und an den Rohren hohe Anforderungen stellt, scheint ihre Ausführung ziemlich einfach.

14. Das Entzerrungsverfahren.

Es wird immer als ein Nachteil empfunden, daß Röntgenaufnahmen alle Objektteile, mit Ausnahme von denjenigen Teilen, welche die Bildebene berühren, *vergrößert* abbilden, und zwar um so mehr, je weiter die Objektteile vom Film entfernt sind.

---

[1] Sicherheitshalber ist auch noch ein schmaler Bleischütz über der rechten Hälfte der Rolle vorzusehen, der der Öffnung zwischen den beiden Strahlenbündeln entspricht. Für die Betrachtuug sollen die Halbbilder in die gleichen Entfernungen wie die Aufnahmeabstände gebracht werden.

Dieser Übelstand rührt selbstverständlich daher, daß die Röntgenröhren immer nur in endlicher Entfernung vom Objekt verwendet werden können. Zwar kann man die Entfernung möglichst weit wählen und sog. Teleaufnahmen machen, dann aber wird die Belichtungszeit dem Quadrat der Entfernung proportional verlängert, während doch noch immer, wenn auch weniger ungleich vergrößerte Bilder erhalten werden.

Wünscht man die genauen Dimensionen *flacher* Objektteile im Innern des Objektes zu kennen und kann man die Aufnahme so ausführen, daß die die erwünschten Objektteile enthaltende Ebene der Bildebene parallel liegt, so zeigt das Bild eine regelmäßig vergrößerte Abbildung dieser flachen Objektteile.

Man braucht dann nur die Entfernung der erwünschten Ebene von der Bildebene mittels eines der oben angegebenen Verfahren zu bestimmen und kann dann auf photographischem Wege eine genaue Verkleinerung der Abbildung bis auf die wahre Größe der Objektteile herstellen.

Dieses Verfahren kann z. B. großen Nutzen haben zur Bestimmung der Größe und der Gestalt der Beckenöffnung, insofern diese Öffnung praktisch als eine flache Figur zu betrachten ist.

Es muß dann besonders darauf hingearbeitet werden, die Öffnung der Bildebene parallel zu stellen.

Es braucht nicht betont zu werden, daß eine solche Parallelstellung, auch mit den sorgfältigsten Vorbereitungen nicht zu sichern ist, so daß es praktischer und bequemer erscheint, von einer Parallelstellung von vornherein abzusehen und sich nur eine möglichst genaue Bestimmung der Lage der Öffnungsebene in bezug zur Bildebene als Aufgabe zu stellen, um daraus durch photographische *Entzerrung* zu einer Abbildung in wahrer Größe zu gelangen.

Dies veranlaßte den ersten Verfasser zur Ausarbeitung einer unten angegebenen Methode zur möglichst genauen Feststellung der wahren Größe und Gestalt des Beckeneingangs, welche Methode er im Jahre 1918 in einer Versammlung des Niederländischen Vereins für Röntgenologie demonstrierte.

Aus zwei in der Sagittalebene der Patientin gelegenen Punkten, welche 15 cm auseinander liegen, werden zwei Aufnahmen gemacht.

Bei diesen Aufnahmen wurden Maßnahmen getroffen, die es ermöglichten, auf den erhaltenen Röntgenogrammen sowohl die Fokalabstände als die Fußpunkte der Hauptstrahlen zu konstruieren.

Aus den erhaltenen Röntgenogrammen, aus welchen die Symphyse an der einen Seite und die hintere Beckenbegrenzung an der anderen Seite ersichtlich ist, war es dann möglich, den Strahlengang in der Sagittalebene zu rekonstruieren, wodurch der Stand der Beckeneingangsebene hinsichtlich der Platte und der Röntgenröhre während der Aufnahme genau bekannt wurde.

Daraufhin wurde eins der erhaltenen Röntgenogramme des Beckeneinganges auf photographischem Wege bis auf wirkliche Größe und Form redressiert.

Dies geschah auf folgende Weise: Man brachte das Röntgenogramm vor einen photographischen Apparat in dieselbe Stellung hinsichtlich des Objektives, in dem die Platte bei der Aufnahme hinsichtlich des Brennfleckes der Röntgenstrahlen gestanden hatte; das Mattglas der Camera stellte man so, daß es im gleichen Abstand und unter demselben Winkel in bezug auf das Objektiv zu stehen kam wie die Beckeneingangsebene bei der Aufnahme in bezug auf den Brennfleck der Röntgenröhre und die Plattenebene.

Auf dem Mattglas zeigte sich dann ein Bild der wirklichen Form und Größe des Beckeneinganges, welches entweder photographiert oder nachgezeichnet werden konnte.

Diese Methode wurde die Redressionsmethode genannt; die technischen Einzelheiten darüber wurden behandelt in dem Buch: „De röntgenologische bekkenmeting".

Diese Redression ist jetzt sehr vereinfacht, indem man statt der photographischen eine mechanische Redressionsmethode mittels eines von Dr. *Litwer* und dem ersten Verfasser konstruierten Apparates anwenden kann. Diesen Apparat zeigt Abb. 109. Der Apparat besteht aus einem horizontalen Schaukasten, worauf eines der beiden Röntgenogramme gelegt wird, und worüber

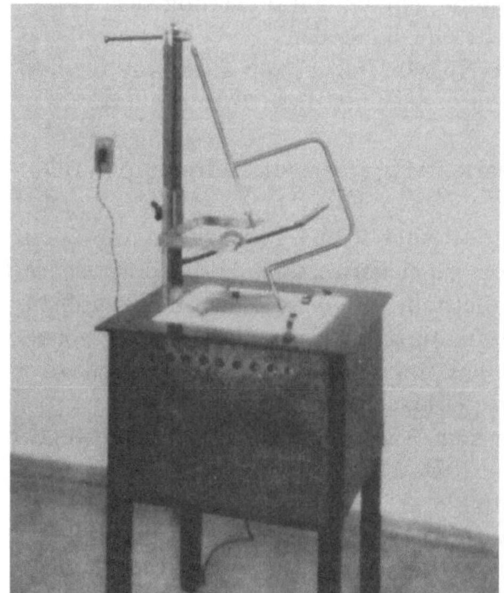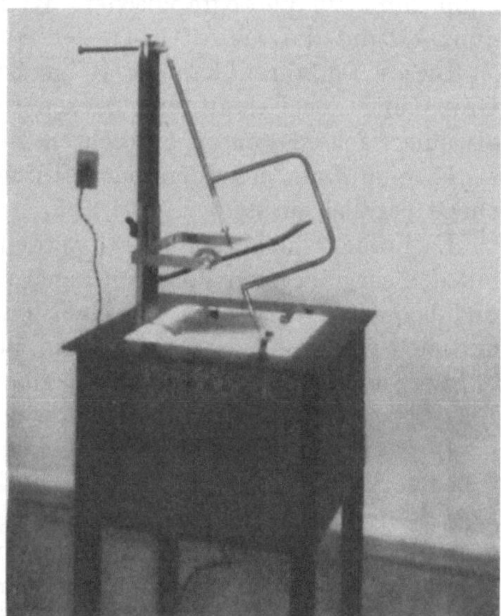

Abb. 109. Entzerrungsapparat nach VAN EBBENHORST TENGBERGEN.

sich ein nach allen Richtungen hin verstellbares Zeichenbrett befindet, welches an einer vertikalen Stange befestigt ist. Dieses Zeichenbrett kann in bezug auf das Röntgenogramm so gestellt werden wie die Beckeneingangsebene bei der Aufnahme in bezug auf die Platte. Die Angaben dafür erhält man aus der Rekonstruktion des Strahlenlaufes in der Sagittalebene aus den zwei Aufnahmen, wie bereits beschrieben.

In einer Entfernung von 60 cm der Schaukastenebene (die Fokusfilmentfernung) ist ein Kugelgelenk angebracht worden, welches senkrecht über die Markierung des Fußpunktes des Hauptstrahles auf den zu redressierenden Film gestellt werden kann.

An diesem Kugelgelenke befindet sich ein Zeichenapparat, welcher, wie aus der Abbildung ersichtlich, mittels eines Bügels und federnder Stifte so konstruiert ist, daß er zu gleicher Zeit in der Ebene des Schaukastens und der des Zeichenbrettes zeichnen kann und zwar so, daß die eine Zeichnung immer eine Projektion der anderen vom Kugelgelenke aus darstellt.

Folgen wir jetzt mit dem unteren Zeichenstift den Umrissen der Becken-eingangsfigur auf dem Röntgenogramme, dann wird der obere Stift auf das Zeichenbrett den wirklichen Beckeneingang zeichnen.

15. Projektion von Röntgenstereobildern.

Mit der Projektion von Röntgenstereobildern beabsichtigt man mehreren Beobachtern die gleichzeitige stereoskopische Betrachtung desselben Stereo-bildes zu ermöglichen.

Obgleich die Betrachtung eines Stereobildes nur von einem Punkte aus, also nur für eine Person, streng richtig sein kann, können bei ziemlich großen Halbbildern auch andere Personen in der Nähe der beiden Perspektivitätszentren einen für viele Zwecke befriedigenden stereoskopischen Eindruck bekommen.

Schon gewöhnliche Röntgenbilder von 30 × 40 cm können 2—3 Beobachter zugleich mittels starker Konvergenz der Blicklinien oder mit sog. Stereo-binokeln betrachten, wenn man mit einer nicht unerheblichen Verzerrung des Raumbildes vorlieb nimmt, und so kann die Zahl der Zuschauer mit der Größe der Bilder wachsen.

Für die Projektion eignen sich die direkten Röntgen-bilder wegen ihrer Größe weniger gut, weil sie zu große Projektionsapparate erfordern würden, man fertigt deshalb

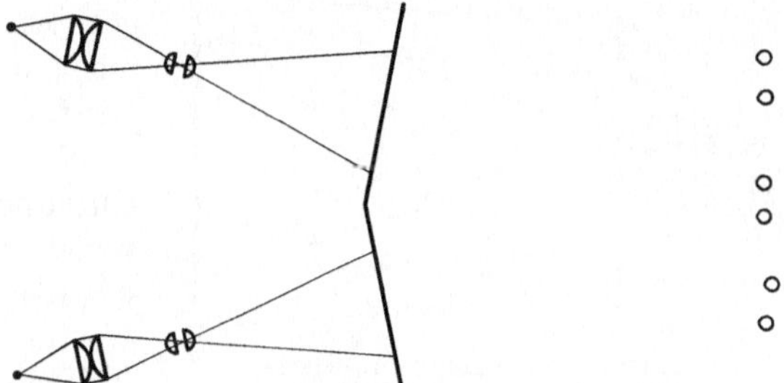

Abb. 110. Betrachtung projizierter Röntgenstereobilder.

am besten kleinere Diapositive, z. B. im Formate der üblichen Laternbilder auf photographischem Wege an und projiziert mit zwei gewöhnlichen Projektions-apparaten die beiden Halbbilder neben oder übereinander im auffallenden oder durchfallenden Lichte.

In der Regel ist es zu empfehlen, die Diapositive als Glasstereobilder im Formate 6 × 13 oder 9 × 13 cm anzufertigen, um sie nicht nur zur Projektion, sondern auch zur Betrachtung in Linsenstereoskopen verwenden zu können.

In Abb. 110 ist die Anordnung für gesonderte Durchprojektion der Halb-bilder mittels zweier Projektionsapparate angegeben, wodurch einfach eine Vergrößerung der nebeneinander gestellten Halbbilder erreicht wird. Die Ebenen der Halbbilder sollen einen geringen Winkel bilden, wie aus der Abbil-dung ersichtlich, um die Verzerrung bei der Übereinanderschiebung zu ver-ringern.

Ist das Diapositiv als Stereobild 6 × 13 oder 9 × 13 cm angefertigt, so kann die Projektion durch *ein* einziges Objektiv stattfinden, wodurch ein ver-größertes Stereobild auf dem Schirme entsteht. Dies wird dann wieder durch Konvergenz der Blicklinien oder mittels Stereobinokel betrachtet.

Man kann jedoch die Projektion mit Hilfe zweier dicht nebeneinander stehender Objektive ausführen, welche die vergrößerten Halbbilder *abwechselnd* auf die nämliche Stelle des Schirmes werfen (Abb. 111). Man muß dann die Betrachtung mit einer synchron drehenden Blende, wie in Abb. 49 für die stereoskopische Betrachtung eines Durchleuchtungsbildes angegeben, ausführen.

Hierdurch entsteht der große Vorteil, daß die verschiedene oder symmetrische Verzerrung der Halbbilder vermieden wird.

Weil nun beide Halbbilder die nämliche Verzerrung erleiden, erleidet die Verschmelzung keine Schwierigkeiten, und es kann eine größere Zahl Beobachter zugelassen werden.

Man kann auch, ohne rotierende Blende, ein rotes Lichtfilter vor das linke und ein grünes vor das rechte Projektionsobjektiv anbringen und die übereinander entworfenen gefärbten Halbbilder auf dunklem Grund mit einer links roten und rechts grünen Brille betrachten. Hierdurch geht jedoch sehr viel von der Lichtstärke verloren.

Obgleich in rotem bzw. grünem Farbstoff ausgeführte Anaglyphen (gefärbte Bilder auf weißem Grund) lichtstärker sind (sie müssen mit rechts roter und links grüner Brille betrachtet werden, wenn das linke Bild rot und das rechte grün gefärbt ist), können wir diese Methode nicht empfehlen, weil die Schattierungen weniger vollkommen wiedergegeben werden und Röntgenstereobilder nicht die geringste Herabsetzung ihrer Deutlichkeit vertragen.

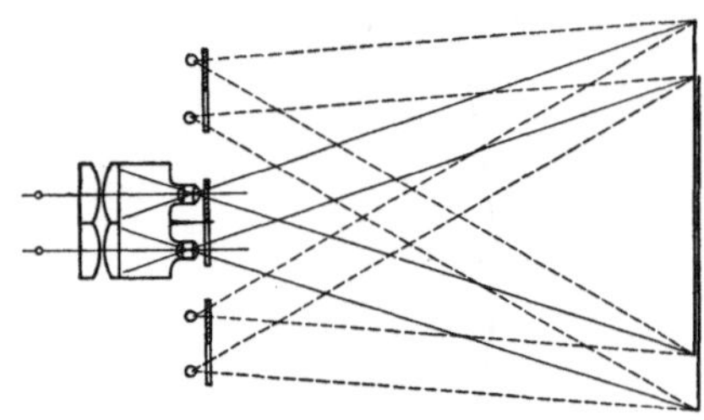

Abb. 111. Abwechselnd projizierte und betrachtete Halbbilder.

Weiter sei noch bemerkt, daß die Durchprojektion der Aufprojektion vorzuziehen ist, da im ersten Fall die Zuschauer nicht durch den Projektionsapparat gehindert und von der besten Betrachtungsstelle verdrängt werden.

Wir müssen auch noch auf die Möglichkeit hinweisen, um Stereobilder mittels Raster auf einen Schirm zu projizieren. Sie können dann auch mittels Raster von mehreren Beobachtern betrachtet werden.

Dazu wird nahe vor dem Schirm ein Raster angebracht, das aus schmalen, parallelen, senkrechten, abwechselnd durchsichtigen und undurchsichtigen Streifen besteht.

Die beiden Halbbilder werden je von einem Objektiv (welche beide Objektive man in Augenabstand voneinander denken kann) so auf die gemeinsame Stelle des durchscheinenden Schirmes projiziert, daß die Streifen auf dem Schirme abwechselnd einen schmalen Teil des rechten und des linken Bildes zeigen.

An der anderen Seite des Schirmes wird nun ein ähnliches Raster angebracht und nun sieht ein Beobachter, der sich symmetrisch in bezug zum Objektivpaar aufstellt, ohne weiteres ein Raumbild, aber nicht nur dieser allein, sondern auch diejenigen Beobachter, welche um eine gerade Zahl Augenabstände links oder rechts neben dem ersten Beobachter sich befinden. Diejenigen, welche sich um eine ungerade Zahl Augenabstände vom ersten Beobachter aufstellen. sehen, insofern sie die dazu vielleicht nötige Divergenz ihren Blicklinien geben können, ein rückseitiges, hyperzentrisches Raumbild, wie $A_2 B_2 C_2 D$ in Abb. 48.

Hat man die undurchsichtigen Streifen des Rasters etwas breiter als die durchsichtigen gemacht, so kann man sich auch in die Tiefe mehr oder weniger von der günstigsten Stelle des ersten Beobachters entfernen und folglich mehreren Reihen Beobachtern dem Stereobilde zugänglich machen.

In bezug auf den Umstand, daß die Augenabstände der Beobachter einigermaßen schwanken, muß jeder die für ihn günstigste Entfernung vom Schirme aufsuchen.

Selbstverständlich brauchen die beiden gleichen Raster nicht genau gleiche Abstände vom Schirme zu haben. Das Verhältnis der Entfernungen von den Objektiven einerseits und den Beobachtern andererseits ist den Abständen der Raster proportional. Wenn Projektions- und Betrachtungsraster ungleich sind, müssen die Abstände von Rastern und Beobachtern dementsprechend genommen werden.

16. Die Orthoröntgenoskopie und die Teleröntgenographie.

Noch ehe die Orthoröntgenoskopie, d. h. die Bilderzeugung durch parallele Röntgenstrahlen verwirklicht war, hat LEVY-DORN den Wunsch nach einer Untersuchungsmethode ausgesprochen, die anstatt perspektivisch veränderter Bilder sie in ihrer wirklichen Größe wiedergebe. Die Erfüllung dieses Wunsches brachte MORITZ, jedoch nicht auf röntgenographischem, sondern auf röntgenoskopischem Weg.

MORITZ verwendete allein *den* Teil des Strahlenbündels zur Bestimmung eines Randschattens, der senkrecht auf den Durchleuchtungsschirm fiel. Durch eine bestimmte Vorrichtung wurde dieser Teil der Strahlen parallel verschoben und konnte dann hintereinander die Lage jedes gewünschten Punktes einnehmen. Zur Erreichung dieses Zieles wurden Röhre, Blende und Durchleuchtungsschirm zusammen an einem Ⴈ-förmigen, in zwei Richtungen verschiebbaren, Gestell befestigt.

Befanden sich der Fokus der Röhre, der Mittelpunkt einer kreisförmigen Blende und die Mitte des durchbohrten Durchleuchtungsschirms in einer Linie, so konnte man, wenn der Patient sich still verhielt, den Apparat so bewegen, daß jedesmal der Zentralstrahl angab, in welcher Linie der gewünschte Punkt sich befand. Befestigte man hinter dem Schirm Papier, so konnte man auf diesem Papier mit einem Bleistift durch das Loch im Schirm hindurch die zu suchenden Punkte bezeichnen. Auf diese Weise konnte man z. B. dem Herzschatten folgen und die wirkliche Größe des Herzens feststellen.

Die Apparate sind nach MORITZ verändert worden, aber das Prinzip ist dasselbe geblieben und wird noch immer angewendet.

Da die Festlegung der Figur nur auf Grund der Beurteilung eines Durchleuchtungsbildes geschehen kann, so machte sich das Bedürfnis nach größerer Objektivität geltend, und zwar auf röntgenographischem Wege. Das Problem fand auf verschiedenen Wegen seine Lösung. IMMELMAN und RIEDER schalteten die Subjektivität des Untersuchers möglichst aus. Sie gingen während der Durchleuchtung bzw. bei Tageslicht, nachdem vorher eine Orthozeichnung hergestellt war, mit kleiner Blende die Herzgrenze entlang, aber nun mit einer Platte vor dem Patienten, wodurch zwar eine unscharfe, aber hinsichtlich Größe genaue Herzaufnahme erreicht wurde. ALBERS-SCHÖNBERG schaltete auch den letzten Rest der Subjektivität aus, indem er mit einer schlitzförmigen Blende von der Breite einiger Millimeter eine Aufnahme machte, wobei der Komplex von Röhre, Blende und Kassette in senkrechter Richtung zum Schlitz langsam am stillstehenden Patienten entlang verschoben wurde. Auf diese Weise war

zwar alle Subjektivität verbannt, aber man erhielt so lediglich die richtigen
Maße in *einer* Richtung, die anderen Maße behielten die Verzeichnung. Um
auch die anderen Maße richtig zu bekommen, mußte man eine zweite Aufnahme
mit einer Verschiebungsrichtung senkrecht zur ersten machen.

Obschon diese orthodiagraphischen Aufnahmen tatsächlich wirkliche Maße
ergeben, so sind sie für die Anwendung in der Praxis zu unvollkommen. Auf
viel einfacherem Wege kann man ein fast naturgetreues Bild bekommen, nämlich durch die Teleröntgenographie. Hierunter versteht man jene Art der Aufnahme, bei der sich die Röhre in großer Entfernung vom Patienten befindet.
Durch die Vergrößerung der Entfernung nähert sich die perspektivische Projektion der orthoperspektivischen Projektion.

ALBAN KÖHLER hat den großen Nutzen dieser Aufnahmeweise erkannt
und hat diese Fernaufnahmemethode als erster angewandt. Die Vorteile liegen
auf der Hand. Alle Subjektivität ist ausgeschaltet und anstatt eines Durchleuchtungsbildes erhält man ein gut meßbares Röntgenogramm. Einzige Bedingung hierfür ist, daß man über Apparate und Röhren von großer Leistung
verfügt, da gerade für das Herz, wofür die Fernaufnahmen am zweckmäßigsten
sind, zugleich Momentbelichtungen gefordert werden. In der Regel nimmt man
an, daß bei Entfernungen von 2 m das Bild der wirklichen Größe entspricht,
wenigstens der Fehler so gering ist, daß man ihn unberücksichtigt lassen kann.
Doch das stimmt nicht ganz, bei einem Abstand von z. B. 10 cm zwischen
Objekt und Film beträgt der Fehler immer noch 5%.

DENIS MULDER geht deshalb noch einen Schritt weiter und macht seine
Aufnahmen aus noch viel größerer Entfernung. Er geht bis zu 8—10 m und
kann dann, weil bei einer solchen Entfernung die orthoperspektivische Projektion in der Tat fast verwirklicht ist, auch viel größere Körperteile und selbst
den ganzen Menschen auf einem Film abbilden. Es ist selbstverständlich, daß
man, um auf diese Weise mit angemessenen Belichtungszeiten noch gute Bilder
zu bekommen, über enorme Leistungen verfügen muß. Es ist ihm jedoch gelungen
diese zu bekommen, denn seine Broschüre „*Total X Ray Photos*" bringt Aufnahmen des ganzen Menschen ohne Diaphragmabewegung und mit scharfem
Herzschatten. Diese Aufnahmen sind besonders eindrucksvoll und stacheln
zur Nacheiferung an.

STRAUSS und VOGT haben die Röntgendurchleuchtung aus großer Entfernung
angewandt, um ebenfalls wie bei der Orthodiagraphie eine naturgetreue Herz-
zeichnung ohne Aufnahme zu bekommen. Durch Anwendung hoher Belastungen
von 40 mA bei 60 KV und unter Benutzung eines Streustrahlenfilters gelingt
es HOLLÄNDER, bei Gebrauch eines Fokusschirmabstandes von 2 m innerhalb
10 Sekunden — während welcher Zeit die heutigen Röhren diese Belastung
wohl aushalten — eine Zeichnung der Herzfigur auf dem Durchleuchtungsschirm herzustellen. Dies ist also gewissermaßen eine Kombination von Orthodiagraphie und Fernaufnahme. Gegenüber ersterer hat sie den Vorteil, daß
durch die schnelle Arbeitsmethode die Herzgröße in Atemstillstand abgebildet
werden kann, gegenüber letzterer, daß sie schnell das Resultat bringt und Filmmaterial erspart.

Da man die Vorteile der Fernaufnahme, nämlich die geringe perspektivische
Verzeichnung, die größere Schärfe des Bildes bei gleichbleibendem Fokus hoch
einschätzt, hat sich eine Stereomethode ausgebildet, welche diese Vorteile in

den Bereich der Stereoskopie zu bringen bestrebt ist. Bei den Ausführungen über die Größe des Abstandes zwischen Röhre und Objekt wird sich noch zeigen, daß man am besten die Röhre um den durchschnittlichen Pupillenabstand, nämlich $6^1/_2$ cm, verschiebt und daß hierbei die Entfernung von der Röhre bis zum Körperteil ebenso groß sein muß wie die Entfernung, in der man den skeletiert gedachten Körperteil in Wirklichkeit auch am besten stereoskopisch sieht. Bei einem Thorax von $\pm$ 25 cm Dicke, z. B. wird dies $\pm$ 75 cm und der Fokusfilmabstand muß dann 1 m groß werden, d. h. er muß das Vierfache der Dicke des zu besichtigenden Körperteils betragen. Dieses Maß gibt auch DRÜNER als den Minimalabstand an, um alles zugleich stereoskopisch sehen zu können. Der Winkel zwischen den Linien, die einen Punkt des Körperteils mit den Pupillen verbinden, ist der Konvergenzwinkel, unter dem jener Punkt gesehen wird. Die Plastik wird durch die Unterschiede des Konvergenzwinkels der verschiedenen Punkte bestimmt. Den Durchschnitt dieser Winkel für alle Objektpunkte nennen wir den durchschnittlichen Konvergenzwinkel. Dieser ist ungefähr gleich dem Konvergenzwinkel eines Punktes, der gleichweit von der Vorder- und Hinterfläche entfernt ist.

Um auch bei Fernaufnahmen ein gutes stereoskopisches Resultat zu bekommen, muß man denselben durchschnittlichen Konvergenzwinkel wie den, der in oben beschriebener Weise entsteht, beibehalten; dazu muß man die Röhrenverschiebung vergrößern. Man macht keinen großen Fehler, wenn man die Basis (Röhrenverschiebung) so viele Male vergrößert, als der Fokusfilmabstand im Verhältnis zu dem Abstand einer normalen stereoskopischen Aufnahme vergrößert wird. Bei einem Thorax von 25 cm Dicke wird das also bei 2 m Abstand $2 \times 6^1/_2$ cm = 13 cm. Tut man das, so ist das Ergebnis, daß man zwei Bilder bekommt, die jedes für sich die Vorteile der Fernaufnahme haben und die stereoskopisch betrachtet einen guten plastischen Eindruck geben.

DIOCLÈS, der große Vertreter dieser Methode, findet den stereoskopischen Effekt besser, was abgesehen von der größeren Bildschärfe nur auf unerklärlichen psychologischen Gründen beruhen kann, denn vergleicht man die telestereoskopischen Aufnahmen mit den in der gewöhnlichen Weise hergestellten, so ist der stereoskopische Effekt unbedingt schlechter, da zwar der durchschnittliche Konvergenzwinkel gleich bleibt, aber die Konvergenzunterschiede kleiner werden, bei unserem Beispiel um die Hälfte, was zur Folge hat, daß der Körper in der halben natürlichen Größe in etwa 60 cm Abstand gesehen wird. Nun würde dem durch eine Vergrößerung der Basis abzuhelfen sein und in der Tat ist eine solche auch innerhalb gewisser Grenzen möglich. Aber um zu erreichen, daß die Konvergenzunterschiede ebenso groß werden wie bei den normalen Aufnahmen, muß man die Röhrenverschiebung noch bedeutend vergrößern, so daß der mittlere Konvergenzwinkel die zulässigen 15^0 überschreitet, und dann entsteht die Schwierigkeit, daß die Bilder allzu sehr voneinander abweichen, wodurch es unmöglich wird, sie bei der Besichtigung zur Deckung zu bringen.

Was den stereoskopischen Effekt angeht, so bringt eine Vergrößerung des Abstandes also keinen Vorteil mit sich. Es bleibt also die Frage offen, ob die Vorteile der Fernaufnahme bei der Stereoskopie auch Vorteile bleiben.

Was den ersten Vorteil, den der größeren Schärfe angeht, so ist es klar, daß er der Stereoskopie zugute kommt. Ist man jedoch zugunsten der

Belichtungszeit zu einer Mehrbelastung gezwungen, wodurch eine Röhre mit größerem Fokus erforderlich ist, so daß die Schärfe doch nicht besser wird, so ist dieser Vorteil wieder hinfällig geworden.

Was den zweiten Vorteil der geringen perspektivischen Verzeichnung betrifft, so ist das für die Stereoskopie kein Vorteil. Das Besondere der Stereoskopie ist gerade, daß durch die Wirklichkeitswiedergabe die Verzeichnung nicht schadet.

Einige Beispiele aus der gewöhnlichen Stereophotographie mögen dies erklären. Ein aus unmittelbarer Nähe aufgenommener Kubus wird auf dem einfachen Photo ein nicht als solcher wieder zu erkennendes Bild ergeben; im

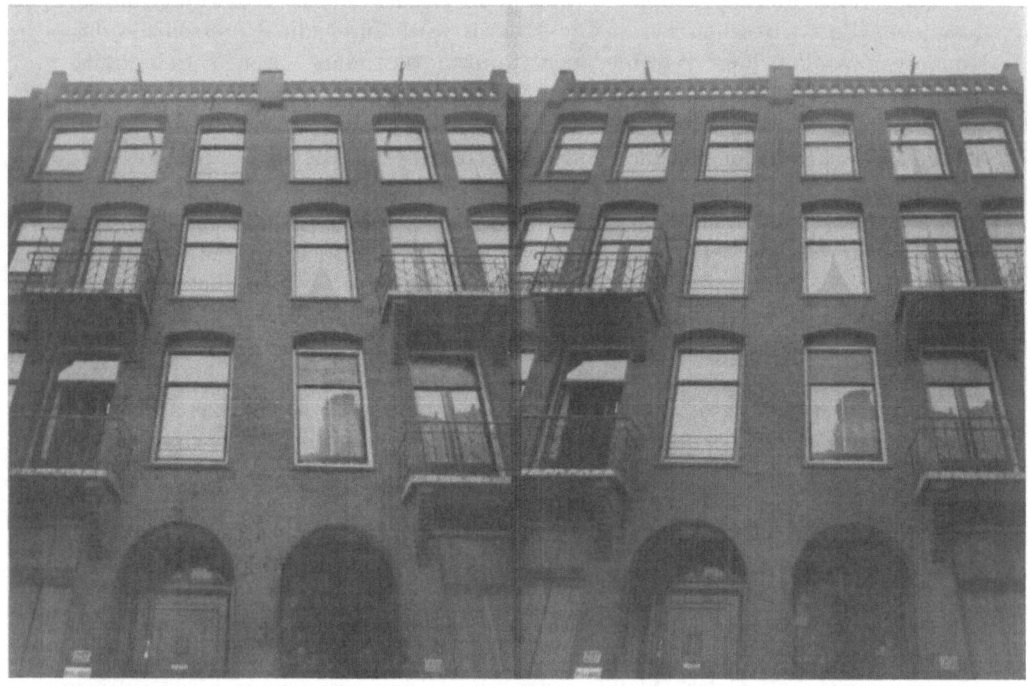

Abb. 112. Stereoskopische Aufnahme eines Gebäudes, wobei die Platte nicht parallel gestellt ist. Zu betrachten mit Weitwinkellupen von 8 cm Brennweite unter einem Winkel von etwa 45° nach oben.

Stereoskop besehen, wird die Kubusform sofort ohne Fehler wieder erkannt werden. Ein zweites Beispiel bildet das Photographieren eines hohen Gebäudes aus der Nähe. Um keine Verzeichnung zu bekommen, muß die Platte parallel mit dem Gebäude gebracht werden. Man erhält sonst aufeinander zulaufende Linien, die das Gefühl hervorrufen, als ob das Gebäude umfalle. Bei einer stereoskopischen Aufnahme dagegen (Abb. 112) kann der Apparat ruhig nach oben gerichtet werden, so daß auf jeder Bildhälfte eine Aufnahme entsteht, die das Gefühl des Umfallens hervorruft. Bei der Besichtigung durch das Stereoskop verschwindet dieser Eindruck. Das Gebäude wird als aufrechtstehend gesehen. Nur muß man den Kopf bei der Besichtigung nach oben drehen, bis man dieselbe Empfindung erhält, als ob man an dem Gebäude hinaufsehe. Man bekommt selbst ganz genau das Gefühl, wieviel man nach oben sehen muß, um das Gebäude aufrecht stehenzulassen. Von der Stereoskopie wird also tatsächlich die Verzeichnung ausgeglichen, so daß betreffs dieses Punktes die Telestereoskopie auch keine Vorteile mit sich bringt.

17. Die Radioplastik.

In diesem Abschnitt muß noch auf eine Methode hingewiesen werden, die bezweckt, mittels Röntgenstrahlen ein dreidimensionales Bild hervorzurufen, und die ebenso wie die Orthodiagraphie und die Teleröntgenographie ausschließlich für Herzenaufnahmen brauchbar ist. Es ist die Methode der Radioplastik. Bereits MORITZ hat den Weg gewiesen, wie aus zwei Orthodiagrammen in zwei Richtungen der Aufbau einer Herzplastik möglich sei. Aber seiner Methode haften viele Fehler an. Im Jahre 1919 trat dann PALMIERI mit einer brauchbaren Methode vor die Öffentlichkeit, womit er gute Resultate erzielte. Später brachten auch LYSHOLM, KLASON und BERG und SCHATZKI in etwas anderer Weise eine Lösung des gleichen Problems.

Die Methode PALMIERIs ist in Kürze folgende: Zuerst werden bei einfacher, konischer Projektion verschiedene Röntgenaufnahmen (oder Pausen während der Durchleuchtung) in beliebig vielen Durchmessern unter genauer Vermerkung der einzelnen Winkelbeträge gemacht. Hierbei verändern Röhre und Leuchtschirm ihre Lage nicht, während nur der Patient auf einer Drehplatte gedreht wird, ohne andere Bewegungen machen zu dürfen. Mittelst den so angefertigten Aufnahmen wird später aus einem Tonblock die Herzform geschnitten. Zu dem Zwecke werden zunächst sämtliche Herzsilhouetten auf Pappdeckel aufgepaust und ausgeschnitten. Auf einem graduierten Drehtisch wird nun ein Tonblock aufgestellt, hinter dem in gleichem Abstand, wie bei den Aufnahmen der Fokus der Röhre gestanden hat, ein Metalldraht befestigt ist. Mit Hilfe von angebrachten Merklinien werden die Pappdeckelschablonen genau in gleichem Abstand und gleicher Stellung, wie sie der Durchleuchtungsschirm oder die Kassetten während der Aufnahmen innehatten, aufgestellt. Fährt man nun mit dem gespannten Metalldraht genau den Pappdeckelschablonen nach, so wird der Tonblock von dem Metalldraht so durchschnitten, daß die Umrisse genau den Herzumrissen in dieser Richtungsaufnahme entsprechen. Verfährt man so nacheinander mit allen angefertigten Schablonen, wobei der Drehtisch immer in demselben Winkel eingestellt werden muß wie der Patient bei den Aufnahmen, so wird der Tonblock eine gute Plastik des Herzens zeigen. Abb. 113 verdeutlicht das Verfahren.

Die von den anderen Autoren benutzte Arbeitsweise hat denselben Zweck und weicht von der soeben beschriebenen nur insofern ab, als dabei die Rekonstruktion während der Durchleuchtung gemacht wird. Dies erreicht man auf orthodiagraphischem Wege, indem der gespannte Metalldraht parallel mit dem Zentralstrahl fest mit dem orthodiagraphischen Apparat verbunden ist, während die Drehplatte, worauf der Patient sitzt, und der Drehtisch, worauf der Tonblock aufgestellt ist, aneinandergekoppelt sind und sich infolgedessen gleichzeitig drehen.

Daß die auf radioplastische Weise bekommene dreidimensionale Rekonstruktion des Herzens viel mehr zeigen kann als eine Orthoprojektion oder eine Teleaufnahme, ist klar. Es ist zweifellos eine schöne Arbeitsweise, womit, wie uns PALMIERI in seiner Arbeit zeigt, viel erreicht werden kann, was auf andere radiologische Weise zu erreichen unmöglich ist.

Es gibt auch noch eine rein *stereoskopische* Methode, um Röntgenobjekte aus plastischer Masse in wahrer Größe zu modellieren.

Es ist dazu erwünscht, daß die Stereoaufnahmen in so kurzer Entfernung gemacht werden, daß die Objekte im Arbeitsbereich des Operateurs liegen und die zu verwendenden Aufnahmebasen mit dem Augendrehpunktsabstand des Modellierers übereinstimmen.

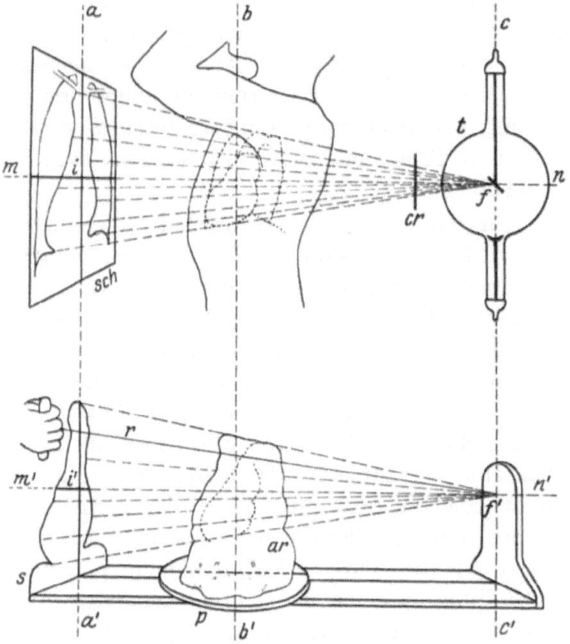

Das Objekt werde mindestens in zwei senkrecht aufeinander stehenden Richtungen stereoskopisch aufgenommen. Je mehr Stereoaufnahmen gemacht werden können, desto vollkommener kann die richtige Gestalt des Objektes modelliert werden, weil man in der Regel seine Arbeit fast ausschließlich auf die Umrisse des Objektes in verschiedenen Richtungen gründen muß.

Es muß nun ein raumgetreues Raumbild des Objektes im Arbeitsraum gebildet werden und das kann auf verschiedene Weise geschehen.

Am einfachsten erreicht man das dadurch, daß man die Spiegel eines WHEAT-STONESchen Spiegelstereoskops (Abb. 39) durch planparallele Glasplatten, welche jedoch besser nach Abb. 40 anzuordnen sind, ersetzt. Man übersieht dann sowohl den Arbeitsraum als das Raumbild, das man durch Regulierung der Beleuchtungsstärke genügend klar sichtbar macht. Man kann nun den plastischen Stoff so modellieren, daß seine Konturen sich genau mit denen des Raumbildes decken.

Dann wird die zweite Stereoaufnahme im Stereoskop genau eingestellt und das teilweise modellierte Objekt auf dem drehbaren Arbeitstisch in die richtige Lage zum Operateur gebracht.

Es versteht sich, daß man hierbei eine sehr nützliche Anwendung von geeigneten Metallmarken machen kann, welche auf den Aufnahmen angebracht sind, weil man bei der Einstellung der Modelliermasse in einer anderen Aufnahmerichtung nur dafür Sorge zu tragen hat, daß die stofflichen Bilder dieser Marken sich stets genau mit ihren Raumbildern decken.

Abb. 113. Radioplastik nach PALMIERI. Die Abbildung verdeutlicht, wie bei dem Aufbau der Herzplastik der Metalldraht genau so verläuft wie der Röntgenstrahl bei den Aufnahmen.

Wenn mindestens drei solcher Marken benutzt wurden, hat man die Sicherheit, daß die verschiedenen Aufnahmen sich genau einander anpassen.

Es versteht sich, daß auch bei diesem Verfahren gründliche anatomische Kenntnisse dem Modelleur in hohem Maße zu Hilfe kommen müssen.

18. Die Rasterstereoskopie.

Auf stereoskopischem Gebiete findet die Rasterstereoskopie (angegeben von A. BERTHIER 1896) neuerdings Anwendung in der Photographie.

Der Zweck der Methode ist, ohne Apparate bei einfacher Besichtigung einer Doppelphotographie stereoskopischen Effekt zu geben. Dies wird dadurch erreicht, daß man unter Benutzung eines senkrechten Linienrasters dafür Sorge trägt, daß jedes Auge sein eigenes Bild sieht. Zu dem Ende muß die Doppelphotographie so angefertigt werden, daß die beiden Aufnahmen einander ungefähr bedecken, aber jede muß in feine Linien, die nahezu die Breite des benutzten Rasters haben, derart unterteilt sein, daß die eine Hälfte der Linien das eine und die andere Hälfte das zweite Bild bildet. Abb. 114 zeigt schematisch, wie es möglich ist, durch Aufstellung des Linienrasters in einiger Entfernung von der Liniendoppelaufnahme mit beiden Augen jedes einzelne Bild für sich zu sehen. Die Buchstaben L bilden zusammen das linke Bild und die Buchstaben R das rechte Bild.

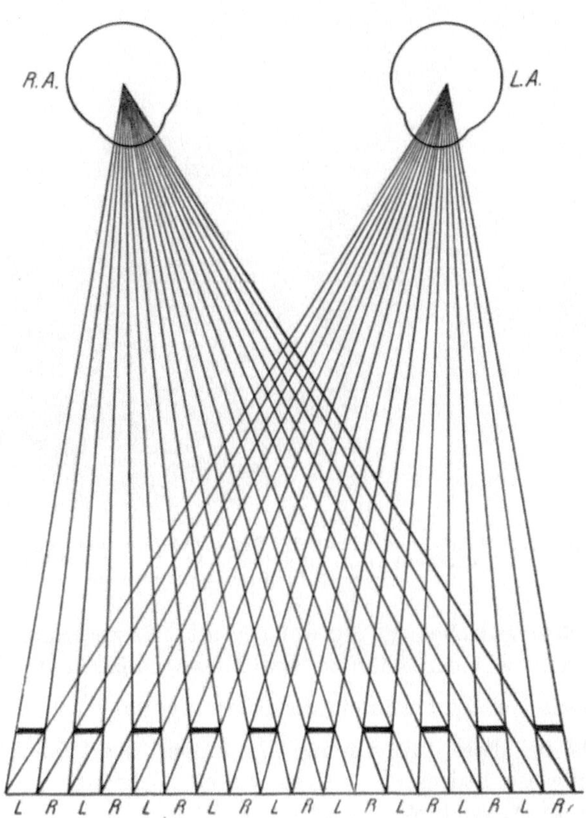

Abb. 114. Schematische Vorstellung der Rasterphotographie. Die obere gebrochene Linie ist das Besichtigungsraster, darunter das Doppelbild (aus gestreiften Stereoskophälften bestehend).

Im Anfang (IVES) machte man diese Aufnahmen direkt mittels einer großen Ateliercamera mit einem Objektiv von 12 cm Öffnung und zwei exzentrischen Diaphragmen. Die Methode wurde später so geändert ('T HOOFT), daß Rasterstereophotos aus gewöhnlichen stereoskopischen Doppelaufnahmen gemacht werden konnten.

Wir haben versucht, Stereoaufnahmen durch Röntgenstrahlen mittels dieser Methode anzufertigen.

Es ist uns aufgefallen, wie der nur $^1/_2$ mm dicke Metalldraht auf unseren Stereoaufnahmen stets eine gute Aussparung auf den Aufnahmen mit sich brachte. Dies veranlaßte uns, Röntgenrasteraufnahmen unter Benutzung von nebeneinander gespannten Metalldrähten von obiger Dicke zu versuchen. Zu dem Ende spannten wir die Drähte über zwei kupferne Schraubengewinde mit 1 mm Steigung nebeneinander (s. Abb. 115). Die Aufnahmen wurden gemacht, indem eine Röntgenplatte mit der empfindlichen Schicht in einer Entfernung von 3 mm unter dem Raster angebracht wurde. Dieser Abstand wird dadurch erzielt, daß man bei der Benützung von Platten von 1,5 mm Dicke die Röntgenplatte mit der Schicht nach unten anbringt und eine zweite

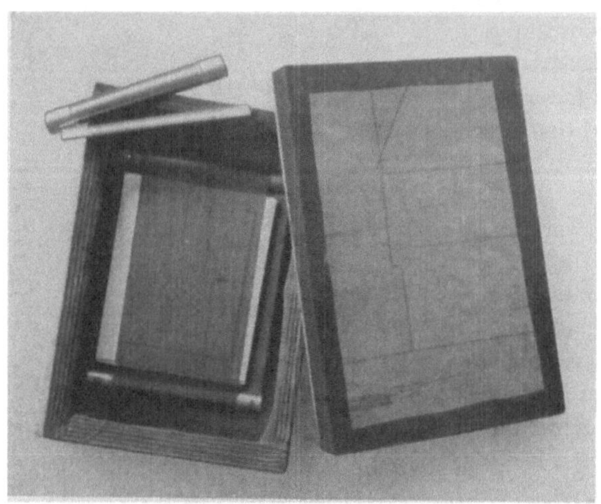

Abb. 115. Metallraster, womit die Röntgenrasteraufnahmen angefertigt werden. Es befindet sich in einer Schachtel mit Deckel (geöffnet). Auf dem Rande der Schachtel zwei halbierte Schrauben, wie sie im Rasterapparat auch verwendet werden.

Platte zwischen Röntgenplatte und Raster anbringt. Um die beiden Bilder genau nebeneinander zu bekommen, müssen die Aufnahmen dann bei einer Basis von $6^1/_2$ cm in einer Entfernung von $\dfrac{3}{0,5} \times 6^1/_2 = 39$ cm gemacht werden. Da bei dieser Anordnung die Linien der beiden Halbbilder einander immer teilweise bedeckten, haben wir ein Schraubengewinde mit 0,8 mm Steigung probiert, wodurch die Streifen 0,3 mm anstatt 0,5 mm breit wurden, womit wir gute Bilder ohne Überdeckung erzielen konnten (Abb. 116).

Um sie zu besichtigen, mußte darauf noch ein Raster angefertigt werden. Da das von uns angefertigte Metallraster nicht sehr genau war, machten wir, bevor wir die Röntgenaufnahme anfertigten, mit demselben Raster ohne Änderung des Standes einen Lichtabdruck, indem wir anstatt der oberen Glasplatte, die direkt dem Raster anliegt, auch eine Trockenplatte (Schicht oben) benützen und diese zuvor in der Dunkelkammer belichten. Die Röntgenplatte wurde, um sie nicht auch zu belichten, durch ein zwischen beiden Platten befindliches schwarzes Papier geschützt. (Das Ganze befand sich in einer Schachtel mit Deckel, die nach dieser Belichtung in die Dunkelkammer geschlossen wurde, worauf die X-Aufnahme, zu der wir, um deutliche Bilder zu bekommen, ein skeletiertes Handgelenk wählten, stattfinden konnte.) Das so bekommene

Rasternegativ mußte zuerst noch positiv abgedruckt werden, bevor es als Besichtigungsraster benutzt werden konnte. Brachten wir es dann unter Zwischenschaltung von 3 mm Glas auf das erhaltene Doppelbild des Handgelenks (durch ein auf den Deckel der Schachtel angebrachtes Metallkreuz konnte man guten Stand der zwei Platten bekommen), so wurde die Stereo-

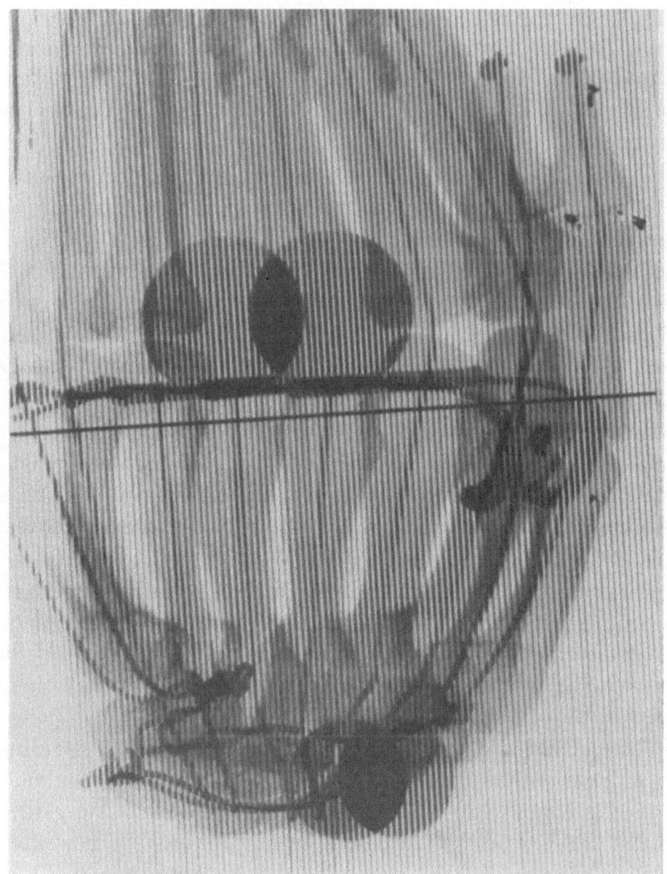

Abb. 116. Stereoskopische Röntgenrasteraufnahme.

besichtigung möglich, da sämtliche Abweichungen im Raster bei der Aufnahme, auch bei der Besichtigung einander deckten [1].

Dies ist nur ein Laboratoriumsversuch, dem zwar noch viele Fehler anhaften, aber der nach Ausschaltung der Fehler, was wir für möglich halten, den Weg zu einer Methode zeigt.

Die Widerstände, auf die wir durch kleine Unregelmäßigkeiten stießen, werden bei einer genauen Konstruktion natürlich beseitigt werden, wodurch, wie unten folgende Ausführungen zeigen werden, sich alles wesentlich vereinfachen kann.

---

[1] Bei Rasteraufnahmen muß auf den Gebrauch von Filmen verzichtet und immer Glasmaterial benutzt werden, da leichte Verzerrungen das Resultat verderben können.

Ein ernsteres Problem bildet jedoch das zu große Raster. Bei der photographischen Rasterstereoskopie werden Linien und Abstände von $\pm$ 0,1 mm anstatt von $\pm$ 0,5 mm gebraucht. Macht man den Eisendraht dünner, so absorbiert er die X-Strahlen zu wenig. Es ist jedoch gewiß möglich, ein viel feineres Raster als 0,5 mm zu verwenden, indem man anstatt Eisendraht Wolframdraht benutzt. Da nach dem Absorptionsgesetz

$$\mu = \mathrm{h}\,\lambda^3\mathrm{N}^4$$

die Absorption in der vierten Potenz der Atomnummer zunimmt und diese für Eisen 26 und für Wolfram 184 ist, der Absorptionskoeffizient also $\pm$ 1000mal größer ist, so ergibt sich aus dieser Änderung die Möglichkeit, ein viel dünneres Raster anzuwenden.

Die Größe des Fokus bildet für ein feines Raster keine Schwierigkeiten, da bei einer Breite von 2 mm des Strichfokus in einer Entfernung von 80 cm der Halbschatten der Drahtränder bei einem Raster von 0,1 mm, wofür ein Rasterplattenabstand von 1,3 mm erforderlich wäre, nicht mehr als $^1/_{300}$ mm beträgt. Das Problem steht oder fällt also mit der Frage, ob es möglich ist, ein feines Raster aus Wolframdraht ohne Fehler herzustellen. Geht man von der Annahme aus, daß dies gelingt, so ist die Besichtigung auf verschiedene Weisen möglich:

1. Direkt durch die Konstruktion eines Besichtigungsrasters, das unter Zwischenschaltung einer Glasplatte auf der Doppelaufnahme gelegt wird. Ein einmal hergestelltes Besichtigungsraster, das am besten auf eine Glasplatte von der erforderlichen Dicke gemacht wird, kann dann immer Dienste erweisen.

2. Können Reproduktionen der beiden Hälften gesondert gemacht werden, indem man die Doppelaufnahme mit einem vorher hergestellten Raster bedeckt, sodaß man nur *eine* Bildhälfte bekommt. Wünscht man anstatt der so erhaltenen gestreiften Halbbilder Vollbilder, so kann man sie verdoppeln, indem man bei der Reproduktion jede Hälfte zweimal belichtet, wobei das Positiv über eine Linienbreite verschoben wird.

Es scheint uns, daß die Rasterstereoskopie auf diese Weise einen Platz in der Zukunft einnehmen kann, auch darum, weil man die beiden Aufnahmen gleichzeitig machen kann, so daß in praktischer Ausarbeitung diese Methode die Lösung des Problems der Momentstereographie bei bewegten Objekten bringen kann.

Mittels der Rasterstereoskopie wird auch stereoskopische Durchleuchtung möglich sein. Dazu muß genau wie bei der Aufnahmemethode ein Metallraster hinter dem Durchleuchtungsschirm angebracht werden. Vor dem Leuchtschirm wird in demselben Abstand vom Schirm wie das Metallraster ein photographisches Raster angebracht von genau derselben Streifenbreite. Besieht man das Durchleuchtungsbild unter demselben Konvergenzwinkel, wie die Röhren stehen, so ist es klar, daß das Durchleuchtungsbild stereoskopisch gesehen werden kann.

Metallraster, Durchleuchtungsschirm, photographisches Raster und Bleiglas können fest zusammen verbunden bleiben und bilden einen *stereoskopischen Durchleuchtungsschirm.*

Das Raster braucht wahrscheinlich bei der Durchleuchtung nicht so fein angeordnet zu werden, wie wenn wir es für Aufnahmen gebrauchen wollen.

Allgemeiner Teil.

1. Die Unvollkommenheiten in der Röntgenstereoskopie im Zusammenhang mit der Psychologie des stereoskopischen Sehens.

Die Stereoskopie ist eine Hilfsmethode, um die wirklichen Verhältnisse von Form und Entfernung der abgebildeten Gegenstände dem Betrachter zum Verständnis zu bringen. Die Stereophotographie kann aber nur einige der im ersten Abschnitt beschriebenen Momente, die das räumliche Sehen ermöglichen,

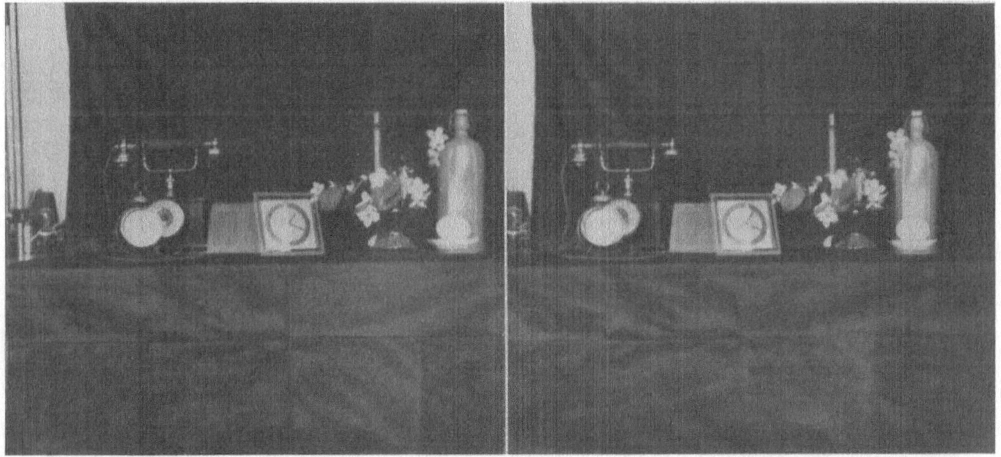

Abb. 117. Stereophoto von Gegenständen, die so aufgenommen sind, daß die vorderen den Eindruck machen, durchsichtig zu sein.

zur Geltung bringen. Darum reicht sie meistens an sich nicht aus und muß deshalb in dem, was sie zu wenig gibt, ergänzt werden, indem das Bild, das man sich anschaut, in unserer Vorstellung auf Erinnerungsbilder zurückgebracht wird. Es ist also um so schwerer, je größere Abweichungen die Abbildungen von dem zeigen, was man im täglichen Leben gut kennt und zu sehen gewohnt ist.

Es ist deshalb klar, daß z. B. Mensch und Tier und Stadtbilder leicht als Erinnerungsbilder erkannt und dadurch leicht plastisch gesehen werden. Tägliche Gebrauchsgegenstände, die feste Formen haben, wie z. B. eine Uhr, eine Lampe, ein Telephonapparat, machen auch keine Schwierigkeiten. Bei Gebrauchsgegenständen fremder Völker jedoch läßt uns die Stereoskopie teilweise im Stiche. Sie wird in uns zwar eine Vorstellung von einer gewissen Plastik hervorrufen, aber wahrscheinlich mit gewissen Unvollkommenheiten, die sie, wenn man das abgebildete Objekt durch wirkliche allseitige Anschauung besser kennen lernte, nicht mehr haben würde.

In der Röntgenstereoskopie ist alles noch viel schwieriger, denn nicht allein sind — wie in der Photostereoskopie — nur einige Momente da, die das stereoskopische Sehen ermöglichen, sondern es sind Momente anwesend, die dem

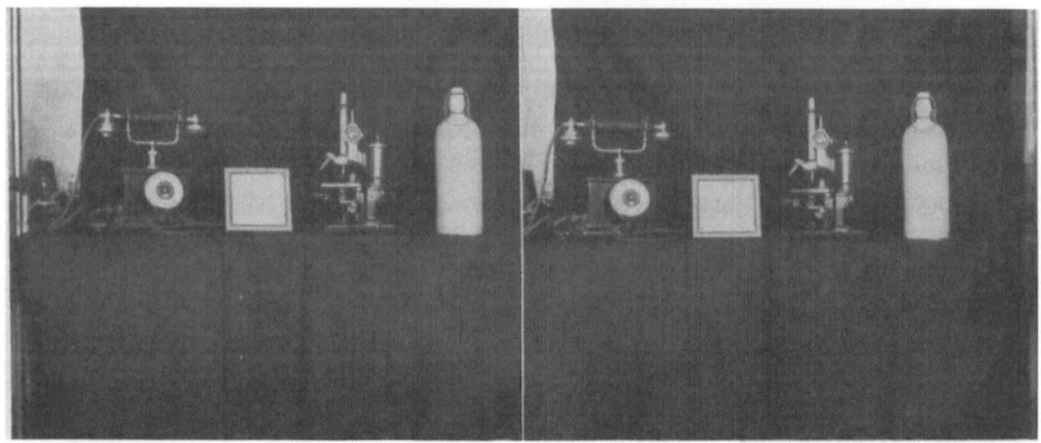

Abb. 118. Vordere Reihe Gegenstände von Abb. 117.

stereoskopischen Sehen entgegen wirken wie die Überdeckung und die schärfere Abbildung von entfernteren Objekten; auch handelt es sich immer um Bilder, die niemals ganz an Erinnerungsbilder anknüpfen können, da man nun einmal

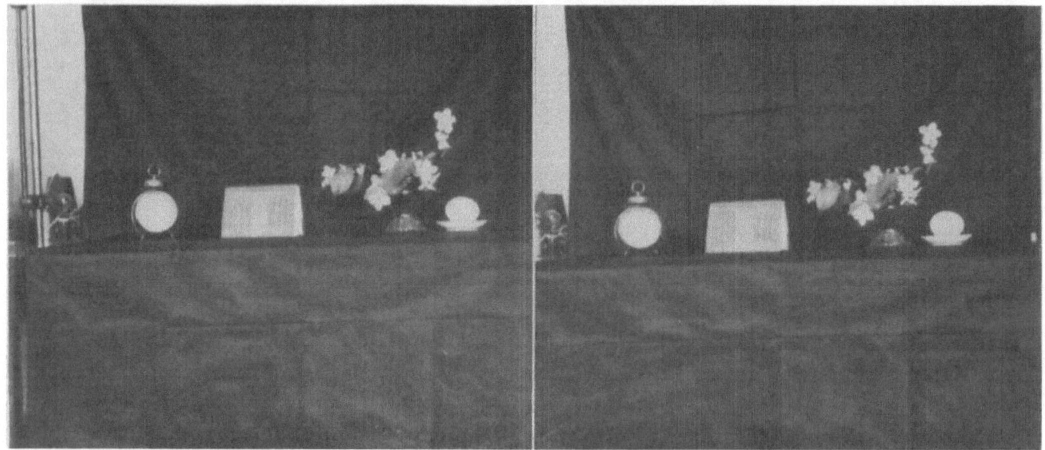

Abb. 119. Hintere Reihe Gegenstände von Abb. 117.

niemals die Welt mit Röntgenaugen angeschaut hat, d. h. man konnte nie durch die Objekte, die die Röntgenröhren abbilden, durchschauen. Eine einigermaßen ähnliche Vorstellung wie Röntgenbildern können wir uns machen, wenn wir uns Glasgegenstände vorstellen. Aber hierbei spielt der Dichtigkeitsunterschied, den die Röntgenröhre zeigt, keine Rolle. Überdies treten stets Lichtreflexe auf, die wir unverbrüchlich mit dergleichen Gegenständen verbinden. Durch die

Betrachtung vieler Röntgenbilder und durch das Studium der Anatomie hat man eine gewisse plastische Vorstellung, die ein guter Wegweiser ist. So kommt es, daß jemand, der in der Anatomie gut geschult ist, viel besser Röntgenstereos

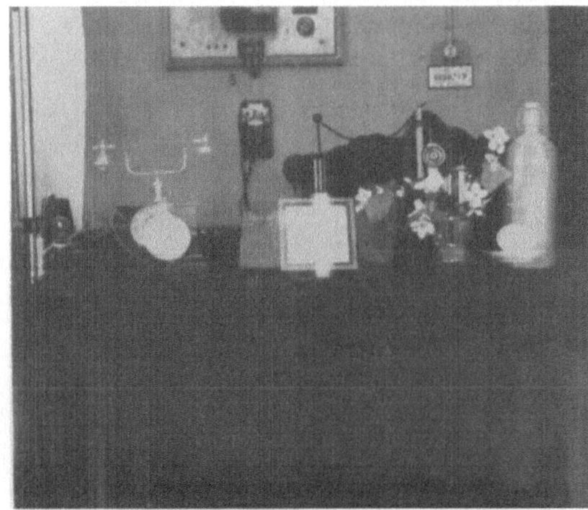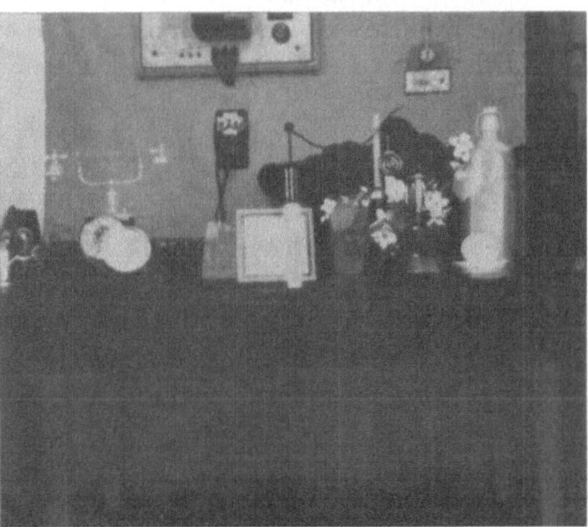

Abb. 120. Dieselbe Aufnahme wie Abb. 117, wobei aber auch die zweite Reihe und der Vorhang den Eindruck machen, durchsichtig zu sein, wodurch der Hintergrund auch sichtbar wird.

sehen kann als jemand, der weniger geschult ist. Demgegenüber steht jedoch, daß ersterer viel leichter die ihm bekannte richtige Form hineininterpretiert, auch da, wo auf den Bildern undeutlich sichtbare Abweichungen vorhanden sind.

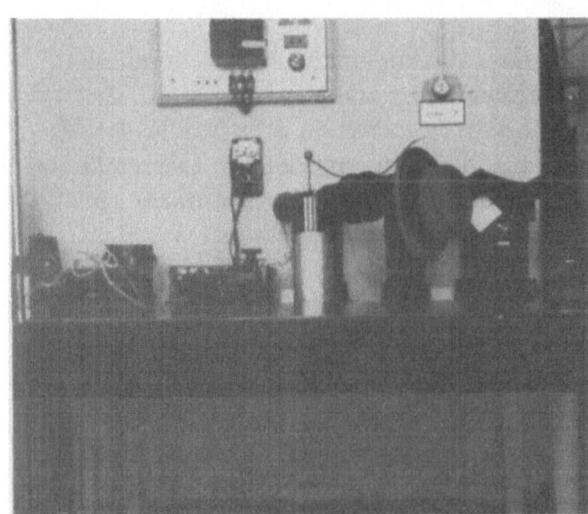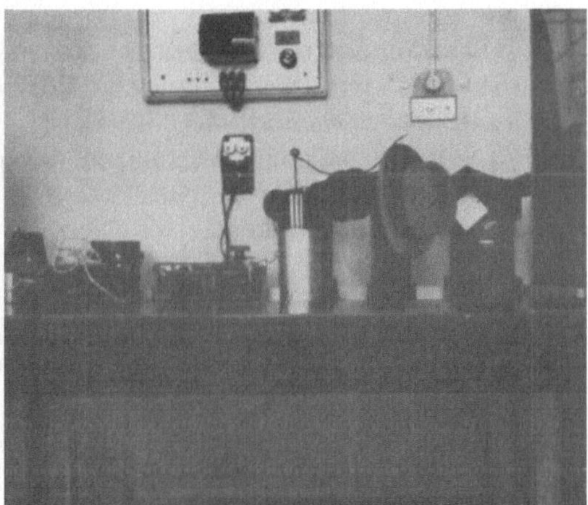

Abb. 121. Hintergrund der Abb. 120.

Folgende Illustrationen mögen obige Erörterungen verdeutlichen. Abb. 117 zeigt ein Stilleben, wobei bekannte Gegenstände benutzt sind, aber wo durch die Art der Aufnahme versucht worden ist, einigermaßen nachzuahmen, was bei Röntgenaufnahmen geschieht. Wir sehen zwei Reihen Gegenstände, deren vorderste sozusagen durchsichtig geworden ist. Da dies von dem, was wir im normalen Leben sehen, abweicht, kann man sich hier kaum durch stereoskopisches

Sehen eine richtige Raumvorstellung machen. Und doch ist es möglich, weil die Gegenstände so ausgesucht sind, daß sie alle deutlich sichtbare Konturen und Linien zeigen, die durch die Parallaxe einen festen Platz im Raum einnehmen. Kennt man, was man sehen soll, und die Abb. 118 und 119 machen dies, weil sie die vordere und die hintere Reihe getrennt wiedergeben, verständlich, so ist es selbst, wenn auch dieses Stilleben der Wirklichkeit widerspricht, sehr wohl möglich, es stereoskopisch zu sehen. Für Abb. 120, in der auch die zweite Reihe und der Vorhang dahinter durchsichtig geworden sind, wodurch der Hintergrund (s. Abb. 121) sichtbar geworden ist, ist dies noch schwerer, und es erfordert wieder größere Anstrengung, um eine gute Vorstellung von dem zu bekommen, was man sieht.

Doch können wir, wenn wir die beigegebenen Aufnahmen etwas näher betrachten, schon verschiedene Wahrnehmungen machen, die auch in der Röntgenstereoskopie die Besichtigung erschweren, und die beitragen können, sich einen Begriff zu machen, wie diese Schwierigkeiten entstehen.

Besehen wir, nachdem wir verstehen, wie diese Aufnahmen gewonnen worden sind — nämlich durch mehrmaliges Belichten der immer wieder vertauschten Gegenstände — das Ganze, so können wir es unserer Vorstellung insofern anpassen, als wir uns damit zufriedenstellen, daß die vordersten Gegenstände durchsichtig sind. Jeder Gegenstand, den wir gut kennen — und die Wahl der Gegenstände ist so getroffen — nimmt durch seine deutliche Parallaxe seinen eigenen Platz ein. Wir sehen z. B. deutlich den Wecker hinter dem Telephon stehen, während monokular besehen man das sicher anders erwarten sollte. Und so geht es eigentlich mit allen Gegenständen, mit dem einen etwas schlechter, mit dem andern etwas besser, je nachdem andere Momente mitoder gegenwirken.

Bei Röntgenstereos geht es nun ebenso, das Ganze macht einen ziemlich deutlichen plastischen Eindruck. Wir bekommen im großen ganzen wohl ein Urteil, was vorn und was hinten ist.

Nun erhebt sich aber folgende Frage: es soll in einem kleinen Unterteil festgestellt werden, was vorn und was hinten ist. Zu dem Ende müssen wir unsere Aufmerksamkeit einem solchen kleinen Unterteil schenken. Wählen wir wieder dafür das Telephon und den Wecker. Solange wir beide noch als zwei Gegenstände an sich betrachten, geht es. Aber betrachten wir nun noch kleinere Unterteile, z. B. die Nummerscheibe des Telephons. Hierüber läuft nun ein Teil des Zifferblattes des Weckers. Schenkt man diesem kleinen Teile seine ganze Aufmerksamkeit, so kann man unmöglich sehen, daß der Teil des Ziffernblattes des Weckers hinter dem Nummerblatt des Telephons liegt, während doch die Parallaxe der beiden Bogenteile dies aufdrängen müßte. Dies kommt daher, daß das Bild des Ziffernblattes des Weckers durch seine zufällige größere Dichtigkeit sich in den Vordergrund drängt, wodurch wir es nicht mehr nach hinten denken können, weil das im Widerspruch zum Sehen in der Wirklichkeit steht, wo eine derartige Überdeckung immer vorn bedeutet. Noch stärker sehen wir dies bei der viereckigen Uhr, durch welche die weiße Linie der Seite des Buches läuft. Es ist fast unmöglich, diese stärkere weiße Linie hinten zu sehen.

Diese Verhältnisse kommen nun bei genauer Betrachtung von Röntgenstereos immer vor, weil wir da nur mit Dichtigkeitsunterschieden zu tun haben, und es dann oft nicht möglich ist, Teile mit dem Ganzen in Verbindung zu bringen, so daß, wenn auch ein Photo im großen und ganzen einen guten stereo-

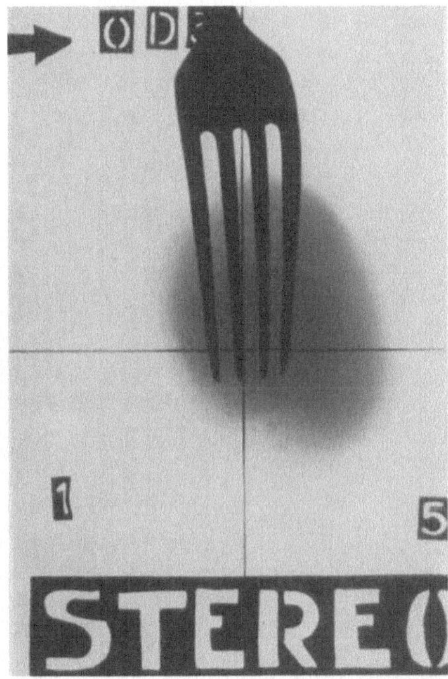
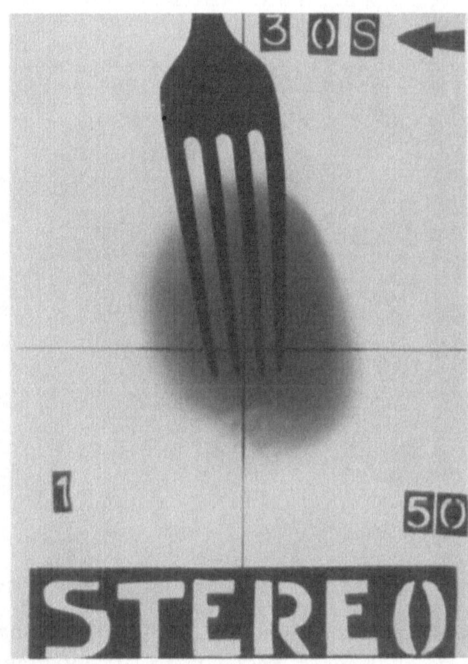

Abb. 122.

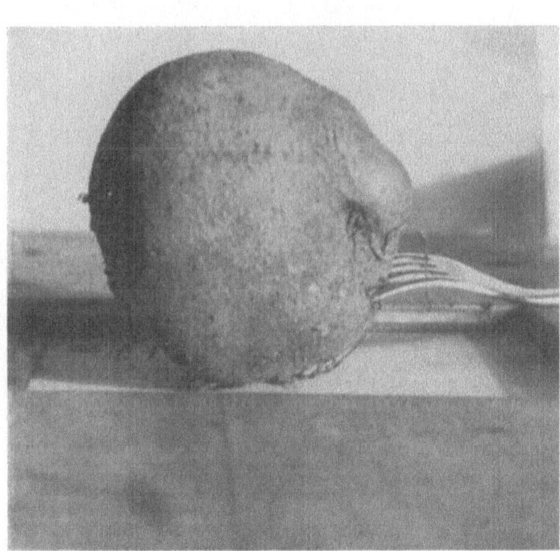
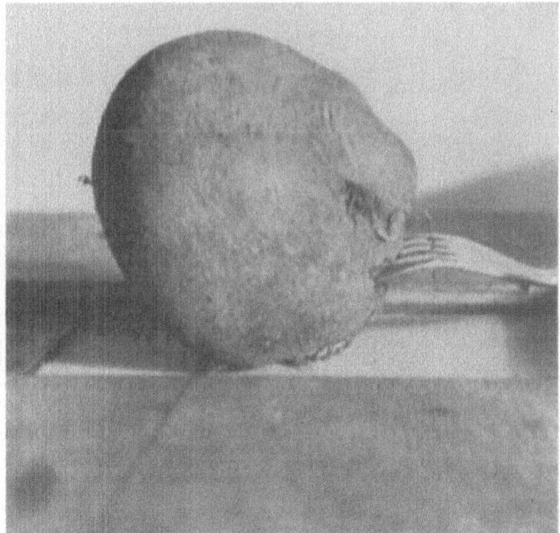

Abb. 123.

Die Abb. 122, 124, 126, 128, 130 und 132 zeigen eine Reihe stereoskopische Röntgenaufnahmen von Gegenständen, die in den Abb. 123, 125, 127, 129, 131 und 133 stereoskopisch photographiert sind. Die Röntgenaufnahmen sind, auf den Photographien gesehen, von oben her aufgenommen.

skopischen Eindruck macht, die konkrete Frage des Vorn- oder Hintenliegens eines kleinen Unterteiles oft nicht zu beantworten ist. Überdies ist alles bei der Röntgenstereoskopie noch viel verwickelter als auf diesen Bildern.

Hier sind nicht allein zwei Reihen durchlässig, sondern mehr oder weniger alles, was dem Röntgenstrahle auf seinem Wege begegnet. Doch wird sich, falls ebenso wie hier gute Begrenzungen vorhanden sind, die eine deutliche Parallaxe

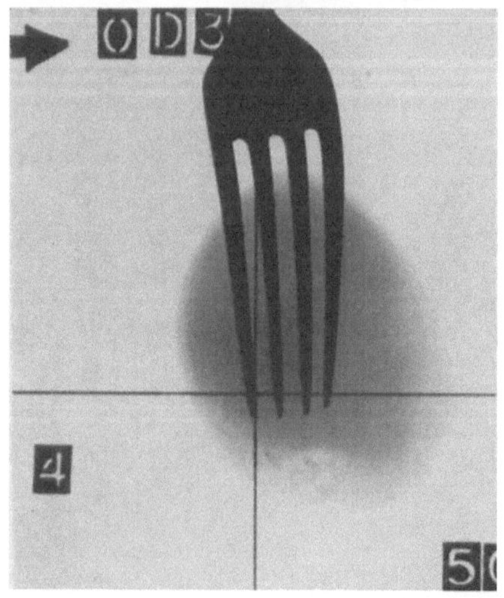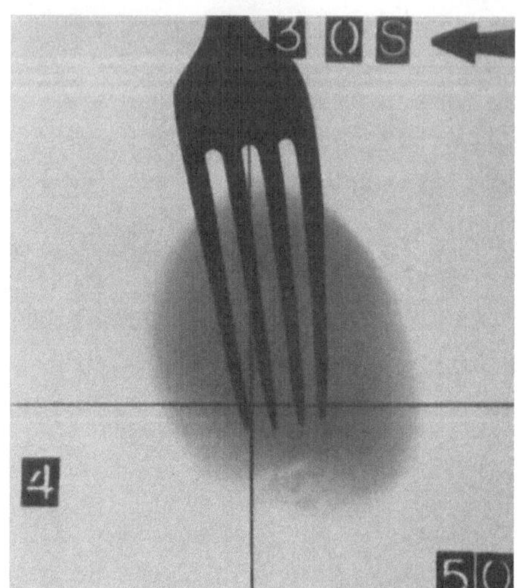

Abb. 124.

aufweisen, und somit die Bilder zu einem eigenen Platz im Raum zwingen, stereoskopisches Sehen noch als möglich erweisen; aber nur unter dieser Bedingung wird ein guter stereoskopischer Effekt bei Röntgenphotos möglich sein.

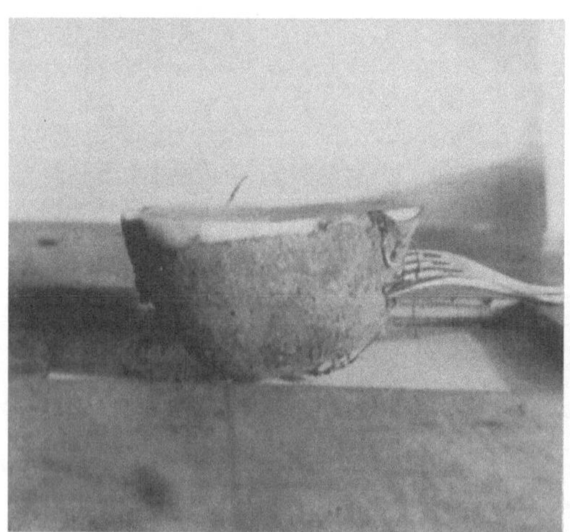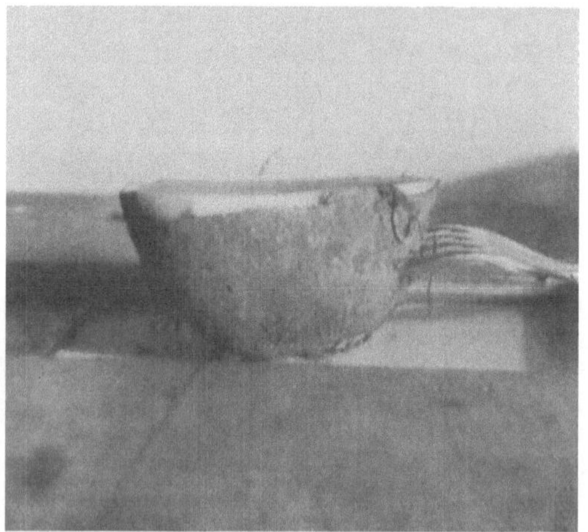

Abb. 125.

Leider ist das in der Röntgenologie vielfach nicht der Fall, wodurch viel vom Stereoeffekt verloren geht. Auch dies soll durch Beispiele verdeutlicht werden. Die Abb. 122—133 zeigen eine Reihe Röntgenstereos nebst gewöhnlichen Stereoaufnahmen der Gegenstände in senkrechter Richtung darauf, so daß man sehen kann, wie die Röntgenaufnahmen aufgenommen worden sind.

Betrachten wir nun zuerst die Abb. 122, die eine Kartoffel auf eine Gabel gespießt darstellt. Wir machen die Röntgenaufnahme (Abb. 123) von oben her, so daß die Gabel unten liegt. Durch die Überdeckungserscheinung macht, bei gewöhnlicher Betrachtung, wenn wir einmal wissen, daß wir eine Kartoffel und eine Gabel vor uns haben, die Gabel den Eindruck, als ob sie oben läge, da ihr intensiver Schatten den schwächeren Schatten der Kartoffel überdeckt. Bei der stereoskopischen Besichtigung zwingt die Parallaxe jedoch die Gabel nach hinten und in der Tat sehen wir sehr deutlich die Gabel unten in die Kartoffel gespießt. Weil die Mitte der Kartoffel weniger Strahlen durchläßt als die Ränder, bekommen wir selbst den Eindruck eines kugelförmigen Körpers und sehen also alles, wie es in Wirklichkeit gewesen ist.

Betrachten wir jedoch Abb. 124, wo das Röntgenstereobild, wie aus Abb. 125 ersichtlich ist, gemacht worden ist, nachdem die obere Hälfte der Kartoffel abgeschnitten worden war, so sehen wir genau dasselbe. Dies erklärt sich daraus, daß nur ein Teil der räumlichen Vorstellung der Parallaxewirkung zu verdanken ist, der Rest unserem Vorstellungsvermögen. Die Gabel und der horizontale Umriß der Kartoffel haben verschiedene Parallaxen und ihre Stelle im Raum ist dadurch bestimmt, die vage Zunahme des Schattens nach der Mitte hin trägt dazu bei, um in uns die Vorstellung der Kugelform hervorzurufen, wodurch der Eindruck der Wirklichkeit entsteht. In Abb. 124 ist der Umriß und der Schatten der Gabel gleich dem in Abb. 122, die vage Zunahme nach der Mitte hin zeigt die halbe Kartoffel auch. Da in dieser gleichmäßigen Masse sämtliche Parallaxeerscheinungen fehlen, wird der Eindruck der Kugel, weil dieser am leichtesten unserer Vorstellung entspricht, hervorgerufen.

Analog diesem Falle ist eine Stereoaufnahme von z. B. mit Luft gefüllten Gehirnventrikeln. Der Umriß der Luftblase gibt den Ort im Schädel gut wieder. Was jedoch die Form angeht, so überläßt sie alles der Phantasie, die, weil wir einen Gehirnventrikel genau kennen, stets der Seite des Normalen zuneigt, und dadurch gerade bei Krankheitszuständen des öfteren nicht der Wirklichkeit entspricht. Bei solchen Aufnahmen bekommt man einen viel genaueren Eindruck durch Aufnahmen in verschiedenen Richtungen, worauf konstruktiv die Form aufgebaut werden muß.

Bei unserem Beispiel von der Kartoffel würde beispielsweise eine Seitenaufnahme sofort alles deutlich gemacht haben.

Hat man eine absolut homogene Substanz vor sich, bei der alle Umrisse undeutlich sind, und wovon man vorher keine Vorstellung besitzt, so wird es total unmöglich, eine solche durch Röntgenstereoaufnahmen zu bekommen. Abb. 126 ruft stereoskopisch besehen wohl einen einigermaßen reliefartigen Eindruck hervor, aber niemand wird etwas daraus aufbauen können, was dem ähnlich ist, was Abb. 127 darstellt, während dies doch das aufgenommene Objekt ist. Sind es bekannte Objekte, die abgebildet werden, wie z. B. „Der verwundete Gladiator" (Abb. 128—129), dann geht es schon wieder besser, aber dann ruft die Besichtigung der einzelnen Bildhälfte auch schon die gute Vorstellung hervor.

Glücklicherweise kommen in der Röntgenologie jedoch auch Gewebe vor, die begrenztere Schatten zeigen, namentlich das Knochengewebe und dies ist außer Fremdkörpern auch wohl der Hauptteil, der zum stereoskopischen Sehen beiträgt.

Wie steht es nun hiermit ? Sehen wir das Knochensystem nun wirklich allein durch seine Parallaxe gut stereoskopisch ? Auch hier muß die Antwort wieder verneinend lauten. Sehr viel zwar, aber oft noch ebenso wie bei der Kartoffel

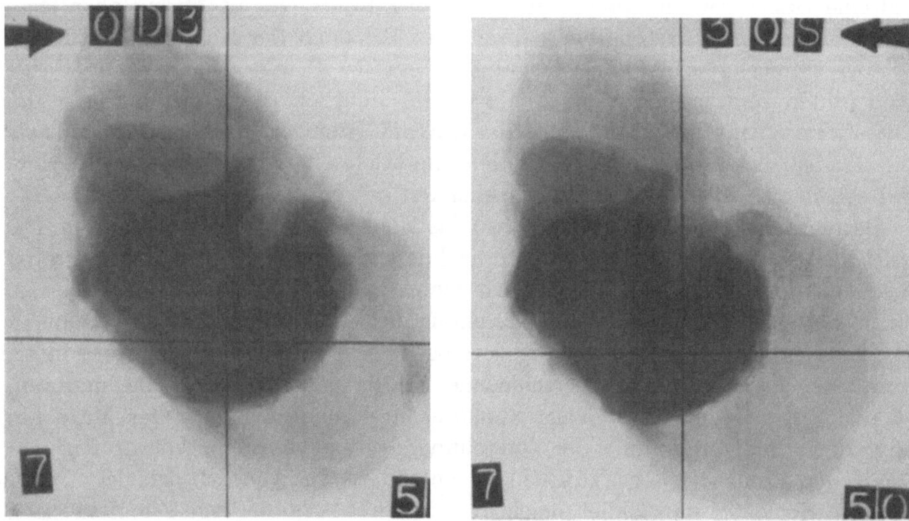

Abb. 126.

allein durch die Umrisse. Sehen wir z. B. ein Hüftgelenk; dem Femurkopf und Femurhals wird durch ihre Begrenzungen, durch ihren Umriß ein Platz im Raum

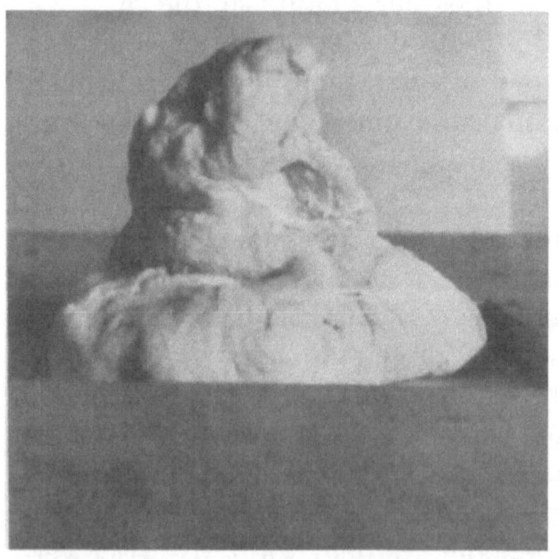
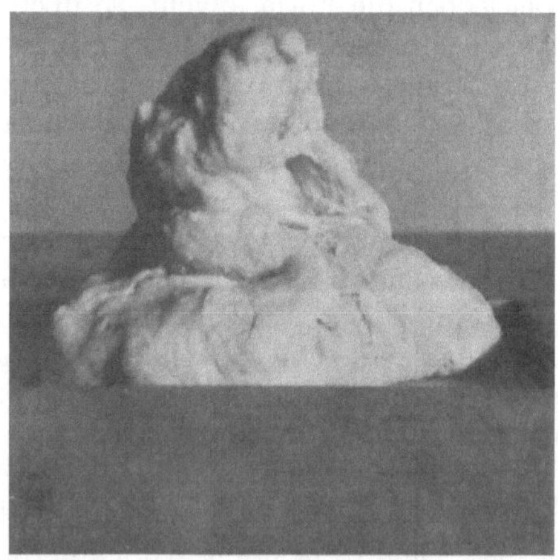

Abb. 127.

gegeben. Auch von der Pfanne gibt es einzelne scharfe Linien, die einen festen Platz im Raum einnehmen. Wir können also wohl sehen, ob eine Luxation nach vorn oder nach hinten besteht, aber von der wirklichen Rundung des Kopfes, von der Dicke des Halses oder der Trochanteren bekommen wir keinen sicheren Eindruck. Hier hilft uns unsere Kenntnis vom Aussehen dieser Knochen beim Aufbau des stereoskopischen Ganzen. Wie kommt das nun? Knochengewebe ist doch keine homogene Substanz, denn hierin befinden sich Knochenbälkchen, die schöne scharfe Schatten werfen. In der Tat, aber nun erhebt sich

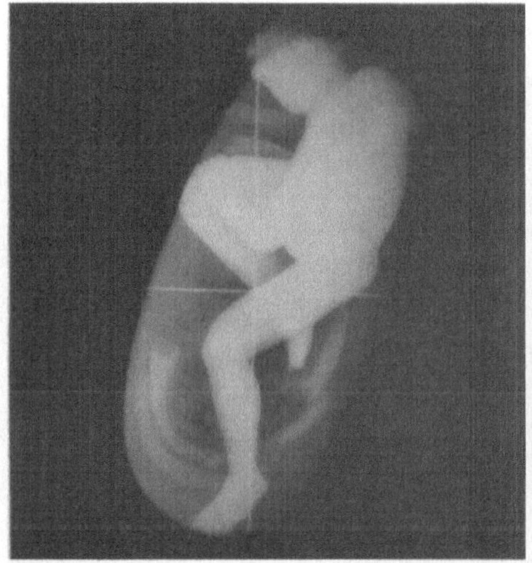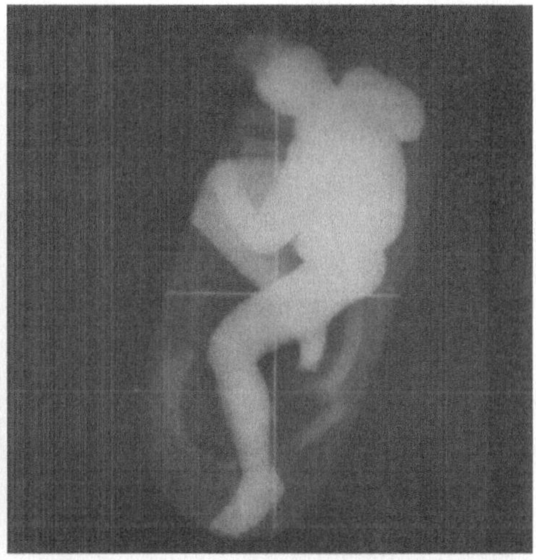

Abb. 128.

eine andere Schwierigkeit. Alle diese Knochenbälkchen werfen zwar schöne scharfe Schatten, aber wir bekommen sie alle aufeinander. Es geht also einigermaßen wie bei der Aufnahme in Abb. 120, wobei wir drei Flächen übereinander

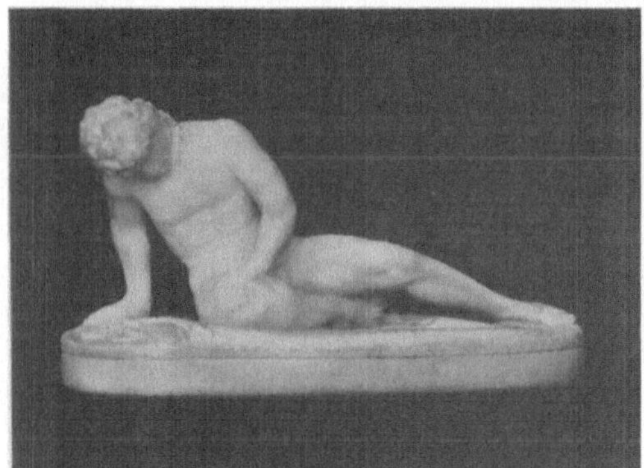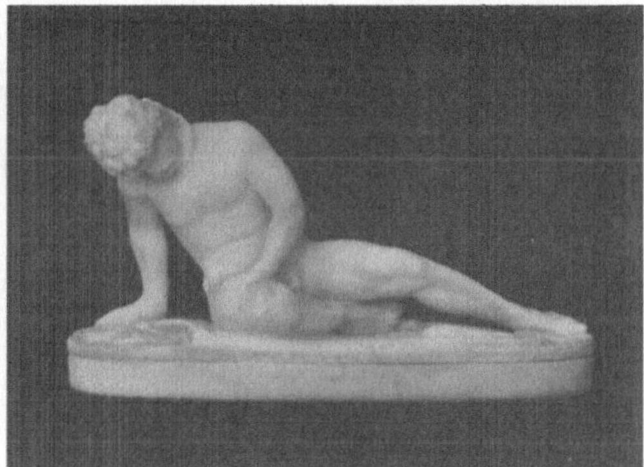

Abb. 129.

projiziert bekommen, aber hier bekommen wir nicht drei, sondern unzählige. Und obschon diese scharf sind, so sind sie stereoskopisch nicht zu entziffern, weil sie einander zu ähnlich sind, wodurch der Schatten der einen mit dem der andern verwirrt wird, und beim stereoskopischen Besehen die zueinander gehörenden Schatten nicht zur Deckung zu bringen sind. Es kommt nur hier und da Relief hinein, wo die Bälkchen sich zu schärferen Linien verdichten und dadurch eine deutlich erkennbare Parallaxe aufweisen. Diese Erscheinung demonstrieren die Abb. 130—133.

7*

Es ist hier ein Stoff aus gewebten, gleich großen Maschen gewählt, der einem Knochengewebe ein wenig ähnlich sieht. In Abb. 130 ist, wie aus der gewöhnlichen Aufnahme (Abb. 131) ersichtlich ist, viel Relief hineingebracht, während

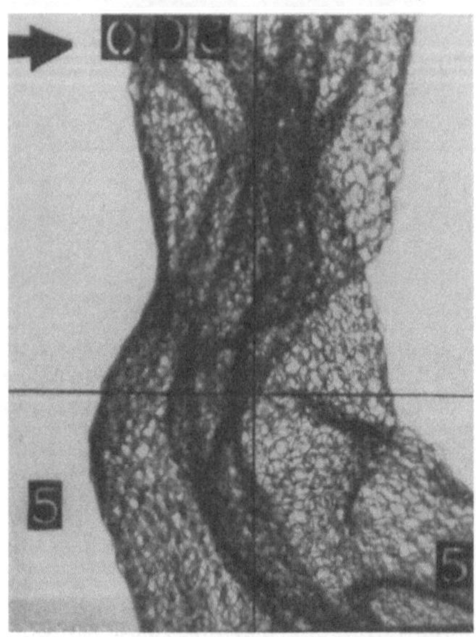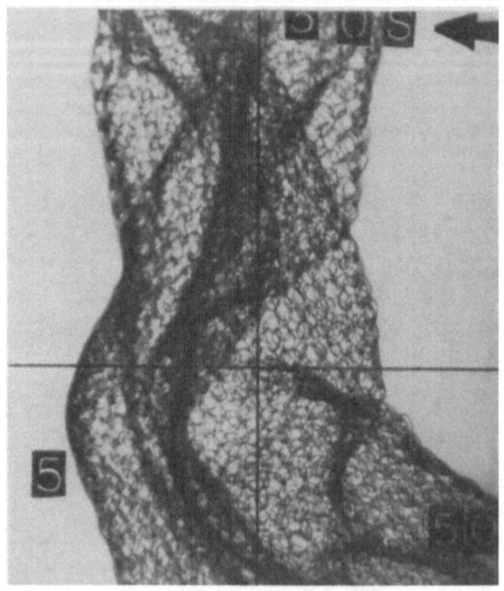

Abb. 130.

in Abb. 132 das Ganze durch eine Glasplatte (Abb. 133) eingedrückt worden und das Relief viel geringer ist. Besieht man die Abb. 130 und 132 stereo-

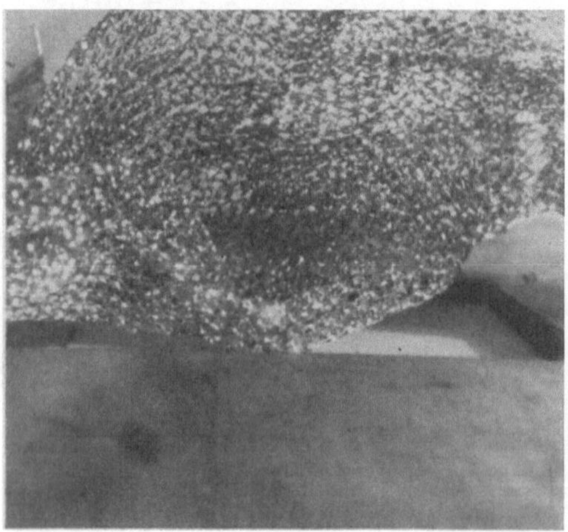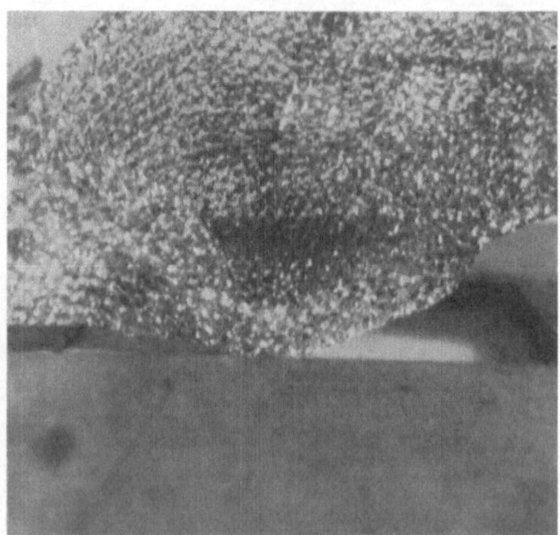

Abb. 131.

skopisch, so zeigt sich, obschon die einfachen Abbildungen fast gleich sind, doch wohl, daß dieser Reliefunterschied wahrzunehmen ist. Dies ist jedoch im wesentlichen den Umbiegungsstellen zu verdanken. Denn deckt man in den Abbildungen Stücke ab, so daß nur kleine Teile übrigbleiben, worin solche

Kreuzungslinien fehlen, so ist dieser Niveauunterschied überhaupt nicht oder doch nur sehr schwer wahrzunehmen. Es geht noch, wenn wir eine Stelle suchen, worin nur zwei Lagen einander bedecken. Sobald es drei sind, ist es jedoch nicht mehr möglich.

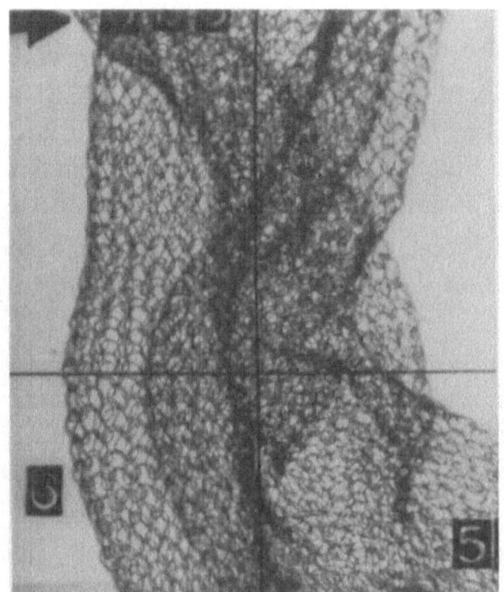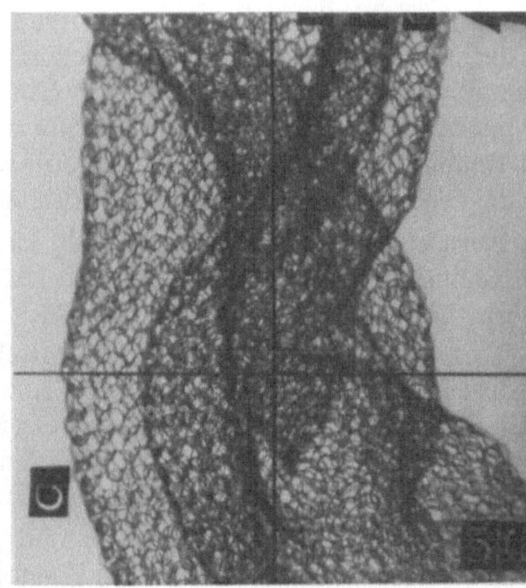

Abb. 132.

Wir sehen also, wie es selbst bei verhältnismäßig einfachen stereoskopischen Gegenständen schwer ist, einen guten Raumeindruck zu bekommen. Bei verwickelten Verhältnissen wird es noch viel lästiger. Bei einer Schädelaufnahme

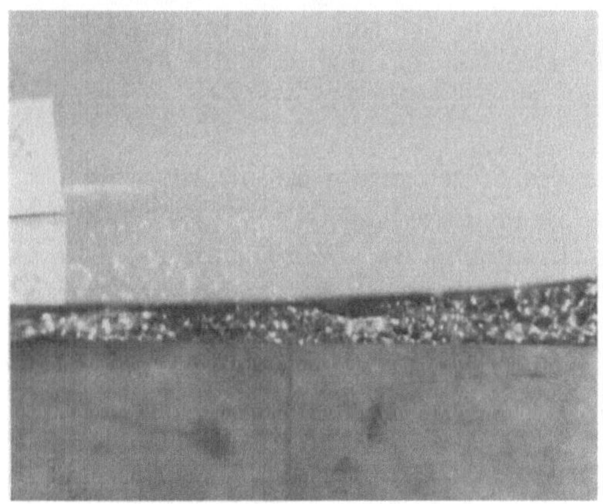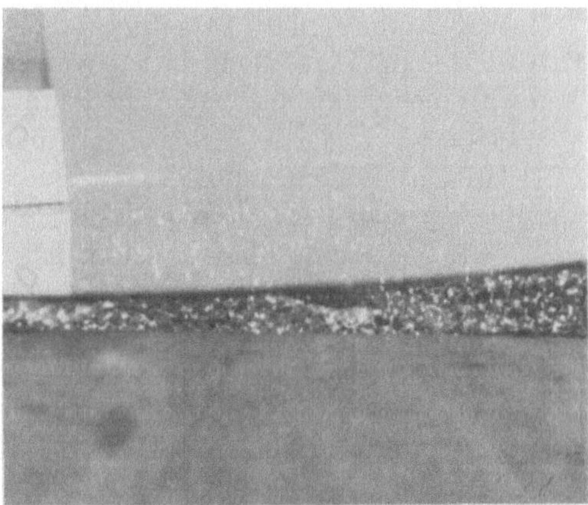

Abb. 133.

z. B. haben wir mit so vielen Flächen zu tun, daß es nicht möglich ist, zwischen diesen allen einen Unterschied zu machen. Bei einer Seitenaufnahme wird es nicht möglich sein, die Unterteile der Schädelbasis in ihren einfachen Flächen zu analysieren. Wir sehen nur ein Durcheinander von Schatten, und selbst mit der eingehendsten anatomischen Kenntnis des Baues der Schädelbasis kann diese nicht stereoskopisch gesehen werden. Selbst die Felsenbeine, die über die Basis hinausragen, bilden, weil sie einander bedecken, schon ein unentwirrbares Bild, und es ist nicht möglich, den Schatten, den das eine wirft, von dem Schatten des anderen abzusondern.

Mit der Konvexität des Schädels verhält es sich glücklicherweise anders. Einerseits ruft die Gehirnmasse durch ihre geringere Durchlässigkeit sowohl in der Mitte als an den Rändern schon die Suggestion der Kugelform hervor, aber, was wichtiger ist, es gibt im Schädeldach Gruben und Nähte, die scharfe Schatten werfen, so daß diese wieder durch ihre Parallaxe einen deutlichen Platz im Raume einnehmen, wobei, weil nur zwei Flächen bestehen, die zu entwirren sind, dies innerhalb des Bereiches der Anschauungsmöglichkeit bleibt.

Aus obigen Darlegungen geht wohl klar hervor, daß die Röntgenstereoskopie bei weitem nicht geben kann, was oberflächlich davon erwartet werden könnte. Worin besteht denn eigentlich ihr Wert?

Erstens hat die Stereoaufnahme großen Wert, wenn einfache Verhältnisse vorliegen und Schatten, die durch Schärfe, Kontrast und deutliche Parallaxe sich einen gewissen Platz im Raum erzwingen. Bei jeder Stereoaufnahme muß also danach gestrebt werden, möglichst diesen Forderungen, nötigenfalls durch künstliche Mittel (von denen noch die Rede ist) ihr Recht widerfahren zu lassen.

Zweitens bringt die Stereoaufnahme mehr als die einfache Aufnahme. Bei letzterer ist beim Besehen alles der Vorstellung überlassen. Denn auch bei einem Flächenbild müssen wir alles was wir sehen in unserem Geist in ein Raumbild umarbeiten. Bei der Röntgenstereoskopie gibt es in jedem Falle Momente, die dabei helfen. Jedoch darf man andere Hilfsmittel, die nützlich sein können, nicht vernachlässigen. Bei einer Fraktur z. B. darf man sich nicht damit zufriedengeben, nach Besichtigung einer Stereoaufnahme die Stücke im Raum schwebend gesehen zu haben. Möglicherweise ist hier die Vorstellung der Wirklichkeit vorausgelaufen. Eine Aufnahme in einer anderen Richtung wird oft ergeben, daß die erste Vorstellung falsch gewesen ist. Aber ist diese einmal korrigiert, so wird die zuerst besehene Stereoaufnahme wieder mehr zeigen als die einfache Aufnahme.

Drittens endlich ergibt die Verbindung des Stereoverfahrens mit Messungen große Vorteile.

Faßt man nun obige Ausführungen zusammen, so kommt man zu dem Schlusse, daß die röntgenstereoskopischen Aufnahmen gewaltig hinter der Photostereoskopie zurückstehen, aber daß der Grund hierfür im Wesen der Röntgenographie selbst liegt. Damit ist zugleich gesagt, daß keine technische Aufnahmeweise oder Besichtigung genügt, um die Schwierigkeiten aus dem Wege zu räumen. *Wie vollkommen der Bau der Instrumente auch ist, die man zur Aufnahme oder zur Besichtigung benutzt, das Resultat ist davon nicht abhängig.*

Teuere Apparate sind also, außer bei Aufnahmen von sich bewegenden Objekten, unnötig. Sie erleichtern nur die Arbeit und vergrößern die Möglichkeit genauer Arbeit.

Nur die richtige Einsicht, weshalb die Resultate schlecht sind, kann zur Besserung des Effekts beitragen, weil man dadurch die Aufnahmeweise so wählen kann, daß die günstigsten Bedingungen für die Plastik und Entwirrung der Bilder erzielt werden.

Die Unkenntnis der Ursache der ungenügenden Plastik hat manche veranlaßt, dafür Gründe außerhalb des Röntgenbildes zu suchen. So ist z. B. versucht worden, Apparate zu fabrizieren, wodurch bei der Besichtigung die Akkommodation und die Konvergenz den Umständen angepaßt werden, wie sie beim Besehen des Körpers in der Wirklichkeit waren. Verlorene Mühe! Beide spielen keine Rolle.

Schließlich ist die Frage noch von Wichtigkeit, ob, abgesehen von der eventuell schönen Besichtigung des Bildes, der Diagnostik dadurch genützt wird. Dies hängt von der Person ab, die sie besichtigt, von der Psyche und der Kenntnis, die Fähigkeit des stereoskopischen Sehens muß selbstverständlich vorhanden sein. Ausgerüstet mit einer guten Kenntnis der Anatomie, einer großen Routine in der Besichtigung der Röntgenbilder und einer gut entwickelten räumlichen Vorstellungsfähigkeit, wird man, *abgesehen davon, daß man es zwecks Messungen benutzen will* und abgesehen von einzelnen, im klinischen Teil besprochenen Ausnahmefällen, kaum das Stereobild benötigen. Durch Aufnahmen in verschiedenen Richtungen kann das plastische Bild mental besser konstruiert und die Diagnose eher gestellt werden. Wem es an anatomischer Kenntnis sehr mangelt und wer nur geringe Routine im Besichtigen der Bilder hat, kann wohl einmal über den totalen Stereoeffekt entzückt sein, aber die Diagnose wird von ihm sicher nicht eher gestellt werden.

Vom didaktischen Gesichtspunkt aus ist es jedoch von Bedeutung, weil, wenn darauf hingewiesen wird, wie die Abweichungen sind, diese von weniger Geschulten auf einem Stereobild besser gesehen und leichter gut interpretiert werden als auf einem einfachen Bild.

2. Die röntgenstereoskopische Aufnahmetechnik.

Aus den Ausführungen im ersten Teil erhellt, daß wer von einem Körperteil eine Röntgenstereoaufnahme machen will, zwei Aufnahmen von zwei $6^{1}/_{2}$ cm voneinander und gleichweit vom Film entfernten Punkten machen muß. Bei der allgemein in der Röntgenstereotechnik gebräuchlichen Arbeitsmethode geschehen diese Aufnahmen nicht wie bei der gewöhnlichen Photographie gleichzeitig, sondern nacheinander. Denn die beiden Schattenbilder entstehen im allgemeinen an derselben Stelle und um jedes Bild auf einen anderen Film zu bekommen, muß man die Kassette wechseln, und das erfordert Zeit. Da zwischen den beiden Aufnahmen der zu untersuchende Körperteil sich nicht verschieben darf, ist an erster Stelle ein Apparat nötig, wodurch ein solcher Kassettenwechsel ohne eine Verlagerung des Körperteiles erfolgen kann. Das Prinzip eines solchen Apparates ist sehr einfach. Der Körperteil ruht auf oder an einer Platte (Holz oder dünnes Aluminium), die Röntgenstrahlen durchläßt, und darunter oder dahinter werden die beiden Filme an derselben Stelle angebracht, indem während des Kassettenwechsels die Röhre verschoben wird. Dies ist die prinzipielle Arbeitsmethode, und nur technische Interessen veranlassen uns hier verschiedene Änderungen in Vorschlag zu bringen.

Diese Interessen entspringen drei Wünschen:

1. Dem Wunsche nach einer Erleichterung der Betrachtung und der Messungen, wenn die beiden Aufnahmen nicht auf zwei besondern Filmen, sondern auf den beiden Hälften desselben Films geschehen.

2. Dem Wunsche nach der Erzielung einer möglichst guten Bildqualität bei Röntgenaufnahmen dicker Körperteile, wobei es erforderlich ist, Kompression anzuwenden und den Beleuchtungskegel sehr klein zu machen, oder aber eine Streustrahlenblende zu benutzen, die sich zwischen Patient und Film befinden muß.

3. Dem Wunsche nach einer möglichsten Abkürzung der Zeit zwischen den beiden Aufnahmen, ja sogar nach Gleichzeitigkeit derselben.

Im engen Anschluß an diese drei Wünsche haben sich die stereoskopischen Aufnahmestative entwickelt von der einfachen Holzlade von der Größe des zu benutzenden Films bis zu den kostbarsten Instrumenten.

Bevor wir näher auf diese Entwicklung eingehen, dürfte es sich empfehlen, erst einzelne allgemeine Fragen zu erörtern.

ad 1. Welches sind die Forderungen, die an den Fokus-Filmabstand und an die Röhrenverschiebung gestellt werden müssen? Eine Beantwortung dieser Frage hängt davon ab, was man mit der Röntgenaufnahme erzielen will. Verlangt man eine getreue Nachahmung der Wirklichkeit, sowohl hinsichtlich Form als hinsichtlich Größe, so müssen die Röhrenverschiebung und der Pupillenabstand des Beobachters gleich groß sein, während der Fokus-Filmabstand dann so gewählt werden muß, daß er der Entfernung entspricht, in der man den skeletierten Körperteil in Wirklichkeit auch am liebsten betrachten würde. Letzteres hängt aufs engste mit der Größe und Dicke des Objekts zusammen. So z. B. wird man, um einen möglichst deutlichen Raumeffekt zu erzielen, ein Handgelenk in einer Entfernung von 30—40 cm, einen Schädel in einer Entfernung von 60—70 cm, ein Becken und einen Thorax in einer Entfernung von 70—100 cm (alles berechnet bis zur *Rückseite*) zu besichtigen wünschen. Dieselben Abstände werden dann als Fokus-Filmabstände bei den Aufnahmen gewählt werden müssen. Bei der Besichtigung muß diese Entfernung zwischen Auge und Film ebenfalls eingehalten werden, wobei die Besichtigung so geschehen muß, daß das rechte Auge das rechte und das linke Auge das linke Bild sieht. Einzig auf diese Weise ist eine Nachahmung der Wirklichkeit möglich.

Im vorigen Kapitel ist jedoch gezeigt worden, welchen Nutzen es oft haben kann, zugunsten anderer Vorteile auf die Wirklichkeit zu verzichten. Es besteht deshalb auch die Möglichkeit, andere Distanzen und Röhrenverschiebungen zu benutzen und andere Besichtigungsweisen anzuwenden.

ad 2. Bei den Messungen muß man stets wissen, welche Röhrendistanz und welcher Fokus-Filmabstand bei den Aufnahmen verwendet worden sind, und man muß die Lage des Punktes kennen, über dem der Fokus senkrecht gestanden hat. Welche Technik und welche Vorrichtungen auch angewendet werden, es empfiehlt sich, stets irgendein Hilfsmittel zu gebrauchen, wodurch diese Daten auf den Aufnahmen wiederzufinden sind. Das einfachste Hilfsmittel ist die Anbringung eines Metalldrahtkreuzes auf der Stereoskopkassette, die somit auf beiden Filmen erscheint sowie die Sichtbarmachung der Daten durch Bleibuchstaben, welche uns dann weiterführen. Dazu muß man verschiedene Bleibuchstaben zur Verfügung haben.

Um anzugeben, daß wir eine Stereoaufnahme machen, gebrauchen wir das Wort Stereo. Dieses Wort legen wir oben auf die Stereoskoplade, wodurch gleich festgelegt ist, welche Seite des Films der Röhre zugewandt gewesen ist.

Neben dem Wort Stereo bringen wir die Nummer der Aufnahme an, die für alle zusammengehörigen Filme (meistens zwei, aber wie wir später sehen werden, auch wohl einmal drei) dieselbe bleiben muß. Da der Fokus-Filmabstand bei den Aufnahmen derselbe bleibt, kann die Entfernung, in Zentimetern ausgedrückt, auch oben auf der Stereoskoplade in Ziffern angebracht werden. Über dem Wort Stereo bringt man also in Bleibuchstaben die Zahlen 40, 50, 60 cm an, je nach dem Abstand Fokus-Film, den wir bei der beabsichtigten Aufnahme gebrauchen.

Nun müssen wir noch auf den Filmen ablesen können, über welchem Punkte die Röhre bei der Aufnahme senkrecht stand, d. h. der Lotpunkt bei jeder Aufnahme muß auf dem Film angedeutet werden. Da dieser bei beiden Aufnahmen verschieden ist, so empfiehlt es sich, die Daten nicht auf der Stereoskoplade, sondern auf jeder Kassette anzubringen, da sonst beim Wechsel leicht der Körperteil, den man röntgenographieren will, sich bewegen könnte. In der Regel wird der Fokus sich bei beiden Aufnahmen senkrecht über einem der beiden Metalldrähte befunden haben. Man braucht dann nur in Ziffern und Pfeilen anzudeuten, wieviel Zentimeter der Fokus nach der einen oder anderen Seite vom Kreuz eingestellt gewesen ist. Wenn wir z. B. bei der einen Aufnahme die Röhre genau über der Mitte anbringen, setzen wir die Ziffer 0, wenn wir sie bei der anderen Aufnahme $6^1/_2$ cm nach einer Seite verschieben, so bezeichnen wir das mit der Ziffer $6^1/_2$ und einem Pfeil in der Richtung der Verschiebung, also $6^1/_2$ → oder wenn die Röhre beiderseits $3^1/_4$ cm aus der Mitte verschoben ist, wird der eine Film mit $3^1/_4$ → bezeichnet und der andere Film mit $3^1/_4$ ← (siehe als Beispiel Abb. 122).

Sollte man aus bestimmten Gründen von obiger Regel abzuweichen wünschen und auf einen der Kreuzdrähte verzichten, d. h. schiefe Aufnahmen zu machen wünschen, so muß man dies natürlich andeuten, indem man auch noch angibt, wieviel Zentimeter oberhalb oder unterhalb vom Kreuz eingestellt ist. Es sieht dann folgendermaßen aus: $10 ↓ 3^1/_4$ → und $10 ↓ 3^1/_4$ ← oder aber $10 ↓$ und $10 ↓ 6^1/_2$ ←.

Außer bei den einfachen Apparaten, bei denen man die genaue Lage des Fokus der Röhre nicht kennt, kann man bei allen Vorrichtungen stets diese kleinen Hilfsmittel anwenden, die alles bedeutend erleichtern und später größeren Schwierigkeiten vorbeugen. Sollte man Stereoaufnahmen mit Apparaten machen müssen, bei denen man die genaue Lage des Fokus nicht kennt, so sind obige Ausführungen doch nicht ohne Nutzen. Nur stimmen die Maße dann nicht genau und müssen durch spätere Berechnungen einer Kontrolle unterzogen werden, wofür das Viereck von Wertheim Salomonson, wovon in Abschnitt 9 die Rede war, die Daten verschaffen kann.

Um rechts und links der Patienten nicht zu verwechseln, muß bei einer Extremität noch der Buchstabe R oder L auf der Stereoskoplade angebracht werden, je nachdem es sich um einen rechten oder linken Körperteil handelt. Beim Rumpf, Schädel oder Becken müssen bei frontalen Aufnahmen die Buchstaben L oder R oder beide zugleich an der entsprechenden Seite des Körperteiles angebracht werden, während bei sagittalen Aufnahmen die Buchstaben L oder R angebracht werden müssen, um anzuzeigen, welche Seite dem Film bei der Aufnahme zugewandt gewesen ist.

Selbstverständlich müssen diese Merkzeichen so angebracht werden, daß sie einander bei der Aufnahme nicht bedecken. Nach unseren Erfahrungen geht das jedoch leicht. Hat man nun alle diese Vorkehrungen getroffen, so sind auch alle Daten festgelegt und man kann auch später allein auf Grund dessen, was die Filme zeigen, alle Messungen vornehmen.

Es bleibt jedoch die kleine Schwierigkeit bestehen, daß es nicht möglich ist, das Drahtkreuz in der Filmfläche anzubringen, was theoretisch eigentlich notwendig wäre, weil sonst eine kleine Parallaxe auftritt. Befestigt man die Drähte so, daß sie nahezu auf der einzuschiebenden Kassette liegen, so ist die Abweichung unberücksichtigt zu lassen, befestigt man sie höher, z. B. bei einem Streustrahlendiaphragma auf dem Diaphragma, so muß man feststellen, wie hoch sie sich über dem Film befinden, um darauf eine Korrektur anzubringen oder aber man muß ein Drahtkreuz mit Knöpfen oder anderen Zeichen in Abständen von 1 cm voneinander anbringen. Weil $3^1/_4$ cm eine häufig vorkommende Verschiebung ist, so muß dieses Maß dann auch noch durch einen Knopf sichtbar gemacht werden. Die beste Methode würde zweifellos die sein, bei der das Drahtkreuz automatisch mit der Röhre verschoben wird, so daß der Kreuzpunkt stets den Projektionspunkt des Fokus darstellt. Aber eine solche Mechanik ist schwer anzubringen, während ein separates Verschieben des Drahtkreuzes umständlich ist und zu Irrtümern führen kann.

ad 3. Für ein gutes Stereobild ist größtmögliche Schärfe wesentlich. Die Schärfe kann, da die Röntgenologie mit Schattenbildern zu tun hat und der strahlenerzeugende Punkt eine gewisse Flächenausbreitung besitzt (Fokusgröße), nie ideal sein. Wir müssen dem also bei der Aufnahme Rechnung tragen. Die Schärfe des Bildes hängt von drei Faktoren ab:

1. Größe des Fokus,
2. Entfernung Körperteil-Film,
3. Entfernung Fokus-Objekt,

und zwar nach der Formel

$$S = \frac{b}{a} f$$

worin S die Größe der Halbschatten, b Entfernung Objekt-Film, a Entfernung Fokus-Objekt, f Größe des Röhrenfokus bedeutet.

Um den Halbschatten so klein wie möglich zu bekommen und infolgedessen die Schärfe möglichst groß, muß man S, b, a und f so günstig wie nur möglich wählen. Wie dies möglich ist, hängt von den Umständen ab.

Was zunächst den Fokus der Röhre angeht, so weiß man, wie dieser die Belastbarkeit der Röhre begrenzt. Überall, wo an die Belastung keine hohen Anforderungen gestellt werden, also bei unbewegten Körperteilen, genügt eine Röhre mit kleinstem Fokus, die wir also auch gebrauchen müssen. b muß immer möglichst klein gewählt werden, d. h. der Körperteil muß so nahe wie nur möglich an den Film kommen, und zwar so, daß die Seite, um die es sich handelt, dem Filme zugewandt ist. Bei Wirbelaufnahmen z. B. muß der Patient in Rückenlage und nicht in Bauchlage untersucht werden. Es bleibt nun noch a = Entfernung Röhre-Objekt. Zur Erzielung einer idealen Schärfe muß man a so groß wie nur möglich wählen. Es erheben sich jedoch Schwierigkeiten. Eine Vergrößerung von a verlangt, da die Belichtungszeit nicht nach Belieben verlängert werden kann, eine größere Röntgenenergie, was wieder einen größeren Fokus der Röhre erfordert und dann ist der Vorteil verschwunden. Überdies wurde oben bereits mitgeteilt, wie erwünscht es ist, regelmäßig eine Entfernung zu benutzen, die der Distanz entspricht, bei der wir einen Gegenstand am besten stereoskopisch sehen, und das ist zwischen 30 und 100 cm. Hierdurch schon wird eine Beschränkung auferlegt, der wir uns regelmäßig unterwerfen, und der Schärfefaktor wird also lieber durch die Wahl eines möglichst kleinen Fokus beeinflußt.

Wir haben bisher allein erörtert, wie die Schärfe bei unbewegten Bildern zu beeinflussen sei. Zwar gilt für bewegte Bilder dasselbe, aber die Belastungsgrenze der Röhre legt uns hier größere Einschränkungen hinsichtlich der Größe des Fokus auf. Man kann hier also nur entweder auf die Forderung der Schärfe verzichten oder man muß eine Röhre wählen, die im Verhältnis zu ihrem Brennpunkt die größtmögliche Belastung zuläßt. Eine solche Röhre ist die mit drehender Anode. Daß auch das Filmmaterial, die Verstärkungsschirme und der Entwickler so gewählt werden müssen, daß die kleinstmögliche Röntgenenergie zur Aufnahme genügt, ist selbstverständlich, weil hierdurch wieder weniger hohe Anforderungen an die Röhre gestellt zu werden brauchen.

Übrigens bringt die Bewegung noch andere Schwierigkeiten mit sich, worauf bei der Beschreibung der Apparate näher eingegangen wird.

ad 1. Da außer der Schärfe des Bildes auch ein guter Kontrast verlangt wird, um der Stereoskopie Genüge zu tun, so wollen auch die zu diesem Zwecke unternommenen Maßnahmen zu ihrem guten Rechte kommen. Außer durch die Wahl der besten Strahlenhärte, des besten Filmmaterials und der besten Verstärkungsschirme kann ein besserer Kontrast erzielt werden durch die Ausschaltung der Streustrahlenwirkung mittels eines kleinen Belichtungskegels, durch Kompression und durch Anwendung einer Streustrahlenblende.

Es muß somit sehr vielen Faktoren Rechnung getragen werden, und je nach dem Überwiegen des einen oder anderen Faktors wird auch die Arbeitsmethode eine andere sein. Allgemeine Regeln sind also nicht zu geben, doch wird im speziellen Teile noch dies und das zur Sprache kommen.

Wir gehen nun über zu einer Beschreibung der gebräuchlichen Apparate. Da die verschiedensten Apparate in den Handel gebracht worden sind, die nicht alle besprochen werden können, so seien hier einige herausgegriffen, die möglichst verschiedenen Prinzipien folgen.

Zunächst die einfachste Stereoskoplade, von der des öfteren bereits die Rede war und die jeder leicht selber herstellen kann. Es ist eine hölzerne Schachtel, etwas größer als die Kassette, die man benutzen will, die an einer Seite offen gelassen wird, um die Kassette hineinschieben zu können. Die einfache Form kann in der Regel nur für kleinere Formate benutzt werden und allein bei Aufnahmen von Extremitäten Dienste leisten. Der aufzunehmende Körperteil wird auf den obersten Holzdeckel gelegt. Mit jedem beliebigen Stativ, bei dem die Röhre horizontal verschiebbar ist, kann dann die Stereoaufnahme geschehen. Die Röhre wird zuerst über der Mitte der Stereoskoplade eingestellt, eine Kassette in die Stereoskoplade gelegt und die erste Aufnahme gemacht. Darauf wird die Kassette vertauscht, die Röhre $6^1/_2$ cm verschoben und die zweite Aufnahme gemacht. Besitzt man selbst kein Stativ, das die Verschiebung zuläßt, so kann man auch das ganze Stativ nach den gewünschten Entfernungen verschieben, indem man mit Kreide diese Entfernungen auf dem Fußboden bezeichnet.

Die Stereoskoplade wird schon etwas verwickelter, wenn man die beiden Aufnahmen auf einem Film zu machen wünscht. Dafür darf während jeder Aufnahme nur die Hälfte des Films den Röntgenstrahlen ausgesetzt werden, während die andere Hälfte mit Blei bedeckt bleiben muß. Die Stereoskoplade muß dann $1^1/_2$ mal so groß wie die zu benutzende Kassette sein. Für das Format 18×24 cm ist das Aussehen in Abb. 134 wiedergegeben.

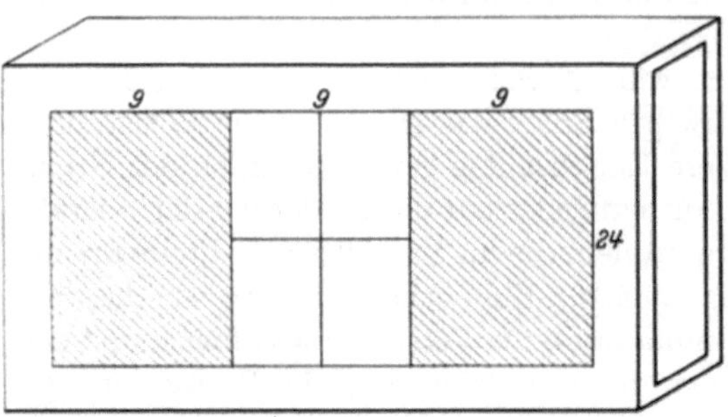

Abb. 134. Einfache Stereoskopkassette.

Der mittlere Teil mit dem Drahtkreuz bleibt für das strahlendurchlässige Material, während die beiden äußeren Hälften mit Blei bedeckt werden. Die Kassette wird zuerst unter dem linken $^2/_3$ Teil und darauf unter dem rechten $^2/_3$ Teil eingeschoben. Damit dies leicht und genau geschehen kann, empfiehlt es sich, dafür eine besondere Schublade oder einen Handgriff anzubringen.

Obschon diese Einrichtung noch sehr einfach ist, so ist sie im Grunde doch die gangbarste und ungefähr für alle Zwecke verwendbar. Das schwerste bei diesem

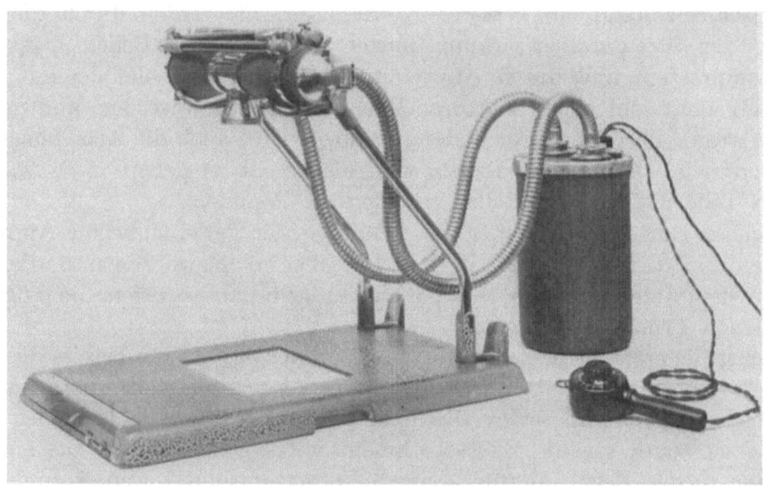

Abb. 135. Philips Stereoaufnahmeapparat mit hochspannungsfreiem transportablem Apparat und Metalixröhre.

einfachen Apparat bleibt die Einstellung der Röhre an der gewünschten Stelle. Wenn man jedoch die Lade mit den neueren Stativen kombiniert, so wird diese Schwierigkeit meist ausgeschaltet.

Die Firma PHILIPS bringt einen Apparat (Abb. 135) in den Handel, der zusammen mit dem transportablen Metalixapparat gebraucht werden muß und auf diesem einfachen Prinzip beruht. Hierbei wird automatisch Film und Röhre gleichzeitig in die richtige Lage gebracht, so daß der Film stets genau über die halbe Länge verschoben wird. Dieser Apparat genügt also schon einigen Anforderungen, die die Praxis stellt und die zu Anfang dieses Kapitels erörtert worden sind, nämlich den Forderungen der zwei Aufnahmen auf einem Film und dem schnellen Wechsel.

Er besitzt jedoch noch einige Vorteile, worauf hingewiesen werden muß. Durch den Gebrauch der Röhre mit dem kleinsten bisher konstruierten Brennpunkt wird die Schärfe des Bildes aufs höchste gesteigert und durch die feste Verschiebung von Röhre und Film werden die Messungen überaus vereinfacht, denn die Entfernung zwischen zwei homologen Punkten gibt mit Hilfe einer zugehörigen Tabelle unmittelbar die Höhenlage an. Dagegen sind Variationsmöglichkeiten in Entfernungen und Filmformaten ausgeschlossen.

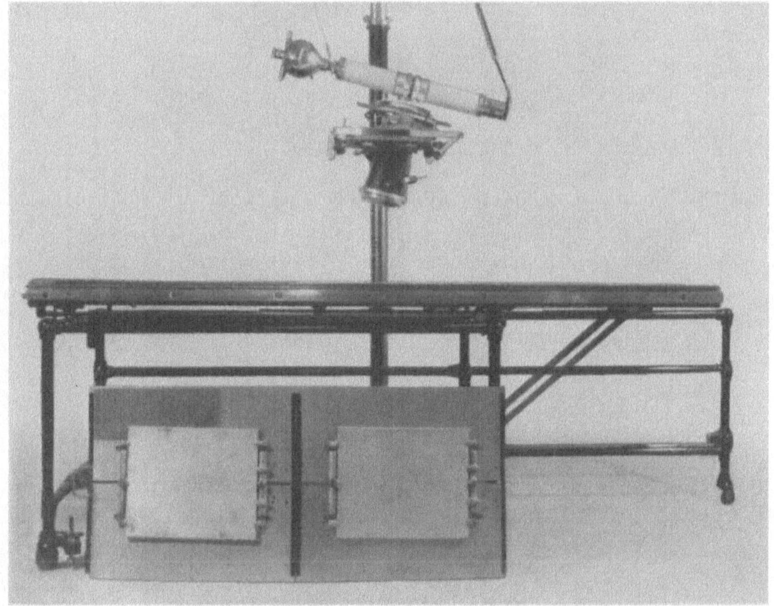

Abb. 136. Victor Stereostativ. Auf dem Boden die Kassettenbehälter, die unter den Tisch gestellt werden kann. Röhre mit Tubus zum Verschieben und Neigen.

Wenden wir uns nun von diesen einfachen Apparaten ab und einem der modernen Stative zu, wobei alle Variationsmöglichkeiten bestehen und doch Einstellung, Verschiebung von Röhre und Kassette genau geschehen können und wobei eventuell auch Kompression des aufzunehmenden Gegenstandes und der Gebrauch einer Blende möglich ist. Als Beispiel wählen wir, weil es schon früh in schöner Ausführung im Handel gewesen ist, ein *Victor*-Stereostativ (s. Abb. 136).

Bei diesem Apparat ist die Kassettenwechselvorrichtung unter dem hölzernen Tisch angebracht. Beide Kassetten werden zuvor bereits hineingebracht und eine Federeinrichtung sorgt dafür, daß die eine schnell an die Stelle der anderen springen kann. Die Röhre kann infolge der Ausführung des Stativs genau mit seinem Brennpunkt in lesbarer Entfernung über die Mitte der Kassette gebracht werden. Die Verschiebung der Röhre kann durch transportable Nocken in der gewünschten Größe erfolgen, während durch eine Neigung des Teiles, worin die Röhre und ein anzubringender Metalltubus sich befinden, der von dem Tubus begrenzte Bestrahlungskegel mit seiner Achse genau auf die Mitte der Kassette gerichtet bleibt. Hierdurch ist eine Benutzung des Tubus möglich, ohne zwei bei der Besichtigung einander nur teilweise bedeckende Kreise zu bekommen. Alle diese Verschiebungen können durch das Ziehen an zwei Fäden in kürzester Zeit geschehen. Überdies kann über den Tisch ein Kompressionsband gespannt werden, um auf den aufzunehmenden Körperteil Kompression ausüben und ihn gleichzeitig so fixieren zu können, daß während oder zwischen

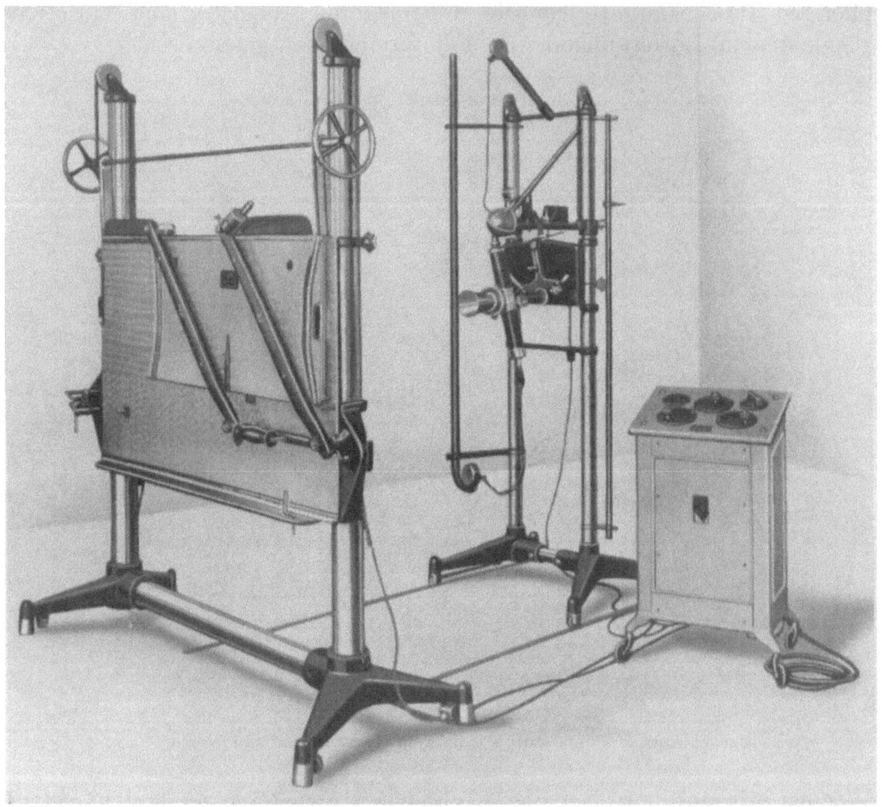

Abb. 137. Stereoaufnahmegerät Bräuer. Kassette und Röhre werden gleichzeitig verschoben, während der Strom automatisch eingeschaltet wird.

beiden Aufnahmen Bewegungen verhütet werden. Dazu ist das Stativ so eingerichtet, daß es vertikal stehen kann und auch dann Röhrenverschiebung und Kassettenwechsel geschehen können. Dergleichen Apparate werden nun von allen größeren Firmen von Röntgenartikeln hergestellt, sogar noch etwas schöner konstruiert, und zwar so, daß das Verschieben der Röhre, der Wechsel der Filme und die Einschaltung der Hochspannung ganz automatisch gleichzeitig geschehen kann (Abb. 137).

Obschon durch den Gebrauch eines solchen Apparates schon viele Wünsche erfüllt sind, so ist der Gebrauch einer Streustrahlenblende hier noch nicht angewendet, und doch ist diese zur Erzielung kontrastreicher Aufnahmen dickerer

Körperteile auf großen Filmen unentbehrlich. Die Streustrahlenblende erfordert, damit keine Striche auf den Film entstehen, Bewegung und ist deshalb immer in einen gebrauchsfertigen Apparat, als sogenanntes Potter-Bucky-Diaphragma eingebaut. Es liegt also nahe, diesen Apparat als solchen zusammen mit den soeben beschriebenen Stativen zu gebrauchen und das ist auch in der Tat der gebräuchlichste Weg. Da der Bau des Potter-Bucky-Diaphragmas,

abgesehen von dem Sekundärstrahlengitter, der Beschreibung der einfachsten Stereoskoplade entspricht, so ist hier der Weg von selbst gewiesen.

Der Wechsel der Kassetten erfolgt bei einer solchen Aufstellung der Apparate jedoch nicht schnell. Wünscht man einen schnelleren Wechsel zu erreichen, so muß wiederum eine besondere Konstruktion angewendet werden, wobei der Kassettenwechsel unter dem Potter-Bucky-Diaphragma und die Verschiebung der Röhre gleichzeitig geschehen, was wieder mit der Einschaltung der Hochspannung kombiniert werden kann. Das ursprüngliche amerikansiche Potter-Bucky-Diaphragma mit Pumpbewegung ist dann aber weniger geeignet, weil es den schnellen Wechsel hemmt, so daß es für Stereoarbeit besser ist, die ÅKERLUNDsche Spiralblende oder die SIEMENS Drehblende zu benutzen.

Beim Gebrauch eines Potter-

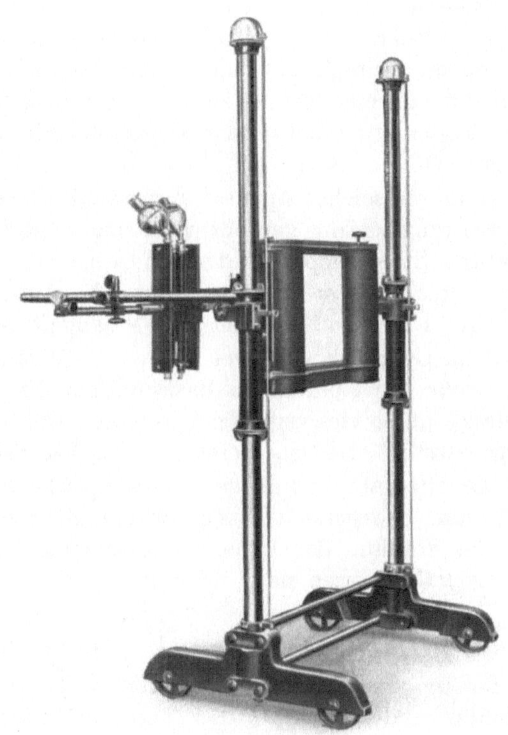

Abb. 138. Siemens Stereo- und Serienaufnahmegerät mit zwei Röhren. Die Aufnahmen werden auf Rollfilm gemacht, der zwischen zwei Verstärkungsschirmen gepreßt wird.

Bucky-Diaphragmas muß sich die Röhre, um die Aufnahmezeit nicht zu verlängern, an einer bestimmten Linie befinden. Es würde also eine Verschiebung nur in dieser Richtung zulässig sein. Die Abweichungen, wie sie die Stereoskopie erfordert, sind jedoch in der anderen Richtung wohl zulässig und bringen nur eine verhältnismäßig kleine Zunahme der Belichtungszeit mit sich. Dies gilt auch für die Drehblenden. Diese geringe Zunahme der Belichtungszeit wird im allgemeinen keine Beeinträchtigung sein, weil es hierbei meist nicht auf eine überschnelle Aufnahme ankommt. Diese sehr kurze Zeit ist eigentlich allein nötig bei Herz- und Lungenaufnahmen und hierbei ist keine Streustrahlenblende erforderlich.

Stereoskopische Magenaufnahmen liegen bisher wenig vor, weil hier die Stereoskopie aus den im vorigen Abschnitt angeführten Gründen wenig zu ihrem Rechte kommt. Die modernen Reliefaufnahmen der Magen- und Darmschleimhaut nach BERG wird hier wohl vieles ändern, und dann ist neben einer möglichst kurzen Zeit auch die Anwendung einer Streustrahlenblende erwünscht. Dieses kann man allein dadurch erreichen, daß man Röhren und Apparate verwendet, die sehr hohe Belastungen zulassen, so daß auf die Dauer, wenn man an der Forderung eines scharfen Brennpunktes festhält (und für Stereoskoparbeiten muß man das), auch hier die Röhre mit drehender Anode in Betracht kommen muß.

Bisher war immer von einer Verschiebung der Röhre die Rede. Beim Gebrauch kleinerer Röhren ist es jedoch möglich, zwei nebeneinander gestellte Röhren zu verwenden, wobei eine Einrichtung benützt werden muß, die bei der ersten Aufnahme die eine, bei der zweiten die andere Röhre einschaltet. Es ist möglich, diese Einschaltung nebst dem Kassettenwechsel innerhalb 0,3 Sekunden erfolgen zu lassen.

Wenn ein solcher Apparat anstatt mit Kassetten mit Rollfilm, der zwischen Verstärkungsschirme gepreßt wird, eingerichtet ist, hat man neben dem denkbar idealsten Stereoskopapparat einen Apparat, der zugleich zu Serienaufnahmen dienen kann; selbst kinematographische Aufnahmen können damit hergestellt werden. Einen solchen von S. R. V. angefertigten Apparat zeigt Abb. 138.

Beim Gebrauch von zwei Röhren muß man aber bedenken, daß wenn durch die Größe der Röhren die Basis $6^1/_2$ cm überschritten wird, der Fokus-Filmabstand um so viel vergrößert werden muß, daß der gewünschte mittlere Konvergenzwinkel erhalten bleibt (s. S. 82 bei Telestereoskopie).

Die Apparate, mit denen stereoskopische Aufnahmen von sich während der Aufnahme bewegenden Teilen wirklich gleichzeitig geschehen können, befinden sich im Stadium der Laboratoriumsversuche und haben ihren Einzug in die Röntgenlaboratorien noch nicht gehalten (s. S. 74).

3. Die stereoskopische Durchleuchtung.

Bereits von BOAS und MACKENZIE DAVIDSON und später von REINIGER GEBBERT und SCHALL wurden Instrumente für stereoskopische Durchleuchtung konstruiert. Das Prinzip derselben bestand im abwechselnden Aufleuchtenlassen des Durchleuchtungsschirms mittels zweier nebeneinander aufgestellter Röhren oder der beiden Antikathoden einer Stereoröhre, während durch eine dazu konstruierte Vorrichtung, die vor die Augen gehalten wurde, dafür gesorgt wurde, daß jedes Auge nur das Schattenbild einer Röhre sehen konnte.

Die Konstruktion jener Apparate war in jener Zeit ziemlich verwickelt, da die Vorrichtungen meist durch Gleichstrom gespeiste Induktoren waren. Es erübrigt sich, heute noch im einzelnen auf diese Apparate einzugehen, es genügt, wenn wir allein die Prinzipien, auf denen sie beruhten, angeben.

Beim Gebrauch von Induktoren als Hochspannungsquelle benützte man einen Quecksilberunterbrecher. Der Strom wurde so über zwei Induktoren verteilt, daß diese abwechselnd Spannung bekamen, während jeder Induktor sekundär mit einer der Röhren verbunden war. Damit jedes Auge nur eines der beiden erzeugten Schattenbilder sah, wurde an die Achse des Unterbrechers eine Scheibe mit Öffnungen gekoppelt, durch die man sehen mußte. Durch das synchrone Laufen dieser Scheibe mit der Periode des Aufleuchtens der beiden Röhren wurde der gewünschte Effekt erzielt.

Diese Arbeitsmethode brachte verschiedene Schwierigkeiten mit sich. Es war fast eine Unmöglichkeit die beiden Röhren gleichartig aufleuchten zu lassen, da das Vakuum, wenn auch gleiche Typen verwendet wurden, oft stark abwich. Die zwei Induktoren erschwerten noch die Arbeit. Auch die Koppelung der Scheibe, durch die man sehen mußte, brachte Schwierigkeiten mit sich. War die Koppelung durch feste Verbindungen hergestellt, so war alles zu starr und zu schwer zu hantieren. Gebrauchte man biegsame Wellen, so verschob sich bei größerer oder geringerer Beugung der Welle die Scheibe etwas nach vorn oder nach hinten, und mit dem Synchronismus war es dann vorbei.

Die erste Schwierigkeit wurde bald durch die Einführung der Stereoskopröhre mit zwei Antikathoden überwunden. Außerdem nahmen hierdurch die Antikathoden einen richtigeren Platz ein, was in der Zeit der großen Gasröhren durch den Gebrauch von zwei Röhren auch mit Schwierigkeiten verknupft war.

Die zweite Schwierigkeit, die der zwei Induktoren, konnte nach der Einführung der Mortongleichrichter verschwinden. Indem man diese einigermaßen modifizierte, wurde es möglich, die Verteilung nach den zwei Röhren oder zwei Kathoden der Stereoskopröhre hin nur in dem sekundären Stromkreis anzubringen.

Selbst haben wir uns später überzeugt, daß auch dies nicht nötig war, wenn man beim Gebrauch eines mittels eines Syn-

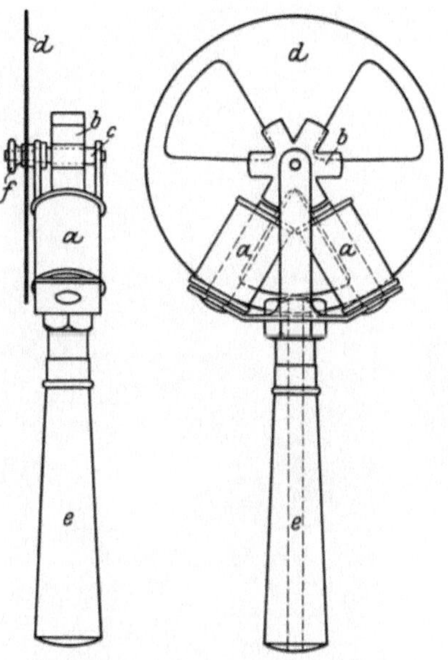

Abb. 139. Apparat zur Benützung bei stereoskopischer Durchleuchtung.

chronmotors getriebenen Wechselstromunterbrechers dafür sorgte, den Induktor an beide Phasen anzuschließen. Verbindet man dann die Pole des Induktors mit den beiden Kathoden der Gasstereoskopröhre, so leuchten, weil die Stromimpulse des Induktors immer wieder umgedreht werden, abwechselnd linke und rechte Antikathoden auf, während bei einem ohne weiteres auf Wechselstrom angeschlossenen Transformator die Gasstereoskopröhre auch direkt mit ihren beiden Kathoden an die beiden sekundären Klemmen des Transformators angeschlossen werden kann, um dasselbe Resultat zu erreichen.

Die zweite Schwierigkeit wurde dadurch aufgehoben, daß man die Scheibe anstatt an den Unterbrecher selbst, an einen kleinen Motor koppelte, der synchron mit dem Unterbrecher lief, sei es, daß dieser von unterbrochenem Gleichstrom gespeist wurde, wofür der Unterbrecher selbst sorgte, sei es, daß beide durch denselben Wechselstrom gespeist wurden.

Vom ersten Verfasser wurde im Jahre 1919 ein einfacher kleiner Apparat konstruiert, der auf beide Weisen gebraucht werden kann, und heute, wo die Transformatoren die Induktoren und die Elektronenröhren die Gasröhren verdrängt haben, noch ebenso gut brauchbar ist und durch seine Einfachheit den

Vorteil hat, daß jeder Instrumentenmacher ihn leicht und billig herstellen kann
(s. Abb. 49 und 139).

Dieser Apparat besteht aus einem einfachen V-förmigen Elektromagneten A,
durch den Wechselstrom oder unterbrochener Gleichstrom geleitet wird. Vor
diesem Elektromagneten kann sich ein kleiner sechspoliger Eisenanker ohne
Windungen drehen. An der Achse des Ankers befindet sich ein Knopf, wodurch man mit der Hand den Motor in Bewegung setzen kann, was bei ein
wenig Übung sehr leicht geht.

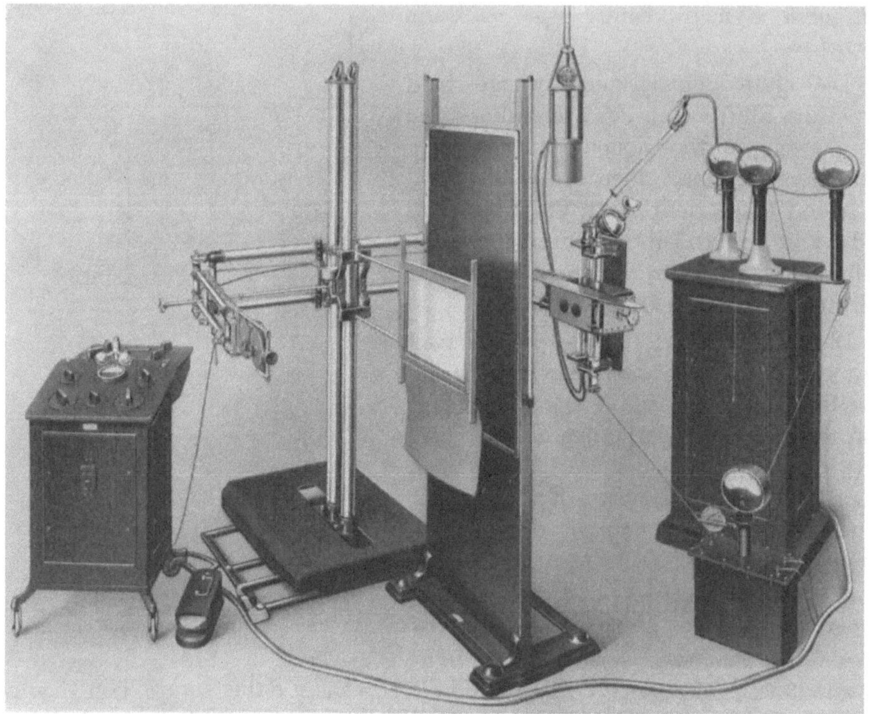

Abb. 140. Apparat für stereoskopische Durchleuchtung.

Auf derselben Achse wie der Anker ist eine Pappscheibe mit 3 Öffnungen
befestigt. Davor und dahinter muß auf dem Gestell eine Scheibe mit zwei
Gucklöchern an beiden Seiten der Achse in Augenabstand für den Wahrnehmer angebracht werden. Dieser Apparat führt den Namen Synchronoskop.

Durch das synchrone Drehen mit dem Wechselstrom erreicht man, daß,
wenn man diesen Apparat vor die Augen hält, abwechselnd das linke und das
rechte Auge abgedeckt werden, und zwar gemäß der Periode des Wechselstromes,
während durch das Umdrehen des laufenden Apparates erreicht werden kann,
daß die Periode umdreht, wodurch man, wie im ersten Teile dargelegt worden
ist, das durchleuchtete Objekt vor oder hinter dem Durchleuchtungsschirm
sehen kann.

Will man diesen kleinen Apparat in Verbindung mit den modernen Apparaten
gebrauchen, so braucht die Schaltung nur so zu sein, daß zwei kreuzweise aneinander gekoppelte Metalixröhren nebeneinander aufgestellt werden und jede

mit eigenem Heizstromtransformator an denselben Hochspannungstransformator ohne Gleichrichter angeschlossen wird. Weil die Röhren selbst den Strom gleichrichten, kommt das abwechselnde Aufleuchten in der Periode des Wechselstromes so von selbst zustande. Die heute gebräuchlichen Apparate beruhen noch stets auf diesem Prinzip. So z. B. der Apparat der Firma Bräuer (Abb. 140).

Es ist klar, daß für die Röntgendurchleuchtung ein Schirm gebraucht werden muß, der nicht länger nachleuchtet als die Periode zwischen zwei Stromimpulsen dauert, da man sonst das Nachbild des Durchleuchtungsbildes, das nicht für das Auge bestimmt ist, sähe und dadurch die Trennung der beiden Bilder getrübt würde. Da dieser Zeitunterschied bei einem Wechselstromnetz nur $^1/_{100}$ Sekunde beträgt, darf also praktisch gesprochen der Schirm überhaupt nicht nachleuchten. Die alten Barium-Platin-Cyanürschirme entsprachen dieser Forderung, während die Schirme, die diese später verdrängt haben, die Ossalschirme usw., ihr in keiner Weise genügen und für diesen Zweck völlig ungeeignet sind. Erst später wurden wieder Schirme hergestellt, die brauchbar sind und zugleich die größere Lichtkraft der neuen Schirme besitzen, z. B. der Azuralschirm.

Will man einen Schirm auf seine Brauchbarkeit hin untersuchen, so kann man dies sehr einfach dadurch tun, daß man nur durch eine der beiden Röhren ein Schattenbild sich bilden läßt, indem man die andere Röhre z. B. mit einer Bleiplatte abdeckt. Macht man dann, während man durch das Synchronoskop sieht, erst das eine Auge und dann das andere Auge zu, so muß in dem einen der beiden Fälle das Bild absolut verschwinden, oder wenn man allein nur den Schirm ohne Objekt dazwischen aufleuchten läßt, so muß es in dem einen Falle absolut dunkel bleiben und den Eindruck hervorrufen, als ob keine der Röhren eingeschaltet sei.

Die obige Methode beruht auf dem Prinzip wechselnder, mit dem linken und rechten Auge besehener Bilder. Es hatte den Anschein, als ob keine andere Lösung möglich sei, weil wir von dem Gedanken ausgingen, daß die beiden Schatten auf derselben Stelle erscheinen müßten und also allein im Zeitunterschied die Möglichkeit gesucht werden könnte, um die beiden Schattenbilder zu trennen. Der Grund hierfür lag darin, daß wir von jeher gezwungen waren, das Objekt möglichst nahe an den Schirm zu bringen, um kein allzu unscharfes Röntgenbild zu bekommen.

Bei kleinen Gegenständen und beim Gebrauch von Röhren mit scharfem Fokus besteht jedoch die Möglichkeit, die Bilder bei gekreuztem Strahlengang auch nebeneinander zu projizieren, wodurch es ohne weiteres möglich wird, die Bilder genau so wie jedes gewöhnliche Stereoskopbild zu besehen (DRÜNER). Hierzu braucht nur unter Beachtung einiger Vorkehrungen mit Bleidiaphragmen, um die Strahlenkegel klein genug zu halten, der Durchleuchtungsschirm in einiger Entfernung von dem zu durchleuchtenden Gegenstand aufgestellt zu werden. Die Ausdehnung des Objekts steigt im Verhältnis zur Entfernung. Nur muß dafür Sorge getragen werden, daß der Winkel zwischen Objekt und den beiden Röhren gleich bleibt. Die Projektion der Bilder nebeneinander ist aber nur möglich bei Objekten, die weniger breit sind als der Abstand der Antikathoden beträgt. Sie dürfen also nicht breiter als $\pm$ 5 cm sein, so daß diese Methode in der Praxis, abgesehen von einzelnen Ausnahmefällen für Gegenstände mit sehr kleinen Dimensionen, ebensowenig angewendet werden kann, als daß sie eine Aufnahmemethode für die Stereoröntgenographie geworden ist. Aber da die Beschwerde des Plattenwechsels wegfiel und eine Stereoskopie bewegter Gegenstände mit Momentaufnahmen möglich wurde, war sie im übrigen natürlich eine sehr erwünschte Methode. PLEIKART STUMPF hat dann dieses Prinzip benützt, um eine Stereodurchleuchtungsmethode aufzubauen, die praktisch brauchbar ist. Die zwei Strahlenkegel wurden dabei so beschränkt, daß der mittlere Teil des Lichtschirmes das oben beschriebene Doppelbild des Objektes zeigt, während die Bilder nach der Außenseite hin nicht beschränkt sind. Der mittlere Teil kann, durch ein Stereobinokel besehen, ein stereoskopisches Bild zeigen. An der Außenseite wird das Objekt jedoch weiter abgebildet, aber an jeder Seite nur ein Teil, der auf der anderen Hälfte nicht vorkommt. Mit dem Stereobinokel sieht man also einen mittleren Teil stereoskopisch, links und rechts wird nur monokular eine Ausdehnung des Bildes gezeigt. Die direkte Stereoskopie fehlt da. Obwohl der stereoskopische mittlere Teil praktisch nicht viel größer als 5 cm gemacht werden kann, so erhält man doch einen plastischen Eindruck, der größer wird, wenn man während der Durchleuchtung das Objekt hin und her sich bewegen läßt, wodurch also nacheinander verschiedene Teile stereoskopisch gesehen werden.

Dieser Apparat ist so zugleich brauchbar für Momentstereoaufnahmen bewegter Objekte. Aber bei der Besichtigung der so erhaltenen Filme ist natürlich auch nur der kleine mittlere Teil der Bilder direkt stereoskopisch, während die vom Beobachter monokular gesehenen Teile nach den beschriebenen psychologischen Gesetzen an dem plastischen Gesamteindruck teilnehmen, wenn auch nicht so deutlich wie bei der Durchleuchtung.

Ebenso wie wir früher den Wert des Stereoaufnahmebildes gegenüber dem einfachen Bild erörtert haben, so möge hier einiges über den Wert des Stereodurchleuchtungsbildes folgen.

Betrachten wir zunächst das stillstehende Bild.

Bei der Besprechung der an die Stereoskopie gestellten Anforderungen ist wiederholt darauf hingewiesen worden, wie Lichtstärke und Kontrast die Plastizität erheblich verbessern. Das Licht des Durchleuchtungsschirms ist bei dicken Objekten leider so schwach, daß die Stereoskopie dadurch kaum zu ihrem Rechte kommt. Nur der Gebrauch großer Röntgenenergien kann dem abhelfen, aber sie können wegen der Gefahr der Verbrennung nicht verwendet werden. Das Hilfsmittel, das auch wohl bei gewöhnlichen Durchleuchtungen angewandt wird, nämlich, daß man ab und zu einen stärkeren Strom zuläßt, wodurch alles eben heller gesehen werden kann, kann hier zwar noch etwas helfen, aber bleibt doch unzulänglich. *Solange also die Lichtstärke des Durchleuchtungsbildes nicht verbessert werden kann, wird die Stereodurchleuchtung wenig Bedeutung erlangen.* Nur bei dünneren Objekten oder bei für Röntgenstrahlen gut durchlässigen Teilen wie dem Brustkasten, wird sie von einigem Werte sein.

Der Kontrast, der namentlich bei stärkerer Streustrahlung auch viel zu gering ist, ist in den letzten Jahren glücklicherweise durch die Anwendung der Streustrahlenblenden erheblich größer geworden, so daß die Aussichten in dieser Beziehung schon rosiger sind.

Wenn man nun den Blick auf das sich bewegende Objekt richtet, so zeigt sich hier der große Vorteil der Durchleuchtung im allgemeinen: das Sehen der Bewegungen mittels Parallaxänderungen beim Drehen und Verschieben des Objektes. Die Kombination des stereoskopischen Sehens mit diesem Faktor, der auch zur Vergrößerung des plastischen Sehens beiträgt, bedeutet einen Vorteil (HOLZKNECHT: monokular stereoskopisches Sehen). Wenn also die Bildqualität so zu bekommen ist, daß überhaupt ein Stereobild bei der Durchleuchtung zustande kommt, wird die Plastizität der räumlichen Vorstellung noch durch die Hinzufügung der Bewegung stark vergrößert.

Man kann sich leicht durch einen Durchleuchtungsversuch, wobei man künstlich die Durchleuchtungshelligkeit erhöht, von diesem Unterschied überzeugen. Nimmt man z. B. ein skeletiertes Becken und durchleuchtet dieses stillstehend stereoskopisch, so erhält man einen plastischen Eindruck wie von einer Stereoskopaufnahme, die nach den Darlegungen im ersten Abschnitt nur zu einem sehr kleinen Teile auf direkter Stereoskopie und zum größten Teil auf der Kenntnis des anatomischen Präparates beruht, das man besichtigt. Hängt man dieses Becken jedoch an einem Faden auf und läßt man es während der Stereodurchleuchtung daran drehen und pendeln, so läßt uns das Resultat wirklich enthusiastisch werden, was dem Umstande zuzuschreiben ist, daß dann der wichtige Faktor der Bewegungsparallaxe, der an der Bildung eines stereoskopischen Raumbegriffes mitwirkt, hinzutritt.

Doch ist die ganze Stereodurchleuchtung noch stets mehr ein Problem der Zukunft als der Gegenwart. Die gesamte Technik bietet willig Hilfe, aber das helle Durchleuchtungsbild läßt noch auf sich warten. Daß, wenn man das erreicht, die Stereodurchleuchtung viel mehr geben kann, als das einfache Stereobild oder die einfache Durchleuchtung, ist ohne weiteres klar.

Besteht nun Aussicht, daß die Zukunft uns die gewünschte Helligkeit bringen wird? Ganz entschieden! Aber wahrscheinlich nicht durch direkte Schirmdurchleuchtung, sondern durch Anwendung des Fernsehsystems, wobei das durch die Röntgenröhre auf dem Schirm gebildete Bild auf einen anderen Schirm mit gewöhnlichen Lichtstrahlen übergebracht wird. Von dieser Fernsehdurchleuchtung wird später noch die Rede sein. Hier muß jedoch die Möglichkeit besprochen werden, ob sie für Stereoskopie verwendbar ist. Das ist ganz gewiß der Fall, obschon die praktische Ausführung noch wohl einige Zeit auf sich warten lassen wird. Aber die Technik ist auf dem guten Weg und wir brauchen nicht zu verzweifeln. Hat diese Durchleuchtungsmethode einmal eine gute Lösung gefunden, so bringt sie außer für die Stereoskopie, auch für die Durchleuchtung im allgemeinen enorme Vorteile. Aber dies ist Zukunftsmusik. Doch glauben wir, daß der Ausspruch von HARLEY DAVIDSON „Einst wird die Zeit kommen, wo alle Röntgendurchleuchtung stereoskopisch geschieht" einmal verwirklicht wird.

Eine weitere stereoskopische Durchleuchtungsmethode ist im Abschnitt über Rasterstereoskopie beschrieben.

4. Die Röntgenkinematographie.

Die Röntgenkinematographie bezweckt, uns auf einem Projektionsschirm zu zeigen, was wir bei bewegten Bildern auf dem Durchleuchtungsschirm bei der Durchleuchtung sehen. Oberflächlich betrachtet könnte sie also nur eine Demonstrationsmethode sein, ohne jeden weiteren praktischen Wert. Doch dem ist nicht so. Ist doch das Durchleuchtungsbild so schwach, daß viele Einzelheiten des Bildes verloren gehen und so ein eingehendes Studium desselben kaum möglich ist.

Ebenso wie die Aufnahme dasselbe Bild, wie man es auf dem Durchleuchtungsschirm sehen konnte, durch den größeren Kontrast besser zu seinem Rechte kommen läßt, so wird die Kinematographie dem bewegten Bild gerecht.

Die ersten kinematographischen Versuche sind auf dieselbe Weise wie die gewöhnliche Aufnahme gemacht worden. Sie brachten also auch denselben Vorteil gegenüber der Durchleuchtung, nämlich den größeren Kontrast, aber überdies noch den Vorteil der verzögerten Bewegung. Hierdurch wird das Studium der Bewegungen erleichtert und man kann sogar die Verzögerung soweit in die Länge ziehen, daß die Bildveränderungen im einzelnen studiert werden können. Dieser Vorteil hat viel zum Studium der Bewegungen beigetragen, wodurch Arbeiten wie z. B. von EIJKMAN für Schluckbewegungen, von GROEDEL für Herzbewegungen usw. möglich waren. Außer für das Studium der Bewegungen hat die Kinematographie auch Wert für die räumliche Vorstellung. Die Bewegung und die dadurch entstehenden Parallaxeveränderungen helfen uns beim stereoskopischen Sehen. Und obschon die Durchleuchtung uns dabei auf den Weg hilft, so ist ein gutes, kontrastreiches, kinematographisches Bild dazu noch viel geeigneter, selbst ganz abgesehen von der Möglichkeit der Aufnahme wirklich stereoskopisch-kinematographischer Bilder.

Das Prinzip der Kinematographie beruht darauf, daß durch das Nacheinandersehen verschiedener Phasen einer Bewegung diese von uns, falls die Veränderungen zwischen jeder Phase nicht zu groß sind, als eine ununterbrochene Bewegung interpretiert werden.

Werden in der Zeiteinheit eine gleiche Anzahl Phasen gesehen, wie es bei der Herstellung der Filme von bewegten Objekten geschieht, so sieht man eine gleich schnelle Bewegung. Werden mehr gesehen, so sieht man eine beschleunigte, erblickt man weniger, so sieht man eine verzögerte Bewegung.

Um den Eindruck eines fortlaufenden Bildes ohne Unterbrechungen zu bekommen, nimmt man in der Regel an, daß man 16 Bilder pro Sekunde sehen muß, und da die Projektionsapparate hierauf eingerichtet sind, so ist es erwünscht, auch bei der Aufführung von Röntgenfilmen 16 Bilder in der Sekunde zu zeigen. Es ist jedoch nicht nötig, selbst um eine gleich schnelle Bewegung, wie sie die Wirklichkeit zeigt, auch 16 verschiedene Phasen pro Sekunde aufzunehmen. Bei langsameren Bewegungen genügen weniger, und man braucht also nur dieselbe Phase einige Male zu wiederholen. Man tut dies z. B. auch bei Zeichenfilmen. Dies ist für die Röntgenkinematographie von Bedeutung, weil es Schwierigkeiten mit sich bringt, eine so große Anzahl Bilder pro Sekunde zu machen und die Bewegungen, die man festlegen will, meist nicht so schnell sind.

Bei Kinematographie in der alten Weise wurden schnell hintereinander einige Momentaufnahmen gemacht. Man mußte eine Anzahl Kassetten mit Platten zur Hand haben, um sie schnell wechseln zu können. Die Lösung dieser Frage lag der Technik ob, die sie in verschiedener Weise schon sehr früh brachte (KÄSTLE-RIEDER und ROSENTHAL-GROEDEL-HAENISCH-GRUNMACH-DESSAUER und KÜPFERLE u. a.).

Waren diese Aufnahmen einmal gemacht, so war die Herstellung der kinematographischen Filme nur noch eine Frage der Reproduktion, die nur geringe Schwierigkeiten bot. Da die Kinematographie wegen ihrer Kostspieligkeit und ihrer technischen Schwierigkeit meist nur für eine einzige Bewegung gebraucht wurde, z. B. für Herzbewegung, Atembewegung, Schluckbewegung, Gelenkbewegung usw., konnte, wenn dieselbe Phase wieder zurückgekommen war, die Reproduktion wiederholt werden und bekam man so eine stets wiederholte Bewegung zu sehen, die das Studium erleichterte.

Nachdem die Platten durch Filme ersetzt worden waren, die geringere Schwierigkeiten mit sich brachten, hat die Technik einen verbesserten Apparat konstruiert, wie ihn Abb. 138 zeigt. Hier wird ein aufgerollter Film zwischen zwei Verstärkungsschirme gedrückt, worauf automatisch eine Aufnahme folgt. Dieses kann sehr schnell so viele Male wiederholt werden, bis der ganze Film aufgebraucht ist.

Um in der kurzen Zeit, welche zur Verfügung steht, gute Aufnahmen zu bekommen, ist es selbstverständlich, daß man über Röhren und Apparate mit sehr großer Leistung verfügen muß, während der Wechsel des Filmmaterials, die automatische Einschaltung usw. schwere und schwingungsfreie Apparate erfordert, so daß die Kinematographie dadurch ein kostspieliges Verfahren wird. Außerdem kann eine Röhre in der Regel nur eine geringe Anzahl solcher starken Belastungen, wie diese Aufnahmen erfordern, hintereinander ertragen, während die Filme von einem solchen Format kaum viele Bilder hintereinander zulassen, wodurch der praktische Gebrauch stark eingeschränkt wird.

Wir wollen jedoch im Zusammenhang mit unserem Thema einmal untersuchen, ob diese Methode der Kinematographie auch der stereoskopischen Arbeit dienstbar gemacht werden kann. Das ist in der Tat der Fall. Man muß dazu die Serienaufnahmen mit zwei Röhren nebeneinander machen und die Schaltung muß dann so verändert werden, daß bei jeder Aufnahme abwechselnd diese und jene Röhre eingeschaltet wird. Machen wir nun von den so erhaltenen Aufnahmen zwei Filme, einen von den geraden Aufnahmen und einen von den ungeraden, so ist es möglich, diese gleichzeitig in zwei mit den Achsen aneinander gekoppelten Projektionsapparaten abrollen zu lassen, wobei man dann dafür sorgen muß, daß bei der Besichtigung des Bildes jedes Auge nur den Film eines der beiden Apparate zu sehen bekommt. Hier sind verschiedene Lösungen möglich. Projiziert man die beiden Bilder auf kleines Format neben- oder übereinander, so kann jedes Besichtigungsstereoskop für Röntgenphotographien gebraucht werden, wie sie oben beschrieben worden sind. Selbst bei großem Format ist das für verschiedene der schon beschriebenen Apparate möglich. Projiziert man sie aufeinander, so ist die Lösung dadurch zu finden, daß man die Bilder rot und grün färbt und sie durch eine rotgrüne Brille besieht. (Siehe für weitere Lösungen Abschnitt 15, S. 79.)

Um dieselbe Gleichmäßigkeit der Bewegung zu erzielen, ist nicht die Aufnahme einer doppelten Anzahl Bilder erforderlich. Das Resultat der Verteilung der Bilder über beide Augen ist hinsichtlich der Bewegung dasselbe wie bei einer Besichtigung gleichvieler Phasen in derselben Zeiteinheit mit beiden Augen. Aber wir müssen dann bei gleicher Drehschnelligkeit dafür sorgen, daß wir an Stelle des anderen Bildes einen ganz geschwärzten Film einfügen, oder aber bei der Reproduktion alle Phasen zweimal abdrucken oder, wie oben bereits beschrieben worden ist, mehrere Male, wenn weniger Bilder als 16 in der Sekunde aufgenommen sind.

Neben dieser direkten kinematographischen Methode sind zwei indirekte Methoden möglich. Unter direkt versteht man, daß die einander folgenden Aufnahmen mittels der Röntgenstrahlen selbst gemacht werden. Unter indirekt versteht man die Arbeitsmethode, bei der durch die Röntgenstrahlen ein Bild erzeugt wird, das auf indirektem Wege in ein anderes Bild umgewandelt wird, worauf die kinematographischen Reproduktionen erfolgen können.

Eine von jeher erstrebte Methode, die auch für einfache Röntgenaufnahmen möglich ist, ist das Photographieren des auf dem Durchleuchtungsschirm entstehenden Bildes. Obschon dies wegen seiner Lichtschwäche viele Schwierigkeiten mit sich brachte, ist es schließlich unter Verzicht auf lange Belichtungszeiten, welche natürlich für kinematographische Zwecke ausgeschlossen waren, unter den folgenden Bedingungen, doch gelungen:

1. Röhren und Apparate von großer Belastbarkeit.

2. Ein Durchleuchtungsschirm, der möglichst viel aktinisches Licht ausstrahlte.

3. Ein lichtstarkes Objektiv, welches das vom Durchleuchtungsschirm ausgestrahlte Licht nicht absorbiert.

4. Photographisches Material, das für das vom Durchleuchtungsschirm ausgestrahlte Licht besonders empfindlich ist.

Nach angestrengter Arbeit wurden alle diese Bedingungen erfüllt. Röhren und Apparate von großer Belastbarkeit (Punkt 1) werden heute, wo der Wunsch nach schnellsten Momentaufnahmen alle Röntgenologen beseelt, immer vollkommener.

Was Punkt 2 angeht, hierüber ist wenig Neues mitzuteilen. Die Durchleuchtungsschirme sind seit dem Barium-Platin-Cyanurschirm vielleicht etwas, wenn auch nicht nennenswert, besser geworden, während eine größere Lichtstärke oft mit gröberem Korn oder Nachleuchten verknüpft war, was wieder Nachteile mit sich brachte.

Die photographischen Objektive (Punkt 3) wurden dagegen stets besser, und wenn man bedenkt, daß vor ungefähr einem Jahrzehnt ein Objektiv mit einer Öffnung von F 4,5 noch das beste war, was man sehen konnte und heute schon Objektive mit Öffnungen von F 1 hergestellt werden, so stellt das zweifellos einen großen Fortschritt dar. Die Belichtung kann dadurch im Verhältnis 20 mal kürzer geschehen oder aber die Röntgenröhre braucht dadurch 20 mal weniger Energie zu liefern.

Das photographische Material (Punkt 4) ist in den letzten Jahren auch stets empfindlicher geworden, so daß tatsächlich ein großer Fortschritt zu verzeichnen ist.

Doch war eine direkte Aufnahme des Durchleuchtungsbildes mit kurzer Belichtungszeit erst dadurch möglich, daß man die drei letzten Faktoren möglichst einander anpaßte, indem man nach einem Schirm suchte, der möglichst viel aktinisches Licht gab, für den das gebrauchte photographische Material ein Höchstmaß von Empfindlichkeit besaß, und durch die Konstruktion eines Objektivs mit größtmöglicher Öffnung, die für dieses zu einem großen Teil ultraviolette Licht durchlässig war. Dieses konnte also nicht aus Glas hergestellt werden, sondern dafür war Quarz oder Uviolglas nötig oder eventuell ultraviolettes Licht durchlassende Flüssigkeit.

LOMON und COMANDON ist es gelungen, auf diese Weise kinematographische Aufnahmen des Herzens mit 16 Bildern pro Sekunde herzustellen, und zwar mit einem Objektiv mit einer Öffnung von F 1,55. Doch brauchen sie dazu Belastungen der Röhre von 150 mA, bei einer Spannung von etwa 100 KV.

Wenn man nun weiß, daß die Röhre diese Belastungen nur 5 Sekunden ertragen kann, ohne zerstört zu werden, und daß überdies bei solchen Belastungen in 20 Sekunden schon ein Erythem erreicht wird, so ist es klar, daß auf diese Weise noch keine großen Vorteile über die direkte Methode hinaus erzielt worden sind, denn die erzielten Resultate haben sich nur bei Thoraxaufnahmen bewährt, die die geringste Belastung der Röhre erfordern, und wo die Streustrahlung überdies noch keine besondere Rolle spielt.

Obschon diese indirekte Methode auch zu stereoskopisch-kinematographischen Zwecken anwendbar sein würde, so sind die Aussichten, daß dies geschehen kann, vorläufig doch noch nicht groß.

Größer sind die Erwartungen hinsichtlich einer anderen indirekten Methode, wo die Prinzipien des Fernsehens auf das Durchleuchtungsbild Anwendung finden. Das Fernsehen hat den Zweck, ein Lichtbild auf Entfernungen zu übermitteln durch Umwandlung in eine andere Energie, die für die Übertragung auf Distanz geeignet ist. Hierbei können wir also 3 Prozesse unterscheiden:

1. Das Lichtbild muß in eine andere Energie umgewandelt werden.

2. Diese Energie muß übermittelt werden.

3. Diese Energie muß wieder in ein Lichtbild umgewandelt werden.

Die Übermittelung geschieht bei dem, was man gewöhnlich Fernsehen nennt, drahtlos, also mittels Ätherwellen, wobei die erste Umwandlung in elektrische Energie noch eine zweite Umwandlung erfahren hat. Die drahtlose Übermittelung hat jedoch für röntgenologische Zwecke keinen praktischen Nutzen, denn man will das Röntgenbild nicht auf große Entfernungen übermitteln, wir sind schon zufrieden, wenn es nur auf einige Meter übermittelt wird. Hauptsache für uns ist außer der Übermittelung die Verstärkung des Lichtbildes, die durch die verschiedenen Umwandlungen möglich ist. Auf die drahtlose Übermittelung braucht also hier nicht eingegangen zu werden. Die direkte elektrische Übermittelung ist für unseren Zweck geeigneter und auch viel einfacher.

Um Lichtenergie auf Entfernung zu übermitteln, verwandeln wir sie in elektrische Energie, d. h. es ist nicht nötig, daß der Lichtreiz selbst die elektrische Energie erzeugt, es genügt, wenn er in einem elektrischen Stromkreis Veränderungen hervorruft, die eine Funktion der Größe des Reizes sind.

Verschiedene Methoden sind hierfür in Gebrauch. Eine direkte Umwandlung kann man durch thermoelektrische Zellen erreichen; für eine Änderung in einen elektrischen Strom durch Widerstandsänderungen im Stromkreis kann die Selenzelle gebraucht werden, während Stromschwankungen durch die Freimachung von Elektronen, mittels der Kaliumzelle hervorgerufen werden kann. Einer von diesen drei Prozessen muß also angewendet werden.

Der Strom, der hierdurch entsteht oder verändert wird, muß an anderer Stelle im Stromkreis wieder dazu dienen, um aufs neue eine Lichterscheinung hervorzurufen. Prinzipiell würde deshalb eine gewöhnliche Glühlampe Verwendung finden können. Wegen ihrer Trägheit ist sie jedoch weniger geeignet, so daß anstatt ihrer die Neonglühlampe gebraucht wird. Das Schaltschema, wenn wir z. B. die Kaliumzelle gebrauchen, ist in Abb. 141 abgebildet, wobei A = Lichtquelle, B = die Kaliumzelle, die, wenn sie durch das Licht aus A beschienen wird, Elektronen aus der Kaliumelektrode frei macht (Hallwachseffekt). Hierdurch entsteht ein Strom im elektrischen Kreis, worin sich die elektromotorische

Kraft C befindet, die die Glimmlampe D aufleuchten läßt. Die Übermittelung eines Lichteffekts auf Abstand ist hiermit geschehen.

Da nun in der Kaliumzelle um so mehr Elektronen frei kommen, je stärker der Lichtreiz ist, so leuchtet auch die Lampe mit um so größerer Kraft auf. So einfach wie es hier dargelegt worden ist, ist die Sache in Wirklichkeit jedoch nicht, da die Stromveränderungen, welche durch den Lichtreiz ausgelöst werden, zu klein sind, um einen direkten Effekt auf die Neonlampe auszuüben. Hierzu müssen Verstärkerlampen eingeschaltet werden, welche, da sie durch die Entwickelung und Anwendung des Radio wohl als bekannt vorausgesetzt werden können, hier nicht näher beschrieben zu werden brauchen.

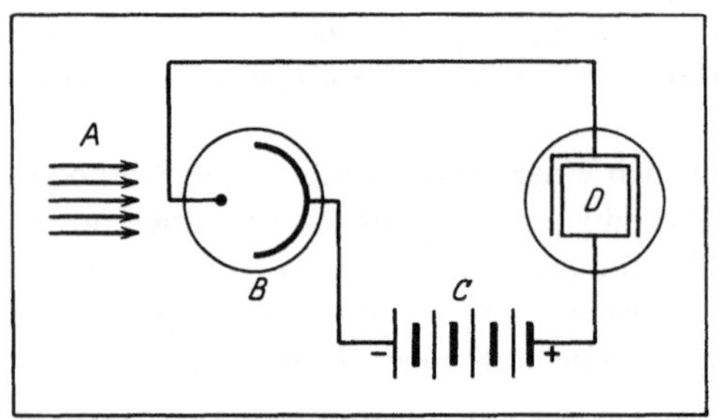

Abb. 141. Schaltungsschema für Television.
A Lichtquelle, B Kaliumzelle, C elektromotorische Kraft, D Neonlampe.

Für die *Bild*übermittelung genügt dies jedoch nicht. Wir würden mit diesen Apparaten doch nur die wechselnde Energie des ganzen Bildes übertragen können. Aber der übertragene Effekt würde nur, je nachdem die gesamte Lichtstärke des Bildes sich änderte, eine mehr oder weniger stärker leuchtende Lampe zur Folge haben.

Um einen Bildeindruck zu bekommen, müßte das Bild in Stücke geteilt werden, worauf jeder Teil auf eine solche Weise übertragen werden müßte, während die verschiedenen Lampen dann so angebracht werden müßten, daß sie wieder dasselbe Bild ergäben. Ähnliches geschieht in der Tat beim Fernsehen, aber wir benutzen hier die Eigenschaft, daß ein Bild als Ganzes gesehen wird, wenn jeder Teil hintereinander gesehen wird und wenn die Zeit nur kurz genug ist, in der die Bilder einander folgen. Das Bild wird dazu in Teile zerlegt, die nacheinander übermittelt und auch wieder nacheinander — aber in derselben Reihenfolge und an der entsprechenden Stelle — an der anderen Seite auf einem Schirm, eventuell auf einer lichtempfindlichen Platte erzeugt werden. Für die Zerlegung bedient man sich der NIPKOWSCHEN Scheibe, die für sehr elementare Fernsehversuche schon im Jahre 1884

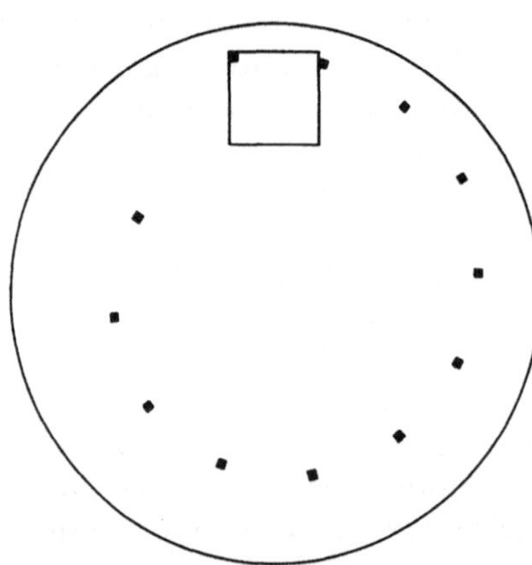

Abb. 142. NIPKOWsche Scheibe. Der viereckige Bildraum oben wird bei Drehung der Scheibe von den Öffnungen in der Scheibe zeitlich unterteilt.

von dem Erfinder verwendet wurde. Sie besteht aus einer Scheibe mit spiralförmig angeordneten Löchern (s. Abb. 142). Wenn diese Scheibe sich vor einem Bild von der Größe des eingezeichneten Vierecks dreht, wird hintereinander von diesem Bild jedesmal ein Teil von der Größe einer Öffnung sichtbar sein. Diese Öffnung wandert allmählich das ganze Bild von links nach rechts und von oben nach unten ab. Geschieht das mit genügend großer Schnelligkeit, so sehen wir das Bild als ein Ganzes vor uns, obschon es zeitlich unterteilt ist. Wir analysieren hiermit das Bild. Der Lichtreiz, den die Öffnung jedesmal durchläßt, wird auf obigem Wege übergebracht, und wenn dann die andere Seite einer solchen ebenso schnell sich drehenden Scheibe vor einer Fläche sich dreht, die durch die Neonlampe beleuchtet wird, sehen wir das Bild wieder durch die verschiedenen Lichtreize sich aufbauen, so daß die Scheibe hier wieder als Kombinator dient und für die Synthese sorgt.

Prüfen wir nun den Wert dieses Systems für den Durchleuchtungsprozeß, so könnte man auf diesem Wege das gewöhnliche Durchleuchtungsbild von dem Schirm auf einen beliebigen Platz in der Röntgenkammer übermitteln. Wenn nun das neugebildete Bild ebensogut und lichtkräftiger sein könnte als das Schirmbild, so wäre schon viel gewonnen.

Es erheben sich jedoch eine Reihe von Schwierigkeiten. Erstens ist das Bild durch die NIPKOWsche Scheibe analysiert, d. h. in kleine Teile geteilt, wobei eine weitere Unterteilung nicht mehr möglich ist. Es geht ihm also Schärfe ab, denn der größte Schärfeindex ist die Größe einer Scheibenöffnung. Aus praktischen Erwägungen kann diese nicht unter eine gewisse Grenze zurückgehen. Ferner ist das Licht der Neonlampe kaum stärker als das Licht des Durchleuchtungsschirms. Die größte Schwierigkeit ist aber, daß die ursprüngliche Lichtquelle ziemlich stark sein muß, so daß der Durchleuchtungsschirm als Lichtquelle nicht genügt, um ein gutes Bild zu erzielen. Auch ist es schwer, ein Bild von der Größe 30×40 auf die angegebene Weise zu unterteilen.

Es müssen also andere Wege eingeschlagen werden, die einerseits in dem Fernsehsystem als Verbesserung eingeführt worden sind und andererseits speziell der Röntgendurchleuchtung dienstbar gemacht werden müssen.

Beim Fernsehen hat ein anderes System hinsichtlich der Lichtstärke große Vorteile, nämlich die Umwandlung mittels der KERR-Zelle, einer Zusammenstellung von zwei kleinen Kondensatorplatten in einem durch Glas abgeschlossenen und mit Nitrobenzol gefüllten Raume. Je nach der größeren oder geringeren Ladung des Kondensators hat diese Zelle die Eigenschaft, polarisiertes Licht mehr oder weniger zu drehen. Fällt ein durch ein *Nicol* polarisiertes Lichtbündel also auf diese Zelle, und bringt man ein *Nicol* an der anderen Seite an, so wird abhängig von der Ladung das durch das zweite *Nicol* durchgelassene Lichtbündel mehr oder weniger geschwächt werden. Die Ladungen in einer solchen KERR-Zelle können durch die Veränderungen im elektrischen Stromkreis mit der Kaliumzelle durch die Lichtquelle größer oder kleiner gemacht werden, so daß auch auf diese Weise eine Übermittelung des Lichtreizes möglich ist. Da die Lichtquelle, welche durch die KERR-Zelle fällt, willkürlich verstärkt werden kann, ist auf diese Weise die Möglichkeit geschaffen, ein in der Tat lichtstarkes Bild zu bekommen, was große Vorteile vor der Neonlampe hat.

Was die Änderungen, die für den speziellen röntgenologischen Zweck angewendet werden können, betrifft, so handelt es sich im wesentlichen darum, daß der ganze Leuchtschirm wegfallen kann. Denn wir können viel stärkere Ladungsänderungen bekommen, wenn wir die Röntgenstrahlen, anstatt sie erst in Lichtstrahlen des Durchleuchtungsschirms umzuwandeln und diese wieder die Elektronen aus der Kaliumzelle frei machen zu lassen, direkt auf eine

Ionisationskammer fallen lassen. Diese muß dann, um die ganze Durchleuchtungsfläche bestreichen zu können, die Größe des Durchleuchtungsschirms haben. Aber nun darf die NIPKOWsche Scheibe nicht eine Scheibe sein, die *Licht* nicht durchläßt, sondern sie muß aus einem Material hergestellt werden, das *Röntgenstrahlen* nicht durchläßt.

Wie schwer die Lösung des ganzen Problems nun wird, zeigt sich daraus, daß dieses Prinzip bereits lange bekannt ist, aber daß die praktisch brauchbare Ausführung jahrelang auf sich warten ließ. Nun ist DAUVILLIER eine Konstruktion gelungen, die einen kräftigen Effekt hat und dadurch viele Möglichkeiten für die Zukunft eröffnet.

Das Verfahren ist zu kompliziert, um hier in allen Einzelheiten beschrieben zu werden, nur sei hier eine wesentliche Sache noch besprochen. DAUVILLIER

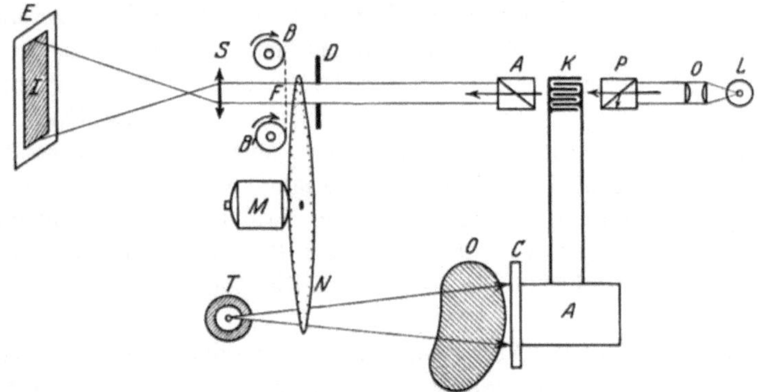

Abb. 143. Schema: Radiophotographischer Apparat zur Television von DAUVILLIER.
T die Röntgenröhre, O der durchleuchtete Patient, c Ionisationskammer, A Verstärker, K KERRsche Zelle, L Lichtquelle, O Kondensor, P und A Nicols, F Film für kinematographische Aufnahmen, S Objektiv für eventuelle Projektion auf einem Schirm E, M Motor mit der NIPKOWschen Scheibe (N).

hat die Bleischeibe, welche das Bild analysiert, nämlich nicht zwischen Patient und Ionisationskammer angebracht, sondern zwischen Röhre und Patient. Hierdurch werden drei Vorteile erzielt: 1. die Scheibe kann viel kleiner sein, 2. eine Streustrahlung entsteht nicht, weil immer wieder nur ein Minimalteil des Patienten zugleich von den Röntgenstrahlen getroffen wird, wodurch die Bilder enorm an Kontrast gewinnen, 3. der Patient ist dadurch viel weniger den Röntgenstrahlen ausgesetzt und die Verbrennungsgefahr ist somit möglichst ausgeschaltet. Die größte Schwierigkeit bei diesem Verfahren besteht darin, das Bild in eine genügende Anzahl Teile so zu zerlegen, daß die Schärfe nicht darunter leidet. Auch dieses Problem ist durch den Gebrauch einer größeren Anzahl Scheiben von DAUVILLIER gelöst worden. Bei seinen ersten Versuchen wurde das Bild in 100, später in 900 Elemente geteilt und die Möglichkeit ist groß, daß ihm eine Teilung in 3600 Elemente gelingen wird.

Um mit diesem Apparat Aufnahmen des sekundären Bildes in $^1/_{16}$ Sekunde zu machen, wie sie für die Kinematographie erwünscht sind, braucht man keine Röntgenenergien, die die Röhre in einigen Sekunden vernichten; dies ist mit einigen Milliamperes möglich. Zwar muß selbstverständlich die Röntgenröhre konstant und nicht intermittierend leuchten, so daß ein Apparat mit konstanter Spannung nötig ist.

Auch für diese Arbeitsmethode wollen wir untersuchen, wie es möglich wäre, sie für stereoskopische Durchleuchtung zu verwenden. Abb. 143 stellt die Anordnung der Apparate nach DAUVILLIER dar.

Aus der Zeichnung ersieht man, daß hier der Zweck nicht die Übermittelung auf große Entfernung ist, denn dieselbe Scheibe dient als Analysator und als Kombinator. Nehmen wir an, daß die Scheibe eine 16fache Umlaufschnelligkeit in der Sekunde hat und bei jeder Drehung das Bild nur einmal analysiert wird, so wird der Film für Kinematographie auch, um 16 Bilder in der Sekunde zu geben, einmal per Drehung umspringen müssen. Bringt man an dem Rand der Scheibe neben der ersten eine zweite Röhre an und sorgt man dafür, daß durch einen Kommutator auf der Welle des Motors (M) um die andere Umdrehung, die eine und andere Röhre aufleuchtet, so erhält man auf dem Kinofilm nacheinander ein Bild der einen und der anderen Röhre und braucht dann nur für eine zweckmäßige Projektion zu sorgen, um sie stereoskopisch zu sehen. Auf dem Schirm E würde man direkt mit einer rotgrünen Brille stereoskopisch sehen können, wenn man, anstatt in F einen Kinofilm umspringen zu lassen, einen abwechselnd roten und grünen Film dafür einsetzte. Obschon natürlich die Lösung eines solchen Problems wieder nicht so einfach ist als es scheint und technisch eine ganze Reihe von Schwierigkeiten mit sich bringt, so ist doch wohl klar, wie theoretisch nichts einer solchen Lösung im Wege steht, und daß das wahrscheinlich die künftige Lösung der Durchleuchtung ist. Denn was kann man sich Schöneres vorstellen als ein streustrahlenfreies Stereodurchleuchtungsbild so lichtstark, wie man nur will, während man selbst gegen Röntgenstrahlen völlig geschützt sein kann und man überdies weiß, daß der Patient auch kaum den Röntgenstrahlen ausgesetzt wird. Will man sich das Zukunftsbild noch verlockender vorstellen, so wird vielleicht auch noch die Röntgenröhre mit ihren Hochspannungsgefahren usw. verschwinden können, und wird man mit einem Röhrchen Radium oder bei der Stereoskopie mit zwei Röhrchen Radium auskommen können.

Eine auf ganz anderem Prinzip beruhende Methode hat PLEIKART STUMPF aufgestellt. STUMPF beschreibt seine Methode folgendermaßen:

„Sie geht aus von Flächenkymogrammen. Bei dieser Einrichtung sind in ein Bleiblech in bestimmten regelmäßigen Abständen Schlitze geschnitten und während der Aufnahme bewegt sich ein hinter dem Bleiblech befindlicher Film gerade um einen Schlitzabstand. Es entsteht dann auf dem Film eine Vielzahl von Kymogrammen. Die Bewegungen all der Punkte, die jeweils in den Schlitzlinien lagen, sind im Bilde festgehalten und als Kurven zu sehen, wie dies ja aus den Röntgenkymogrammen schon lange bekannt ist. Suchen wir auf einem solchen Flächenkymogramm die Schattenrisse jeweils gleicher Zeitteile, so sind dieselben immer um je einen Schlitzabstand voneinander entfernt. Nehmen wir ein Linienblatt im Schlitzabstand, bringen dies mit dem Flächenkymogramm in Deckung, so bedeuten die Schnittpunkte des Linienblattes mit den Bildteilen des Flächenkymogramms die Lage der Bildpunkte je eines Zeitteiles. Es läßt sich z. B. durch entsprechende Auflegung des Linienblattes feststellen, wie das Herz im Moment der Kammersystole gestaltet ist. Auf diese Weise läßt sich vom Flächenkymogramm schon sehr viel ablesen, worauf später noch zurückzukommen sein wird. Das Abtasten kann nun aber auch so vorgenommen werden, daß die Bewegung wieder sichtbar wird. An Stelle des Linienblattes nimmt man sein Negativ, also Lichtschlitze, in entsprechendem Abstand. Legt man dieselben auf das Flächenkymogramm, so wird man allerdings bemerken, daß von einem zusammenhängenden Bild infolge der feinen Linien und der starken Kontraste mit der Abdeckung nicht viel mehr zu sehen ist. Hier hilft ein einfacher Kunstgriff. Sorgt man durch optische Mittel dafür, daß die Lichtschlitze verbreitert werden, so daß sich die Bildteile wieder berühren, so sieht man ohne Schwierigkeit wieder die Herzgestalt im ganzen. Der Herzrand ist etwas treppenförmig unterteilt entsprechend der Schlitzentfernung; aber dies wirkt nicht störend auf die Kontinuität des Bildes. Wir erkennen deutlich die einzelnen Herzbögen und können uns ohne Schwierigkeit orientieren. Die optische Verbreiterung erfolgt bei direkter Betrachtung zweckmäßig durch ein optisches System mit rotierendem planparallelem Würfel. Wird der Film ebenso schnell, wie bei der Röntgenaufnahme hinter den Schlitzen vorbeigeführt, so schlägt das Herz genau wie bei der Aufnahme; erfolgt die Filmbewegung langsamer, so ist auch die Herzbewegung langsamer, ähnlich wie bei einer kinematographischen Zeitlupenwiedergabe. Der Vorgang des Herzschlages läßt sich beliebig oft wiederholen und diese Art von Betrachtung, zu welcher natürlich ein entsprechender Betrachtungsapparat notwendig ist, eignet sich für den praktischen Gebrauch vorzüglich. Zur Vorführung vor einem größeren Publikum muß der Röntgenfilm auf Kinostreifen umkopiert werden. Auch bei dem Kopierapparat müssen die Streifen auseinander gezogen werden, was hier besser durch Bewegung während des Kopierens erfolgt. Auch hier kann man die Feinheit des Abgreifens beliebig halten und z. B. im Zeitverhältnis 1 : 1 oder 4 : 1 oder 10 : 1 kopieren, je nach dem Vorschub des Lichtrasters zwischen 2 Kinobildern."

Diese kinematographische Methode ist mit gut konstruierten Apparaten, die nicht einmal so sehr kompliziert sind, sehr leicht anwendbar und kommt für die Herzbewegungen praktisch in Betracht. Es braucht nur eine Aufnahme gemacht zu werden mit einer etwas längeren Belichtungszeit als eine Herzphase, wobei die Röhre jedoch ebenso hoch belastet werden muß, als bei einer Herzaufnahme in einer Zeit, die um so viel kürzer ist, als das Verhältnis des Bleischlitzes zu der Breite der Schlitzabstände, was heute jedoch keine Schwierigkeiten mehr macht und von der Röhre leicht ertragen wird.

Da bei Herzleiden die Funktion von größerer Bedeutung ist als die Herzgröße allein und die Funktion auf diese Weise ohne Durchleuchtung studiert werden kann, so verspricht diese Methode viel für die Praxis. Das erzielte Resultat: eine einzige Filmaufnahme in eine Bewegungsaufnahme verändert zu sehen, ist eine wahre Überraschung. Da die erzielten Bilder naturgemäß keine feinen Strukturen zeigen können, sondern nur annähernd die Größe angeben, so ist es leider eine Methode, die nicht für allgemeine Röntgenkinematographie Anwendung finden kann und ausschließlich auf das Studium der Herzbewegung beschränkt werden muß.

Spezieller Teil.

1. Die Stereoskopie der Extremitäten.

Die Stereoskopie der Extremitäten liefert keine Schwierigkeiten und wird am leichtesten mit einfachen Apparaten, wie z. B. mit dem auf S. 108 abgebildeten Apparat erzielt.

Was die zu wählende Aufnahmerichtung angeht, so gelten für die Stereoaufnahme keine anderen Regeln als für die einfache Aufnahme, d. h. von den einfachen Aufnahmen sind eine Anzahl als typische Aufnahmen in der Literatur beschrieben worden. Da diese typischen Aufnahmen den Zweck haben, durch Vergleichung leicht Abweichungen wiederzuerkennen, so sind sie in dieser Hinsicht auch der Stereoaufnahme vorzuziehen.

In der Regel wird die Röhre für die erste Aufnahme so angebracht, daß die typische Aufnahme als eine Stereohälfte erhalten wird. Hierauf wird durch eine Verschiebung der Röhre, sei es in einer Richtung senkrecht zur Längsachse der Extremität, sei es in der Richtung der Längsachse der Extremität selbst, die andere Stereohälfte aufgenommen. Meist wird, da die markantesten Linien in der Richtung der Längsachse verlaufen und diese bei einer solchen Verschiebung der Röhre keine Parallaxe aufweisen, eine Querverschiebung vorzuziehen sein.

Beim Handgelenk, wo sowohl Längs- als Querlinien vorkommen, können beide angewendet werden. Es genügen dann drei Aufnahmen, um beide Besichtigungsmethoden anwenden zu können. Dies bringt oft große Vorteile mit sich, da, was auf der einen Aufnahme gerade weniger deutlich ist, auf der anderen um so deutlicher wird.

Eykman hat bereits drei Aufnahmen empfohlen, die, wenn man die drei Aufnahmepunkte ein gleichseitiges Dreieck sich bilden läßt, in dreierlei Weise besehen werden können. Für die Praxis dürfte nach unseren Erfahrungen die oben beschriebene Methode am meisten zu empfehlen sein. Es bleibt dabei doch noch die Möglichkeit bestehen, auch die dritte Kombination stereoskopisch zu besehen, wenn diese auch durch die etwas zu große Verschiebung einen hyperstereoskopischen Effekt erzeugt. Gewöhnlich wird die Stereoaufnahme so gewonnen, daß die Röhre für beide Aufnahmen über den halben Abstand aus dem Mittelstand verschoben wird, und somit keine der beiden Aufnahmen den typischen Stand aufweist. Zwar sehen wir dann bei stereoskopischer Besichtigung den typischen Stand wieder erscheinen, aber keine der beiden Stereohälften zeigt dann diesen Stand, was für das Studium des Einzelphotos einige Nachteile hat. Dagegen bleibt bei unserer Arbeitsmethode der Vorteil der Normalaufnahme bestehen, während zugleich die oben angeführte Dreiecksmethode angewendet werden kann und auch das Messen vereinfacht wird.

Daß man bei der Besichtigung den Körperteil aus einer etwas schiefen Richtung besieht, schadet meist nicht. Im Gegenteil, des öftern wird dem stereoskopischen Effekt selbst dadurch genützt.

Da für die Extremitäten meist typische Aufnahmen in verschiedenen Richtungen beschrieben worden sind, so können alle diese Richtungen natürlich auch stereoskopisch aufgenommen werden. Meist begnügt man sich jedoch mit der stereoskopischen Aufnahme von nur einer Richtung. Man wählt hierzu die Richtung, von der man à priori den größten Effekt im Zusammenhang mit der Abweichung erwartet, zu deren Klärung man die Untersuchung anstellt, während die anderen Richtungen dann einfach aufgenommen werden können.

Über den Fokus-Filmabstand ist bereits gesprochen worden. Für die kleinen Körperteile wie Finger, Zehen und Handgelenk wähle man, um den Tiefeneffekt möglichst hervortreten zu lassen, den Abstand für deutliches stereoskopisches Sehen, also 30 cm. Die dicken Teile erfordern eine etwas größere Entfernung; das Kniegelenk eines Erwachsenen bereits 50—60 cm, während die Verschiebung stets $6^1/_2$ cm betragen muß. Da man Extremitäten immer gut fixieren kann, so braucht man keine Momentaufnahmen zu machen. Man muß also zugunsten der feinen Struktur des Bildes eine Röhre mit dem kleinstmöglichen Fokus wählen.

Geschieht die Untersuchung zur Entdeckung von Frakturen, Luxationen oder um Knochenherde zu entdecken oder zu lokalisieren, so brauchen keine besonderen Maßnahmen getroffen zu werden. Wenn man dagegen Fremdkörper lokalisieren will, so muß man stets vor der Aufnahme verschiedene Kennzeichen anbringen, die, um auf dem Röntgenphoto sichtbar zu werden, aus Metall sein und mit Leukoplast befestigt werden müssen. Damit man später ihre Lage wieder zurückfinden kann, muß diese auf der Haut angedeutet werden, was am besten durch Betupfen mit Arg. nitricum. geschieht, das nachher durch Befeuchtung mit Entwicklerflüssigkeit zu Silber reduziert wird und die Haut genügend lange zeichnet. Die Zeichen bleiben, auch wenn bei der Operation die Haut mit Jodtinktur desinfiziert wird, doch wahrnehmbar.

Um zu wissen, wo die Zeichen angebracht werden müssen, muß man sich vorher bereits durch ein Untersuchung (eventuell mit Durchleuchtung) über die ungefähre Lage des Fremdkörpers unterrichten. Der Ort für die Kennzeichen muß dann so gewählt werden, daß diese gute Anhaltspunkte für den einzuschlagenden Operationsweg bilden. Bei eingedrungenen Nadeln oder Kugeln wird stets auch die Eintrittsöffnung angedeutet werden müssen. Da wir nicht beabsichtigen, die Lokalisation von Fremdkörpern im allgemeinen zu besprechen, können wir hier nicht ausführlicher auf diesen Gegenstand eingehen.

Hat man Fisteln vor sich und will man den Herdprozeß finden, so muß die Fistel mit dem einen oder anderen Kontrastmittel gefüllt werden. Die empfehlenswertesten Mittel hierfür sind Kontrastinstäbchen (d. h. Zirkonoxyd), Lipiodol oder eine Jodkalilösung. Da die Fistelfüllungen sehr intensive und scharfe Schatten werfen, so können diese Bilder einen ungemein schönen Stereoeffekt abgeben, der den Lauf aller Fistelgänge hinsichtlich Knochen, Krankheitsherde, lose liegender Knochensplitter oder Fremdkörper verdeutlicht.

2. Die Stereoskopie des Schädels.

Für gutes stereoskopisches Wahrnehmen bildet der Schädel einen der schwierigsten Teile des menschlichen Körpers. Und gerade hinsichtlich des

Schädels gehen die Meinungen über den Wert, den man der Stereoskopie zuerkennen muß, sehr auseinander. Zunächst lassen wir eine Beschreibung des ganzen Schädels folgen, um darauf in die Besprechung einzelner Teile einzutreten.

a) Die Stereoskopie des Schädels als Ganzes.

Was den Abstand anbetrifft, so muß man, um ein Objekt von der Dicke des Schädels gut übersehen zu können, wenigstens 60 cm, besser noch 80 cm von der Rückseite entfernt sein. Diese Entfernung muß man also als Abstand wählen.

Halten wir uns an die oben gegebene Regel, so würde es sich empfehlen, die typischen Aufnahmen zu machen und die anderen von einem Projektionspunkt aus, der um ein Geringes davon abweicht. In der Tat ist dies der gangbarste Weg. Man kann auf diesem Wege ziemlich viel unterscheiden und sogar eine ganze Anzahl der entstehenden durcheinander laufenden Linien entwirren, so daß einzelne stark markierte Linien und Punkte hervorspringen, die den plastischen Effekt fördern. Macht man überdies die zweite Aufnahme, sowohl nach einer Quer- als nach einer sagittalen Richtung, so erhält man zwei Besichtigungsweisen, deren eine wieder etwas anderes als die andere zur Verdeutlichung beitragen kann. Da die Bedeutung fast aller Schatten der typischen Aufnahmen durch vergleichendes Studium bekannt geworden ist, so kann man sich, indem man seine Aufmerksamkeit darauf konzentriert, im Zusammenhang mit den Vorstellungen, die von jenem Unterteil des skeletierten Schädels in unserem Gedächtnis haften, einen solchen Unterteil oft ziemlich gut räumlich vorstellen. Erfüllt einen die Stereoskopie mit Enthusiasmus, so kann man hiermit wohl sehr zufrieden sein. Doch geschieht es nur selten, daß man durch das stereoskopische Wahrnehmen etwas entdeckt, das auf der typischen Aufnahme, die man in der Regel doch vorher genau besieht, nicht schon wahrgenommen ist.

Weil dies Regel ist, so ist es zwecklos, bei einer Schädeluntersuchung alle Aufnahmen stereoskopisch zu machen. Man macht besser erst einfache Aufnahmen, um dann, wenn man auf einer dieser Aufnahmen eine Abweichung findet oder zu finden glaubt, sie stereoskopisch zu wiederholen. Diese stereoskopische Aufnahme wird dann also allein gebraucht, um die bereits festgestellte Abweichung richtiger zu beurteilen. Aber es ist empfehlenswert, sich nicht immer an die typischen Aufnahmen zu halten, sondern gerade Stereos in abweichenden, meist schiefen Richtungen zu machen. Dadurch ist es bei dem verwickelten Schädelbau oft möglich, daß das Detail, das man zu sehen wünscht, einen plastischen Effekt bekommt. Dieser wird dann nicht allein mehr durch das anatomische Wissen erzielt, sondern durch einen wirklichen Parallaxenunterschied. Diesen erhält man dadurch, daß man die Röhrenverschiebung so wählt, daß die vermutliche Abweichung eine Parallaxe mit bekannten Punkten oder Linien ergibt, von denen man vorher weiß, daß sie gut abgebildet werden, d. h. also, in einer Richtung senkrecht zur Verbindungslinie. Man erhält so natürlich überhaupt keine typischen Bilder mehr, aber die Möglichkeit, um durch die Stereoskopie dann wirklich weiter zu kommen, wird dadurch vergrößert. Gerade weil man dann keine typischen Bilder mehr erhält, und die Diagnose im allgemeinen sehr schwierig ist, ist es erwünscht, eine symmetrische Stereoaufnahme der anderen Seite zur Vergleichung zu machen. Es ist jedoch bei fast allen Stativen sehr schwer, symmetrische Schädelaufnahmen zu machen, weil der Schädel stets dabei verlegt werden muß. Obwohl allerlei kleine Hilfsapparate erfunden worden sind, um den symmetrischen Stand möglichst zu sichern, so weiß doch jeder, der viel Schädelaufnahmen macht, daß solche fast nie das Ideal erreichen.

STEENHUIS hat deshalb ein Stativ entworfen, wobei der Kopf fixiert wird und die Aufnahmerichtung ganz durch Änderungen der Röhrenstelle und des

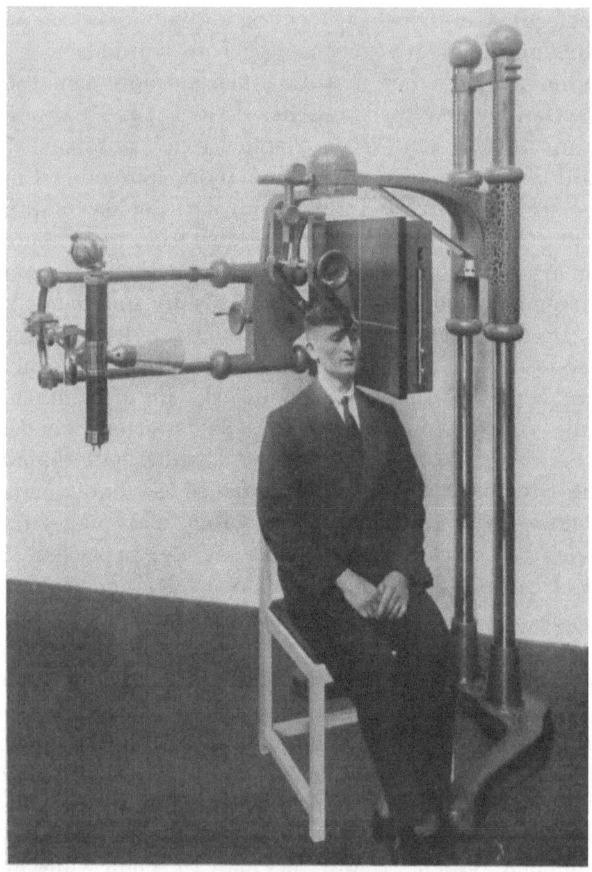

Abb. 144. Apparat für symmetrische und stereoskopische Schädelaufnahmen (B. TH. SMIT, LEIDEN). Der Kopf des Patienten wird unbeweglich gehalten, während Röhre und Potter Bucky beweglich angebracht sind.

Potter-Bucky-Diaphragmas erzielt wird, während die Einstellung auf Zentimeterschalen und Gradbogen ablesbar ist. Daß dies die symmetrische Einstellung sehr erleichtert, ist ohne weiteres klar. Der Apparat ist also für Stereoaufnahmen, bei denen man von der meist gebräuchlichen Projektionsrichtung abweichen muß, wodurch die symmetrische Einstellung durch das Verlorengehen aller Anhaltspunkte noch schwieriger sich gestaltet, ganz besonders geeignet (s. Abb. 144).

Um das stereoskopische Sehen von Schädelbildern zu erleichtern, kann man ein Hilfsmittel anwenden. Man kann nämlich Merkmale aus Metall, die ebenfalls deutlich und scharf abgebildet werden, anbringen, jedoch so, daß man sofort ihren Ort genau kennt, z. B. in dem äußeren Gehörgang. Oder man bringt einen Metallbogen in der Sagittallinie an oder aber unmittelbar senkrecht darauf, eventuell tut man beides zugleich. Im Gesicht kann man den Nasenrücken mit einem Metallstreifen belegen usw. Auch kann man den Patienten, wenn sie eine Prothese in dem Mund tragen, diese nicht ablegen lassen oder ihnen eine Brille aufsetzen.

Obschon alle diese Mittel den Enthusiasmus für die Stereoskopie vergrößern, so haben sie natürlich nur einen verhältnismäßig geringen Wert für die Diagnose.

Bei der Besichtigung von Schädelstereos wird die Bedeutung derselben erheblich vergrößert, wenn man dafür einen Apparat benützt, bei dem man von der wandernden Marke Gebrauch macht. Denn wenn es auch schwer ist, allein durch Besichtigung die Tiefe eines bestimmten Punktes zu bestimmen, so wird dies doch durch die wandernde Marke erleichtert. Benützt man dabei einen Apparat wie den unsrigen (s. Abb. 99, S. 68), so ist es möglich, mit dem horizontalen Faden die zueinander gehörenden Projektionspunkte aufzusuchen. Bringt man die Merkmale, wofür man die beiden Perlen, die auf dem horizontalen Faden angebracht sind, benützt, auf den zu untersuchenden Punkt, so nimmt dieser einen viel deutlicheren Platz im Raume ein als bei einfacher Wahrnehmung, und die Tiefe ist dadurch viel besser zu bestimmen. Es ist selbstverständlich, daß diese Methode mehr auf ein stereoskopisches Messen als auf ein stereoskopisches Sehen hinausläuft. Aber die Kombination von Messen und Sehen bringt den Vorteil, daß der Ort viel genauer lokalisiert werden kann als durch Messen allein. Daß auf Stereos die Messungen auch ohne gleichzeitige Besichtigung ausgeführt werden können, wurde im allgemeinen Teile dieses Werkes bereits ausführlicher dargelegt.

Das Stereobild des Schädels wird hauptsächlich zur Erkennung von Frakturen und zur Bestimmung der Lage von Fremdkörpern verwendet. Ab und zu kann es zur Lokalisation von Kalkkonkrementen im Schädel nützlich sein, aber mittels Aufnahmen in zwei Richtungen ist das Resultat sicherer. Bei einer verkalkten Zirbeldrüse kommt es jedoch vor, daß sie allein auf der Seitenaufnahme sichtbar ist, und da eine Verdrängung derselben für die Diagnose von Tumoren von der größten Bedeutung ist, so ist man dann für die Bestimmung der Lage auf die Stereoskopie angewiesen. Gerade bei solchen Fällen darf man sich jedoch niemals auf den stereoskopischen Eindruck allein verlassen und ist der genauen stereoskopischen Messung größerer Wert beizulegen.

Für Ventrikulographien hat die Stereoskopie nur geringen Wert. Die Form des Ventrikels kann viel genauer aus Aufnahmen aus verschiedenen Richtungen konstruiert werden.

Im Gegensatz zu den luftgefüllten Ventrikeln wird die Stereoskopie bei Füllung des Gefäßsystems mit einer Kontrastflüssigkeit ein überaus schönes Bild ergeben. In der Anatomie sind diese Bilder bereits lange bekannt und es liegen hübsche Atlanten vom Gefäßsystem des ganzen menschlichen Körpers vor.

Die Radioarteriographie ist in den letzten Jahren jedoch auch mit schönen Ergebnissen beim lebenden Menschen angewendet worden (EGAS MONIZ, ALMEIDA DIAS und ALMEIDA LIMA).

Hierbei kann man durch Anwendung der Stereoskopie das Gefäßsystem entwirren, in welchem Falle das stereoskopische Bild, das sich durch die entstehenden scharfen Bilder gut ausnimmt, einen viel besseren Eindruck von den räumlichen Verhältnissen gibt als Aufnahmen in verschiedenen Richtungen; sämtliche Niveauunterschiede können gut wahrgenommen werden, während man bei Aufnahmen in verschiedenen Richtungen die Schatten der gleichen Gefäße nicht wieder erkennen kann.

b) Die Stereoskopie des Ohres.

Bei der Stereoskopie des Ohres handelt es sich im wesentlichen um die Untersuchung des Os petrosum und des Processus mastoideus. Die verschiedenen dafür empfohlenen typischen Aufnahmen, nämlich die transversale LANGE-SONNENKALBsche, die Schrägaufnahme, die bregmatiko-temporale Aufnahme nach E. MAYER und die STENVERSsche Aufnahme sind hier auch die gegebenen Projektionsrichtungen für Stereountersuchungen.

Da man bei diesen Aufnahmen gerade danach strebt, nur den Schädelteil deutlich zu sehen, der dem Film anliegt und den Schädelteil, der sich zwischen dem untersuchten Felsenbein und der Röhre befindet, nicht zu sehen, so muß der Film-Fokusabstand hier, um einen guten stereoskopischen Effekt zu bekommen, kleiner genommen werden als bei der Untersuchung des ganzen Schädels, und zwar nicht größer als 40—60 cm.

Zur Vergleichung sind symmetrische Aufnahmen empfehlenswert.

Um Cholesteatome sichtbar zu machen, können sie mit Lipiodol gefüllt werden.

c) Die Stereoskopie des Auges.

Für die Untersuchung der Augenhöhle kommen bei Frakturen außer den gewöhnlichen Schädelaufnahmen die schrägen Aufnahmen in Betracht, die das Foramen opticum gut sichtbar machen.

Wünscht man die Tränenwege zu untersuchen, so ist für den knöchernen Tränensackkanal eine stereoskopische Aufnahme nach TSCHEBULL der angewiesene Weg, für die Untersuchungen der Tränenkanäle und des Tränensacks ist eine Füllung mit Lipiodol erforderlich. Nach Stereoaufnahmen in fronto-occipitaler Richtung und durch eine etwas schräg gerichtete bitemporale Aufnahme kann man neben den oben genannten des öftern ein sehr schönes Bild des ganzen Verlaufes bekommen, worauf Ektasien, Atresien und Stenosen gut zu erkennen sind. Wenn nach der Injektion mit Lipiodol dafür gesorgt wird, daß die Kontrastflüssigkeit in den Augenhaaren hängen bleibt, so wird der Augenrand auf der Aufnahme auch deutlich sichtbar, was den plastischen Effekt erhöht.

Als Hilfsmittel kann in der Augendiagnostik von Bleiglasprothesen Gebrauch gemacht werden.

Eine besondere Stelle nimmt die stereoskopische Untersuchung von Fremdkörpern im Auge ein. Hierbei handelt es sich um sehr kleine Metallsplitter, die eine sehr genaue Lokalisation erfordern. Nach unseren Erfahrungen ist der *Sweets Eye Localiser* (Abb. 145) hierfür am besten geeignet. Mit diesem Apparat kann bis auf Millimeter genau der Platz des Fremdkörpers zu einem Merkmal, nämlich einem Bleikügelchen, festgelegt werden, das genau 1 cm vom Hornhautscheitel entfernt zu liegen kommt.

Dies wird erreicht, indem man den gut fixierten Kopf des auf dem Rücken liegenden Patienten durch Schraubenbewegungen in drei Richtungen auf die richtige Stelle hinsichtlich des Bleikügelchens bringt, während eine Visiereinrichtung, die über den Augen angebracht ist, und eine zweite periskopartige, die eine Betrachtung des Auges von der Seite ermöglicht, eine Kontrolle des genauen Standes ermöglicht. Da das Auge des Patienten während der Aufnahme sich nicht bewegen darf, muß die Blickrichtung des Patienten fixiert werden, und zwar in der Richtung des Bleikügelchens. Bei Augenverwundungen ist jedoch damit zu rechnen, daß bei schlechtem Visus oder bei einem Visus von Null das Fixationsvermögen dieses Auges verloren gegangen ist. Man erreicht die Fixation dann dadurch, daß man von der bekanntlich konjugierenden Blickrichtung beider Augen Gebrauch macht und das nicht verwundete Auge einen Punkt fixieren läßt, wodurch das andere den richtigen Stand erhält.

Im Apparat ist die Röhre auf einem Schlitten verschiebbar angebracht. Im Schlitten selbst befinden sich Kerben, so daß, wenn eine angebrachte Feder in eine der Kerben fällt, die Lage des Röhren-Fokus zu Auge und Bleikügelchen genau bekannt ist. Neben dem Kopf des Patienten ist der Platz für die Kassette in der Größe 13 × 18 cm, die auch durch eine Feder in einer bestimmten

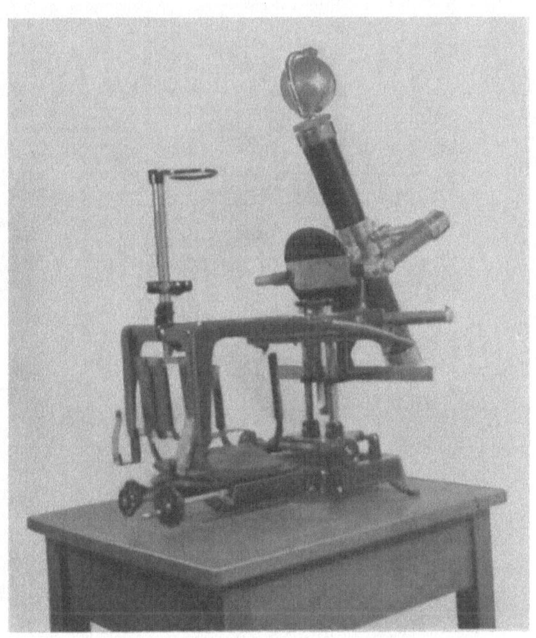

Abb. 145. Sweets Augenlokalisator.

Ebene parallel zur Sagittalebene des Kopfes des Patienten gehalten wird.

Bringt man die Röhre in die Mitte des Schlittens, so erhält man eine Aufnahme des Auges und der Augenhöhle, die aus einer Richtung schräg über der Nase gesehen ist. Hierdurch wird der Augapfel durch verhältnismäßig wenig Knochen, nämlich allein durch die seitliche Augenhöhlenwand bedeckt, so daß selbst sehr kleine Fremdkörper gut auf dem Film sichtbar werden.

Wünscht man diesen Apparat für die Lokalisation zu verwenden, so müssen zwei Aufnahmen gemacht werden; die eine von der Mitte aus, während für die andere die Röhre nach der Kinnseite des Patienten geschoben wird.

Hierdurch wird auch eine günstige Strahlenrichtung erzielt, und es entsteht durch die große Verschiebung eine große Parallaxe (26°). Weil diese Aufnahmen nur klein zu sein brauchen, können sie auf demselben Film aufgenommen werden, der abwechselnd durch zwei verschiebbare kleine Eisenplatten so bedeckt wird, daß für jede Aufnahme nur ein Drittel des Films benutzt wird, während ein Drittel unbenutzt bleibt.

Die auf diese Weise erzielten Aufnahmen ermöglichen es uns, nach einer Messung und Berechnung in der im allgemeinen Teil dargelegten Weise, die genaue Lage der Bleikügelchen und des Fremdkörpers zueinander zu bestimmen. Nur möchte man noch wissen, wo die Lotpunkte des Röhrenfokus sich bei beiden Aufnahmen befunden haben. Aber da Röhre, Kugel und Film einen festen Stand zueinander gehabt haben, ist dies aus den Daten des Apparates zu berechnen.

SWEET hat es uns aber erleichtert und alles das unnötig gemacht, indem er eine Koordinatenzeichnung entworfen hat, wo man, nach Ablesung der drei

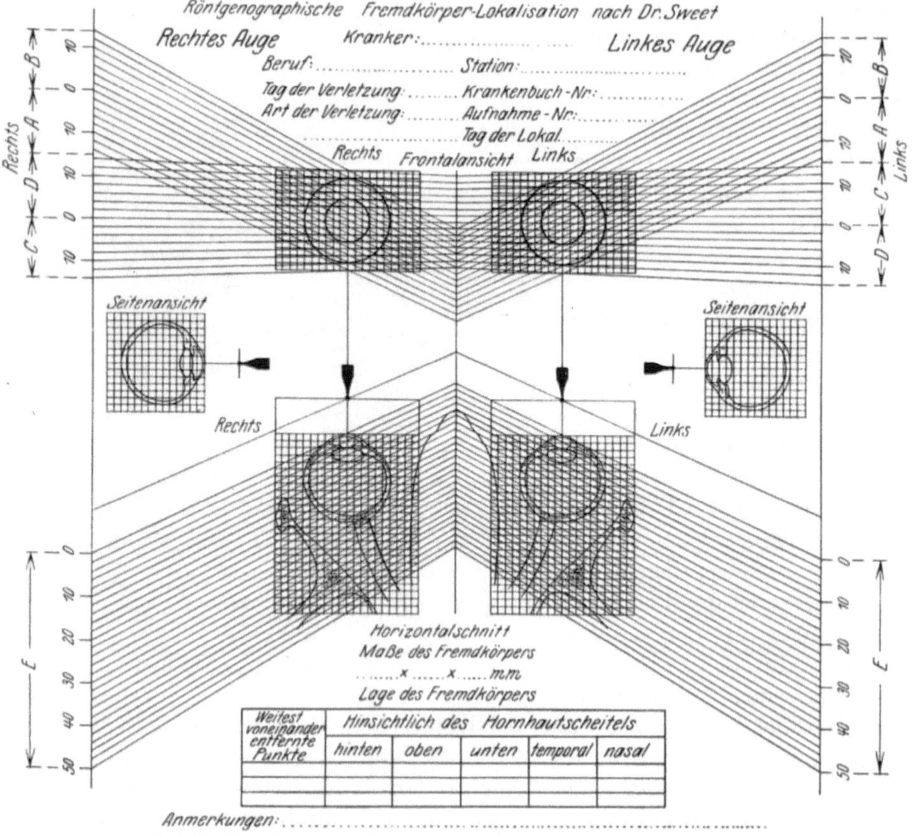

Abb. 146. Koordinatensystem, gehörend zu SWEETs Augenlokalisator.

Werte, welche angeben, wieviel Millimeter der Schatten des Fremdkörpers auf dem Film unter und auf den beiden Aufnahmen links bzw. rechts von dem der Kugel liegt, die Lage des Fremdkörpers zur Augenachse einzeichnen kann.

Auf dieser Koordinatenzeichnung (s. Abb. 146) ist die Projektion des Auges in drei Richtungen auch schon eingezeichnet, wodurch man sofort das Verhältnis des Fremdkörpers zur Cornea, Iris, Sklera und dem Nervus opticus sehen kann.

Beim Gebrauch von SWEETs Eyelocaliser kann also auch jemand ohne besondere Kenntnis der Lokalisationslehre die Lokalisation genau ausführen.

Nur zwei kleine Fehler macht man beim Gebrauch dieses Apparates. Zunächst nimmt man an, daß jedes Auge gleich groß sei. Dies trifft aber nicht zu, so daß man bei Kinderaugen und stark myopischen oder hypermetropischen Augen bedenken muß, daß die Projektionen des Auges etwas anders sein könnten. Zweitens können Abweichungen in der Blickrichtung bei Schielenden entstehen. Achtet man jedoch auf diese beiden Möglichkeiten, so kann man ihnen Rechnung tragen.

Als Stereoaufnahmen des Auges und seiner Umgebung sind die beiden oben angeführten Aufnahmen nicht brauchbar, weil sie unter einem zu großen Konvergenzwinkel (26°) aufgenommen und die zwei Bilder zu schmal sind. Um Stereoaufnahmen zu machen, sind im Schlitten in einer Entfernung von $3^1/_4$ cm rechts und links von der Mitte Kerben angebracht, die zwei Aufnahmen unter einem guten Konvergenzwinkel zulassen, während größere Bilder dadurch erzielt werden, daß man die Kassetten durch die Klappen unbedeckt läßt und umwechselt. Man erhält auf diese Weise sehr schöne Stereos, weil die Aufnahmerichtung zu diesem Zwecke so gut gewählt wurde. Weil sie immer auf dieselbe Weise angefertigt werden, entsteht ein typisches Bild, auf dem die Schatten gut zu verwerten sind und der Schatten des Kügelchens einen guten Orientierungspunkt bildet.

d) Stereoskopie der Nasennebenhöhle.

Im allgemeinen kommt man mit den einfachen Röntgenaufnahmen für die Diagnose der Nasennebenhöhleneiterungen aus, so daß Stereoaufnahmen überflüssig sind. Selbst eine leichte Verschattung einer Nebenhöhle sieht man viel besser auf den einfachen Aufnahmen als bei stereoskopischer Betrachtung. Dies rührt daher, daß die Übersicht über das Ganze und dadurch der Vergleich zwischen rechts und links erleichert wird. Da die Siebbeinzellen bei allen Projektionen einander mehr oder weniger bedecken, hat man die Hoffnung gehabt, durch stereoskopische Anschauung die durcheinander und aufeinander projizierten Linien im Stereoskopbild zu entwirren und somit die Zellen jede für sich, plastisch abgebildet zu sehen. Dies trifft aber nicht zu, was wohl aus dem Wesen der Röntgenaufnahmen zu erklären ist. Es ist also besser, auf die Stereoaufnahmen zu verzichten und durch verschiedene Aufnahmerichtungen die einzelnen Zellen möglichst wenig voneinander überdeckt auf das Bild zu projizieren. Natürlich kann man doch stereoskopische Aufnahmen machen, und es gelingt wohl einmal durch das plastische Sehen etwas mehr zu sehen, aber man verspreche sich doch nicht zuviel davon.

Können Sonden eingeführt werden, oder handelt es sich um Fremdkörperlokalisation, so kann natürlich die Stereoaufnahme besser zu ihrem Rechte kommen.

Die axiale Mundfilmaufnahme nach KNICK, die so schön den Sinus sphenoidalis und die hintersten Ethmoidzellen zeigen, ist einer Stereountersuchung unzugänglich, da bei der Einführung des Films in den Mund durch die oft auftretenden Würgbewegungen, der Patient unmöglich den Kopf zwischen den beiden Aufnahmen ganz still halten kann.

Bei vorkommenden Mucocelen, die sich zuweilen bis weit in die Schädelhöhle fortsetzen, kann die Stereoaufnahme wohl einmal nützlich sein, um einen besseren Eindruck vom Verhältnis der abnormalen Höhlen zu den normalen zu erhalten.

e) Die Stereoskopie der Zähne.

Beim Besehen einer stereoskopischen bitemporalen Schädelaufnahme enttäuscht es immer wieder, wenn man bemerkt, wie schwer es ist, die Zähne der linken und rechten Kieferhälfte voneinander zu unterscheiden. Sind Metallfüllungen vorhanden, so kann man von diesen Füllungen sehr gut sagen, ob sie vorn oder hinten liegen; aber selbst mit diesem Hilfsmittel ist es noch nicht möglich, die einander bedeckenden Zähne genügend zu entwirren, um sie schön stereoskopisch zu sehen, so daß man wirklich den Eindruck eines Mundes mit Zähnen erhält. Bei dem Kinderschädel, wo neben den Milchzähnen noch die Anlage einer Reihe wahrer Zähne zu sehen ist, geht dies überhaupt nicht.

Um also Zähne stereoskopisch zu sehen, sind nur die Aufnahmerichtungen brauchbar, bei denen die Projektion so gewählt wird, daß nur eine Kieferhälfte unbedeckt gesehen wird. Da diese Aufnahmen für die Abbildungen der Zähne jedoch ziemlich unvollständig sind, so hat die Zahndiagnostik ihre Zuflucht zu Aufnahmen mit kleinen Filmen im Munde genommen, wodurch man alle Zähne für sich, jeden mit seiner eigenen Aufnahmerichtung, gut abgebildet bekommen kann. Handelt es sich bei der Untersuchung um das Finden von periapicalen Abscessen, um das Suchen nach Wurzelresten nach Extraktionen usw., so genügt natürlich die einfache Untersuchung. Oft jedoch handelt es sich um abnormale Anlagen, um Zahncysten, um orthopädische Zwecke, und dann ist es gerade erwünscht festzustellen, welche von den Zahngebilden, die man auf den Aufnahmen findet, vorn oder hinten liegen.

Die Frage erhebt sich nun, ob die Stereoaufnahme hier helfen kann. Es sind nämlich große Schwierigkeiten mit der Stereountersuchung verknüpft, wie das Wechseln der Filme und die Verlegung der Röhre in einer genau bekannten Richtung. Es wird natürlich niemals gelingen, einen Film für die zweite Aufnahme wieder genau auf dieselbe Stelle zu bekommen wie bei der ersten Aufnahme, so daß es den Anschein hat als ob die Stereoaufnahme von Zähnen unmöglich sei. Doch dem ist nicht so. Ein Haupterfordernis ist nur, daß bei der Aufnahme der Kopf gut fixiert wird, was am besten durch die Aufnahme in einem Zahnärztestuhl geschieht. Macht man hierauf hintereinander nach dem Wechsel der Filme zwei Aufnahmen mit Verschiebung der Röhre in einer Richtung, die möglichst senkrecht zu dem zu untersuchenden Zahn läuft, so kann man die so erzielten Filme, wenn es auch nicht gelungen ist, die Filme genau auf dieselbe Stelle zu bekommen, doch für stereoskopische Besichtigung verwenden. Nur darf natürlich die Abweichung nicht zu groß gewesen sein. Man muß also soviel wie möglich versuchen, die Filme auf dieselbe Stelle zu bekommen, wozu sie fest gegen Kiefer oder Gaumen gedrückt werden müssen.

Um die stereoskopische Besichtigung zu erreichen, müssen die Filme nach der Entwicklung erst gleich geschnitten werden, d. h. sie werden so aufeinander gelegt, daß die beiden Bilder einander in den Hauptlinien bedecken und darauf gleichzeitig so abgeschnitten, daß die Zahnachsen möglichst gerade verlaufen. Legt man sie darauf nebeneinander zur Besichtigung — und hierfür sind die kleinen Stereoskope wie sie in der Photographie für das Format 4,5 × 10,7 bestehen, und die gleichzeitig das Bild vergrößern, am besten geeignet — so wird man, wenn die Verschiebung der Röhre in der Tat senkrecht zu den Zähnen stattgefunden hat, sie gut stereoskopisch sehen können. Es ist jedoch auch möglich, daß etwas von der Richtung abgewichen ist, da es schwer ist, die genaue Richtung bei den Aufnahmen einzuschlagen. In dem Falle muß man von der bereits früher beschriebenen Methode Gebrauch machen, indem man die Filme dreht, bis der stereoskopische Effekt erzielt wird. Es ist leicht, eine solche Vorrichtung an einem stereoskopischen Apparat anzubringen, bei dem die Drehung beider Filme gleichzeitig erfolgt.

Obschon für verschiedene Zahnaufnahmen ein gewisser Neigungswinkel bei den Aufnahmen nötig gewesen ist, so braucht diese Korrektion bei der Besichtigung nicht angebracht zu werden. Daß die Filme bei der Aufnahme etwas gebogen gewesen sind, ist ebenfalls für die Besichtigung kein Nachteil. Es ist jedoch selbstverständlich, daß von wirklichen Verhältnissen keine Rede ist und die Stereobesichtigung lediglich dazu dienen kann, um festzustellen, was vorn und was hinten lag.

Für die Untersuchung von Zahncysten kann es nützlich sein, sie mit Lipiodol zu füllen.

Bei den Zahnaufnahmen wählt man am besten einen Abstand von 30 cm bei normaler Verschiebung der Röhre von $6^{1}/_{2}$ cm.

3. Die Stereoskopie der Wirbelsäule.

Die stereoskopische Aufnahme der Wirbelsäule macht man am besten auf dem Potter-Bucky-Diaphragma, wobei der Abstand von 60 cm geeignet ist, und die Verschiebungsrichtung vorzugsweise senkrecht zur Wirbelsäule gewählt wird, wenn auch bisweilen die andere Richtung vorzuziehen ist. Der Abstand von 60 cm ist gewählt, um ausschließlich die Wirbelsäule stereoskopisch sehen zu können, also nicht den ganzen Thorax. Als Aufnahmerichtung kommt im wesentlichen die Aufnahme von vorn nach hinten in Betracht und eventuell die schräge. Die Seitenaufnahme hat nur für den Halsteil Zweck. Da der größte Teil dessen, was in dem Abschnitt über Extremitäten dargelegt wurde, auch für die Wirbelsäule gilt, so braucht hier nicht näher wieder darauf eingegangen zu werden.

4. Die Stereoskopie des Brustkorbes.

Wir müssen hier unterscheiden, ob es sich um den Knochenteil oder um Lungen und Herz handelt. Für den Knochenteil kann eine Streustrahlenblende angewendet werden, wobei jedoch dafür Sorge getragen werden muß, daß die Aufnahmen in einer Entfernung von 1 m möglich sind, da man bei kürzeren Abständen den ganzen Brustkorb nicht übersehen kann. Daß die Herzbewegung das Lungenbild trübt, schadet nichts; selbst die Bauchatmung steht nicht im Wege, so daß der Wechsel nicht abnormal schnell stattzufinden braucht oder schnell Momentaufnahmen gemacht werden müssen.

Um den Brustkorb schön plastisch zu sehen, ist eine Verschiebung in der Richtung der Längsachse vorzuziehen, da die Rippen im wesentlichen horizontal verlaufen und diese bei der Verlegung in Querrichtung fast keine Parallaxe hervorrufen und sich also schlecht plastisch abbilden.

Schultergelenke und Schulterblätter werden bei diesen Aufnahmen ebenfalls stereoskopisch gesehen. Für bestimmte Abweichungen in einer Schulter, wie

Fraktur oder Luxationen ist eine Einstellung auf das Schultergelenk erwünschter, wobei der Abstand kleiner genommen werden kann. Auch können dafür andere bekannte Aufnahmerichtungen gebraucht werden.

Für Herz und Lungen darf keine Streustrahlenblende benützt werden. Hinsichtlich der Technik kann nach den Ausführungen über allgemeine Technik und über Teleröntgenographie verwiesen werden. Eine Längsverschiebung kann hier nützlich sein, weil, wenn durch diese Verschiebung der Brustkorb plastischer gesehen wird, dies die räumliche Besichtigung der Lungen auch besser zu ihrem Rechte kommen läßt. Da nur schärfer umschriebene Prozesse in der Lunge stereoskopisch gesehen werden können, so hat die Lungenstereoskopie wenig Wert. Auch der Platz von Kavernen ist nicht mit Sicherheit anzugeben, es sei denn nach Füllung mit Lipiodol. Dasselbe gilt für den Bronchialbaum. Beim Pneumothorax kann man bei strangförmigen Adhäsionen wohl schön sehen wo sie liegen, und dies ist denn auch eine der wenigen Indikationen, bei denen die Lungenstereoskopie praktischen Wert hat. Für das Herz hat die Stereoskopie überhaupt keinen Wert. Der Wechsel kann sogar mit den besten Apparaten nicht so schnell geschehen, daß ein wirklich stereoskopisches Bild entstehen kann, und wenn auch, so würde allein der Peripherieschatten einen Eindruck von der Lage im Thorax geben können, aber weiter würde nichts Plastisches daran zu sehen sein.

5. Die Stereoskopie des Magendarmkanals und anderer innerer Organe.

Für die Speiseröhre kann eine Aufnahme bei Divertikeln wohl einmal Bedeutung haben. Für den Magen ist die Stereoaufnahme wertlos. Vielleicht wird dies, wie bereits mitgeteilt, durch die Reliefuntersuchung nach BERG anders werden. Dasselbe gilt für den Darmkanal, wenn es auch möglich ist, z. B. bei einer Colonfüllung einen Eindruck zu bekommen, ob eine Schlinge etwas weiter nach vorn oder nach hinten liegt. Für die Bestimmung der Lage von Fremdkörpern, Steinen oder Kalkkonkrementen im Bauch hinsichtlich Gedärme oder Magen kann die Stereographie ebenfalls benützt werden. Aber eine Messung der Parallaxe und eine Bestimmung der Lage ist dann zuverlässiger als die Besichtigung, während man überdies darauf bedacht sein muß, daß durch eine Verlagerung eines Darmteils zwischen den beiden Aufnahmen große Fehler gemacht werden können.

Was die anderen inneren Organe angeht, so können diese nur in Betracht kommen, insofern sie ebenso wie der Magendarmkanal durch Füllung mit Kontraststoffen sichtbar gemacht werden können. Dies ist also für Leber und Gallengänge möglich, wenn eine Gallenfistel vorliegt, für Nieren und Blasen durch Pyelographie, es sei die direkte oder die indirekte, durch intravenöse Injektion von Uroselectan, während die Ureteren durch Einschiebung von Bleikathetern schön plastisch gesehen werden können.

Der Gallenblasenschatten nach Injektion von Tetrajodphenolphthalein ist meist zu matt und zu wenig scharf begrenzt, um plastisch gesehen zu werden.

Ferner kann die Stereoskopie bei allen Steinen und Kalkkonkrementen im Bauche zur Bestimmung des Ortes beitragen, so daß man dadurch eher zu einer Diagnose gelangt.

6. Die Stereoskopie des Beckens und der Schwangerschaft.

Die Beckenstereoskopie gibt, was den knöchernen Teil betrifft, durch die Art des Beckenbaues ein prächtiges stereoskopisches Bild.

Es empfiehlt sich eine Verschiebung sowohl in Längs- als in Querrichtung anzuwenden, wobei ein Abstand von 70 cm und der Gebrauch einer Streustrahlenblende nötig ist.

Für viele Erkrankungen kann das Stereobild Wert haben, aber für Frakturen des Sacrums enttäuscht es doch. Auch die Feststellung einer Spondylolysthesis, von der man erwarten sollte, daß sie leicht zu sehen wäre, ist auf einem Stereobild schwer, und sie ist viel besser auf einer Seitenaufnahme zu diagnostizieren.

Die Beckenstereoskopie hat ihre größte Bedeutung für die Geburtshilfe, weil sie angewandt wird, um die Maße des Beckeneinganges zu bestimmen. Da zu dem Ende das Promontorium gut sichtbar sein muß, was oft schwierig ist, so läßt die Festlegung dieser Maße durch die Besichtigung allein zu wünschen übrig und es ist besser, sie durch eine Kombination mit der Messung zu erzielen. Wir unsererseits ziehen eine objektivere Methode, wie sie auf S. 77—78 beschrieben worden ist, vor, während zur Bestimmung der Conjugata vera die Seitenaufnahme noch sicherere Resultate ergibt.

Für die Stereoskopie einer Hüfte allein kann eine kleinere Entfernung genügen als beim ganzen Becken. Sie hat vor allem deshalb Wert, weil Aufnahmen des Hüftgelenkes tatsächlich nur in einer Richtung genommen werden können und die Korrektion des aufgenommenen Bildes durch eine Seitenaufnahme unmöglich ist. Wir sind also, was Tiefenunterschiede angeht, auf das angewiesen, was das stereoskopische Bild uns in dieser Beziehung geben kann. Im wesentlichen wird man bei gebrochenem Schenkelhals nötig haben, Daten zu sammeln über die einzuführenden Beinzapfen und dann zur Kontrolle über die Lage des Beinzapfens. Da durch die Fraktur und durch die eingeschlagenen Beinzapfen gerade scharf begrenzte Schatten entstehen, ist das stereoskopische Bild in diesen Fällen glücklicherweise oft ziemlich gut zu interpretieren.

Was die Beckenorgane angeht, so kommen Blase, Rectum, Uterus und Tuben für stereoskopische Untersuchung in Betracht. Alle sind durch Kontrastmittel sichtbar zu machen und werfen dadurch schöne Schatten, die die Besichtigung erleichtern; namentlich die Uterosalpingographie gibt, stereoskopisch besehen, schöne Bilder.

Der schwangere Uterus ergibt erst gute Bilder, wenn der Fetus bereits eine gewisse Größe erreicht hat und namentlich gegen Ende der Schwangerschaft. Für Diagnose und Bestimmung der Lage ist eine stereoskopische Untersuchung unnötig. Um sich ein Bild über das Verhältnis von Schädel und Beckeneingang machen zu können, ist die stereoskopische Besichtigung wohl von Wert. Man kann selbst Messungen vom fetalen Schädel verrichten, aber dazu sind spezielle Kenntnisse der Verhältnisse der Maße des fetalen Skeletes (Calkins) erforderlich. Da diese Messungen nur verhältnismäßig wenig sichere Resultate ergeben, und man Röntgenuntersuchungen bei der schwangeren Frau nicht zu oft unternehmen darf, so haben sie in der Praxis der Geburtshilfe noch kein Bürgerrecht erlangt.

Literaturverzeichnis.

Dieses Verzeichnis umfaßt nur diejenigen Werke, die zu dem hier besprochenen Gebiet unmittelbar Bezug haben.

ALBADA, L. E. W., VAN: (a) Orthostereoskopie. Photogr. Korresp. **39** (1902) u. **40** (1903). (b) Der Einfluß der Akkommodation auf die Wahrnehmung von Tiefenunterschieden. Graefes Arch. **1902**, 54. (c) A wide-angle stereoscope and a wide-angle viewfinder. Trans. opt. Soc. Lond. **25**, Nr 5 (1923—1924). (d) Weitwinkelstereoskopie. Photogr. Korresp. **62** (1926). (e) Stereophotographie. Handbuch der wissenschaftlichen und angewandten Photographie, Bd. 6: Wissenschaftliche Anwendungen der Photographie. Erscheint 1931.

BERTHIER, A.: (a) Images stereoscopiques de grand format. Cosmos **1896**, 34. (b) La stereoscopie sans stereoscope. C. r. de l'Académie des Sciences **1904**, 139. — BEYERLEN: Praxis und Zweckmäßigkeit in der stereogrammetrischen Perlokation der Röntgenbilder mit Vorführung des Stereoorthodiagraphen. Verh. dtsch. Röntgenges. **11**, 128 (1920).

DAUVILLIER: Anwendung der Grundlagen des Fernsehens in die Röntgenologie: „Der Radiophot". Fortschr. Röntgenstr. **40**, H. 4. — DIOCLES: Telestereographie. Paris: Masson & Co. 1930. — DRUENER: Die Messung des Röntgenbildes. Leipzig: W. Klinkhardt 1923.

EBBENHORST—TENGBERGEN, J. VAN: (a) Stereoscopical roentgenoscopy and a new apparatus for its application. Arch. of Radiol. **26**, 42 (London 1922). (b) De Röntgenologische Bekkenmeting. Diss. Amsterdam: M. J. Portielje 1924. — EBBENHORST—TENGBERGEN, VAN u. H. LITWER: Die röntgenologische Beckenmessung. Ber. internat. Röntgenkongr. Stockholm **1928**.

GROEDEL, F. M.: Die Herzbewegung im Röntgenkinomatogramm. Verh. dtsch. Röntgenges. 14. Röntgenkongr. **1923**.

HAY, A.: (a) Die Photographie im Dienste des Vermessungswesens. Photogr. Korresp. **62** (1928). (b) Stereoskopisches Sehen und Messen. — HELMHOLTZ, VON: Handbuch der physiologischen Optik. — HOLLAENDER, L.: Die Bestimmung der Größe und Konfiguration des Herzens mittels Teleradiographie. Fortschr. Röntgenstr. **36**, H. 6, 1217 (1927). — 'T HOOFT, G. O.: Das Parallaxproblem. Z. wiss. Photogr., Photophysik u. Photochem. **9**, H. 1.

JUDGE, A. W.: Stereoscopic Photography. London: Chapman & Hall 1926.

LOMON et COMANDON: La cinématographie roentgenologique. J. de Radiol. et Èlectrol. **1924**. — LYSHOLM, E.: Röntgenoskopischer Modellierungsapparat auch für Quersektion und Lokalisation. Acta radiol. (Stockh.) **7**, 189 (1926).

MONIZ, E. ALMEIDA DIAS et ALMEIDA LIMA: Radioarteriographie. J. de Radiol. et Èlectrol. **12**, 2. — MULLER, DENIS: Total X-Ray photos. Bandoeng 1928.

PALMIERI: Plastische Darstellung des Herzens am Lebenden. Acta radiol. (Stockh.) **10**, 54. — PULFRICH, C.: Raumbildmeßgeräte für stereoskopische Röntgenaufnahmen. Z. Instrumentkde. **38**, 17 (1928).

ROHR, VON, M.: Die binokularen Instrumente, 2. Aufl. Berlin: Julius Springer 1920. RUSSO: Röntgenstereoskopie. Ber. Röntgenkongr. Wien **1928**.

SCHATZKI, R.: Plastische größen- und lagewahre Darstellung des Herzens. Fortschr. Röntgenstr. **37**, H. 6, 899 (1928). — STUMPF, PLEIKART: (a) Stereodurchleuchtung. Verh. dtsch. Röntgenges. 14. Röntgenkongr. **14** (1923). (b) Die Röntgenstereoskopie in der Praxis. Münch. med. Wschr. **74**, Nr 25, 1957 (1927). (c) Neue Hilfsmittel der Röntgenstereoskopie. Verh. dtsch. Röntgenges. 18. Röntgenkongr. **18**, 111 (1927).

TRENDELENBURG, W.: Stereoskopische Raummessung an Röntgenaufnahmen. Berlin: Julius Springer 1917.